脊椎病因治療學

紀念版

龍層花　主編

商務印書館

脊椎病因治療學（紀念版）

主　　　編：龍層花
副　主　編：段俊峰
參　編　者：王正和　　王廷臣　　尹慶水　　宋文欣
　　　　　　段俊峰　　寧俊忠　　劉鳳雲　　龍層花
原著主編：魏　征
原著作者：李維禮　　姚榮尹　　陳士富　　張德新
　　　　　　趙文勉　　龍層花　　魏　征
責任編輯：黎彩玉
封面設計：張　毅
出　　　版：商務印書館（香港）有限公司
　　　　　　香港筲箕灣耀興道 3 號東滙廣場 8 樓
　　　　　　http://www.commercialpress.com.hk
發　　　行：香港聯合書刊物流有限公司
　　　　　　香港新界荃灣德士古道 220-248 號荃灣工業中心 16 樓
印　　　刷：美雅印刷製本有限公司
　　　　　　九龍觀塘榮業街 6 號海濱工業大廈 4 樓 A
版　　　次：2022 年 4 月第 7 次印刷
　　　　　　© 2007 商務印書館（香港）有限公司
　　　　　　ISBN 978 962 07 3393 2
　　　　　　Printed in Hong Kong

在《脊椎病因治療學》出版臨近二十週年之際，應香港商務印書館的要求，請我為該書編寫紀念版。該書 1987 年 12 月出版後，深受讀者好評。這二十年裏，醫學技術有了很多新的發展，在脊椎病因科研工作中，後繼者亦非常努力。由當年總結治脊療法適應症 64 種，至今已達 76 種，尤以嬰幼兒的產傷引發的"先天性斜頸"、"腦癱"、"多動症"等，中老年人的"短暫腦缺血發作"、"早老性癡呆症"和"神經性水腫"等，中青年人的"亞健康"症狀，大多數與脊椎失穩、錯位相關。有 50% 以上的腰椎間盤突出症會併發骨盆旋移症，調整好骨盆，能顯著提高腰椎間盤突出症的非手術治療的療效。

不少疑難病例取得了奇蹟般的效果，充分證明，治脊療法為臨床疑難病症開闢了一條新的診治途徑。只因《脊椎病因治療學》主編魏征教授已於 2001 年逝世，我既是他妻子，更因我與魏征教授，在脊椎病因治療學課題的研究和創立學說過程中，經歷了四十餘年的艱難歲月，我既是這課題的主要研究者又是實踐者。這本專著出版後已成為本專業的工具書和專科教材，我希望通過編寫紀念版，給原著增補科研和臨床的新進展。

1959 年原著主編魏征，是西醫骨科醫師，把解決"頸椎病難治"的問題選作研究課題，初期以中西醫結合改革頸椎病診斷和治療，在檢索中，發現不少中外專家都認為"頸椎病的放射診斷與臨床表現往往不一致"的疑點。我是康復理療科醫師，1956 年院領導派我與魏征一起參加廣東省衛生廳舉辦的"在職西醫學習中醫班"（三年制），畢業後開始研究中西醫結合在康復理療中的應用。我倆商議選定兩科常見疑難病的頸椎病為專項研究，起初只從中西醫療法的配合上加加減減，走了近十年的彎路，沒有突破性的進展。1968 年，在三個重症頸椎病人的診治重點研究中，就從"頸椎病的放射診斷與臨床表現往往不一致"這疑點切入研究，發現頸椎病的發病主因並非骨質增生，而是椎關節錯位，從而取得臨床診治方法更準確、療效更理想的突破性成功。

我們應用新法診治頸椎病後，發現不少病人在頸椎病治癒時，頭面部或全身性的慢性病症不藥而癒，故而於 1969 年開始，研究脊椎病與內臟疾病相關性的機理。1972 年由全院組織多科室的專家，成立"脊椎相關性疾病科研組"，後改為"脊椎相關疾病研究所"，研究此課題四十多年，進行了課題各階段中相關細節的深入探索。科學研究的重點：

1. 在廣州醫學院和中山大學的大力支持下，進行了解剖學和脊柱生物力學的研究。

2. 在創傷外科、骨科、康復理療科和動物實驗室的共同協作下，先後完成了四個層次的"脊椎關節錯位致心肌缺血、心律失常"動物模型的實驗研究。實驗得到成功，為脊椎病因理論的假設，取得強有力的驗證，從而奠定了脊椎病因學的理論基礎。

3. 魏征、龍層花與趙文勉主任組識的，由骨科、康復、放射三科組成專題小組，研究的"100 例正常人頸椎 X 線照片研究"，專題小組繼而又進行"100 例正常人與 100 例頸椎病人的頸椎 X 線片對比研究"，獲得了有力的數據，足以證明"頸椎病的放射診斷與臨床表現往往不一致"的主要原因，是有關病因學上的問題，是診斷標準問題，需要一代學者的共識，才能改進現行的診斷標準，準確地診治脊椎病。

4. 在臨床研究方面：

(1) 龍層花、段俊峰、劉鳳雲等先後組織、領導康復科專題小組，進行多次脊椎病因的普查；胃、十二指腸潰瘍病人的相關胸椎損害普查（兩次）；老年人脊椎病普查等，獲得相關脊椎病因的流行病學客觀數據。

(2) 龍層花、陳士富、宋文欣、王正和等，在脊柱生物力學、解剖學研究的基礎上，對各節段脊椎關節錯位的生理病理進行重點研究，對正骨推拿手法的革新機理進行研究革新，並創用了牽引下正骨推拿法，使較多的脊髓型頸椎病例免除了手術，將頸椎病手術率由 4% 降至 0.3%，確立了脊椎病的主治法，創新了頸椎段、胸腰椎段、骨盆各段脊椎的正骨推拿手法。

(3) 金完成、龍層花、朱利光等對康復科的 30 多種療法，和 20 多種水針用藥，進行了針對脊椎病治療的優選研究，使治脊療法的輔治法更優化。

　　(4) 龍層花和魏征進行了與脊椎病有關的醫用器材研究，研究成功和獲國家專利的有：QY–1 至 7 型頸椎牽引椅、微機控制全自動治脊床、簡易型木棉保健枕、龍牌頸椎舒適枕等。

　　(5) 魏征、龍層花帶領各課題組成員，在各相關科室支持或協作，進行了各專科病症的脊椎病因的診治，列入課題研究的有 28 項，階段總結療效確定的，定為推廣項目並寫入本書原著中。

　　通過一系列的深入研究，創立了"脊椎病因治療學"的基礎理論和治脊療法。1986 年以來，廣州市各醫學院接受了此理論，有舉辦國際專題學習班的，有列入該大學的國際學院海外大專班課程的，廣州醫學院在鍾南山院長的大力支持下，經專家論證，自 1996 年正式設立"脊柱相關疾病診治"選修課，成為該學院臨床醫學本科學生最受歡迎的選修課之一。2005 年該學院已正式成立此學科專業教研組，正式招收以脊椎病因學為方向的康復專業，脊椎病診治為重點的本科生每年（屆）60 名，並推廣成為香港理工大學康復專業碩士研究生課程。

　　廣州軍區總醫院自 1972 年至今，接收本課題進修生和碩士研究生近千名，另每年舉辦多期專題培訓班。1988 年我應美國部分中醫學院邀請，在美國舉辦專題培訓班，受聘為客座教授。多年來為國內、外培訓的學員數千人，學員分佈全國各省、市、港、澳、台，及美國、加拿大、澳洲、英國、法國、日本、新加坡、馬來西亞、印尼等的執業醫師或治療師，為廣大患者解除痛苦。

　　脊椎病是多病之源。脊柱是人體的中軸，有如大廈的支柱，脊柱內有脊髓，是神經系統中的低級中樞（腦神經是高級中樞），由脊髓發出的周圍神經，支配全身肢體的運動功能和感覺；由脊髓發出的植物神經（交感神經和副交感神經）支配內臟器官的功能和全身血管的舒縮；心臟輸給腦部的血液，需經頸部上行至腦，其中兩條"椎動脈"和靜脈穿行於頸椎橫突之間，頸椎病時椎動脈供血不足是引起頭昏腦脹的主因所在。由此可想而知，脊椎病不只是能導致眾所熟悉的頸肩腰腿痛，而且又是許多（目前已研究證明的有 70 多種）病症的病因之一。因此，有健康的脊柱，能使青壯年人工作時精力充沛，休息時睡得好，從而體壯力健，精神舒暢；保持脊柱的健康，老年人可延年益壽，減少老年疾病。

本人編寫《脊椎病因治療學》二十週年紀念版這本書，既為繼承七位原作者，尤其故去的三位專家，堅持本學說的推廣應用意願而盡力，又能提供給醫師們作參考應用，更可使廣大脊椎病患者，認識自己健康問題的根由，及時正確地加以預防或作適當的診治。

脊椎病已從頸肩腰腿痛的骨科範疇，發展成為 70 多種臨床常見病或慢性疑難病的脊椎病相關病因，用脊椎病因學理論診斷這類病症，能找到發病根源，達到"治病必求其本"的理想目的。用中西醫結合的治脊療法治療這些病症，常可獲得"立竿見影"的神奇療效。但是，臨床上的各種症狀，是有多種病因的，所以，本書介紹的診斷和治療方法，只適用於脊椎病因引起的疾病。

由於本書原有七位作者，魏征、趙文勉、李維禮三位專家已故，本人對原書作修訂重編，重點補充近二十年來的新進展和治脊療法。由於篇幅所限，刪除原著部分有專科書可讀的章節。新編書中定有不盡人意之處，有待改進提高，希望讀者多多提出批評建議。

本紀念版是在商務印書館的大力支持和熱情鼓勵下完成的。商務印書館 1987 年出版了《脊椎病因治療學》，繼而於 1991 年出版了《都市病家庭推拿法》錄像帶，2003 年改成 VCD 光碟，1995 年出版了《THE STUDY AND TREATMENT OF SPINAL DISEASES》，2005 年出版《頸椎病的防治》。我受到商務印書館這種大力扶持新興學科，推動臨床醫學進步，又為廣大民眾健康服務的熱情所感動，故在年老 (81 歲) 體弱和 50 多年青光眼，0.2 的視力的艱難條件下完成《脊椎病因治療學》二十週年紀念版的編撰工作。在此謹向熱情參與寫作的段俊峰主任和參編者，向給予我大力支持和誠懇幫助的商務印書館毛永波副總編輯，表示衷心的敬意和感謝！向原著各作者致敬！由於本人能力所限，差錯之處難免，再衷心希望讀者批評指正。

龍層花

目　錄

下篇　各論

上篇：總論

脊椎病因治療學是研究脊椎遭受損害後，造成脊髓、周圍神經、血管及內臟神經損害所引起的一系列病症，採用治脊療法治療的一門新興學科。是指頸、胸、腰椎的骨、關節、椎間盤及椎周軟組織遭受損傷或退行性改變在一定誘因條件下，發生脊椎關節錯位 (displacement)、椎間盤突出、韌帶鈣化或骨質增生，直接或間接地對神經根、椎動 (靜) 脈、脊髓或／和交感神經等產生刺激或壓迫，而引起臨床多種綜合徵。且常由此發展而致植物神經功能紊亂，從而引起所支配的臟器出現病症。它不包括脊椎骨折、脫位 (dislocation)、結核、腫瘤、類風濕或嗜伊紅細胞肉芽腫等疾病。

脊椎病因學的提出，是作者等自 1959 年以來，在對頸椎病的臨床診治研究的基礎上，逐步發現胸、腰椎綜合徵。為此進行了屍體解剖學研究，動物實驗研究，正常人 100 例頸椎 X 線照片研究並與頸椎病人的 X 線照片對比分析。對胃、十二指腸潰瘍病人的脊椎損害作普查，以及臨床三千餘例病人的診治驗證。通過以上實踐，結合國內、外有關資料，從生理、病理上進行分析，提出脊椎病因的基本理論。

脊椎病因學的提出也與學習和運用中國醫學中多種外治法受到啟發有關，中醫的經絡學說中的督脈和足太陽膀胱經，均循行於脊背部位。歷代醫學家認為督脈為陽脈之綱，足太陽膀胱經中五臟六腑均有俞穴注於背部，因此許多治療內臟疾病的民間療法，都常規性地在背部治療。例如梅花針療法、括痧療法、挑治療法、竹管療法，尤其是推拿療法中的捏脊療法，能治療多種內臟疾病。作者等在臨床診治頸、胸、腰椎疾病中，約三分之一的病人伴有植物神經功能紊亂和相應的內臟疾病，當脊椎病治療好轉後，這些相應臟器疾病亦好轉或痊癒。從而啟發我們進行了此項專題研究，並從解剖學及動物實驗中獲得了明確的概念。為目前臨床不少疑難病症，如過去診斷為某臟器官能症，或原因不明的植物神經功能紊亂症等，開闢了一條新的診治途徑。

1983 年美國 Parker 手治法研究會 (Parker Chiropractic Research Foundation Lithoin U.S.A.) 在廣州作學術交流時，亦曾報告類似觀點，該會所散發的脊椎錯位引起的症狀表 (Chart of Effects of Spinal Misaligments) 中，亦說明脊椎錯位後引起神經根、交感神經，椎動脈或脊髓損害出現相應內臟症狀。Ruth

Jackson 在頸綜合徵 (The Cervical Syndrome Fourth Edition 1977) 一書中亦有頸椎病可引起頭部、眼、耳、喉、胸部及心臟等器官症狀的報導。蘇聯謝爾巴克氏及其學派對節段反射理療法進行了深入的研究，指出頸交感神經區域電療有調節大腦及器官營養過程的功能。現代醫學生理解剖學為脊椎病因學提供了有力的理論基礎。據有關資料證明，目前世界醫學界在通過治療脊椎而達到治內臟器官的病症已達七十餘種。中國近年來亦有不少學者進行了此類實踐並取得了可喜的成績，如通過治療頸、胸椎錯位治療頸性高血壓、類冠心病等。但尚未見到此理論的專著和較系統地闡述此理論的詳細論文，為此，我們編著此書。為了能促進本理論更廣泛而深入地研究，在神經電生理學上加深探討，將預期得到更完整的理論。

我們在三十餘年的臨床診治工作中，發現許多被診斷為神經官能症、偏頭痛、風濕痛或良性關節痛，原因不明的胸悶、心悸、失眠、多夢、頸性眩暈，以及頑固呃逆均與頸椎綜合徵有關。胸椎綜合徵的範疇更為廣泛。交感神經低級中樞在胸髓側角，其節前纖維通過椎間孔，故胸椎綜合徵隨損害節段不同，對相應交感神經損害而出現植物神經功能紊亂各具不同的性質，引起內臟病症完全符合交感神經所支配的臟器。例如 $T_{2\sim5}$ 錯位。可引起頻發性早搏（室性、房性或多源性）；胃、十二指腸潰瘍，常見於 $T_{5\sim9}$ 有錯位。腰椎綜合徵除能引起眾所周知的腰腿痛外，還可導致腸痙攣、腸麻痹、習慣性便秘、腸功能紊亂、排尿障礙及痛經等。

在脊椎病因學的理論指導下，我們開展了治脊療法，對三十多種不同疾病取得了滿意的療效。治脊療法是以針對脊椎錯位施行正骨推拿復位（有些病例尚須在 QY－4 型牽引椅下進行牽引下復位），採用水針、理療以治療患椎周圍的軟組織勞損和無菌性炎症，加強頸、腰背肌鍛煉，促使脊椎恢復其穩定性，使植物神經功能紊亂導致的內臟病症得到滿意的療效。當然也有些採用上述非手術療法無效之病例，則採用手術療法。

我們認為脊椎病因學說，給現代醫學提供了植物神經功能紊亂的重要病因之一。對認識老年性疾病的多系統病變除目前國內外的發病學說外，應重視這些疾病有些與脊椎退變併發這一客觀事實的重要意義。

脊椎病因學說的逐步完善，將能提高對老年性脊椎退變所引起的疾病的診治與防病工作。實踐證明骨質增生只是少數病人的病因，而絕大部分病人屬於脊椎關節功能紊亂（關節錯位、椎間盤突出和關節滑膜嵌頓等），只要能糾正關節錯位和治癒椎旁軟組織勞損，加強伸脊肌的鍛煉和適當地應用自身牽引，是可以起到防治作用。

綜上所述，脊椎病因學說已由以往的頸、肩、腰腿痛的範疇發展為一項新的病因學說，並進而促使其診斷和治療有了新的進展。目前本學說還存在一些尚需深入研究的機理，有待今後繼續研究探討。

(魏征)

第二章
應用解剖及生理基礎

第一節　脊柱的生物力學

　　脊柱是人體的中軸，由脊椎骨、椎間盤、椎間關節和椎旁各關節、韌帶及肌肉緊密連結而成。椎管是各脊椎的椎孔連貫而成，內容脊髓。成人整個脊柱從正面觀為一直線，從側面觀分為四個彎曲，頸部向前凸，胸部向後凸，腰部向前凸，骶部向後凸（圖 1）。這些彎曲是適應人體直立行走的姿勢，在生長發育的過程中逐步形成。初生兒脊柱是向後凸成弧形的，隨着可以抬頭及起坐，頸部前凸即逐步出現，胸部後凸也顯得明顯，等到學會行走後，頸部和腰部向前的彎曲才顯著發展形成。

　　脊柱的功能為：支持體重、傳遞重力；保護脊髓和神經根；參與形成胸腔、腹腔及骨盆腔；支持和附着四肢與軀幹聯繫的肌肉和筋膜。

　　脊柱有前屈、後伸、左右側屈及左右旋轉的運動功能。在脊柱運動時，椎間盤的髓核成為槓桿作用的支點。由於生理彎曲存在，胸椎椎間盤髓核在中央，而頸及腰椎髓核偏後。其髓核前方的纖維環比後側強而厚，前縱韌帶亦較後縱韌帶強而有力，當仰頭、伸腰時，椎間盤後方受擠壓，髓核向前移動。反之，低頭、彎腰時，髓核向後推擠。如用力過度，後縱韌帶和後方纖維環易發生損傷破裂而使髓核發生突出，尤其在椎間盤已有退變的基礎上更易發生椎間盤突出。由於脊椎各段的後關節面排列方向不同，其旋轉軸心亦各異。後關節面頸椎近似水平面，胸椎呈冠狀面，而腰椎呈矢狀面。同時由於各段椎間盤中髓核位置不同，在脊柱運動時頸部和腰部旋轉的軸心位於椎管後部與椎板聯合處，胸部的旋轉軸心在椎間盤中心。

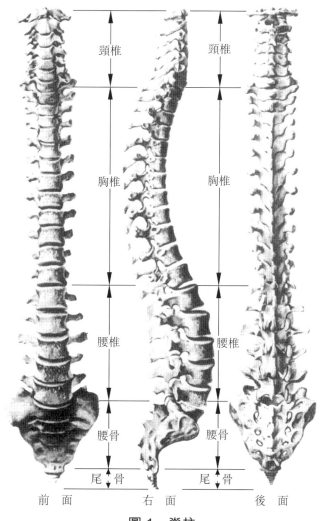

頸椎　　　頸椎

胸椎　　　胸椎

腰椎　　　腰椎

腰骨　　　腰骨

尾　骨　　尾　骨

前　面　　　右　面　　　後　面

圖 1　脊柱

整條脊柱中以頸、腰段活動度較大，故較易受傷，胸椎因有肋骨、胸廓的支持，受傷機會相對較少，但人們用雙臂勞動，肩胛區軟組織勞損則相對較多。當老年頸、胸椎椎間盤退變而引起椎間失穩時，肩胛區軟組織慢性勞損即加劇，下頸、上胸段脊椎失穩而易發生脊椎錯位，繼而引起內臟功能障礙。頸椎處於負擔較大重量的頭顱與活動較少的胸椎之間，活動度大又要支持頭部平衡，故易致勞損，尤以下位頸椎為多見。腰椎亦處於較穩固的胸廓與骨盆之間，為人體之中點，在運動中受剪性應力最大，並在脊柱形似寶塔的形狀中處於基底部位，承受重力最大，故亦易受勞損。其發病率亦以下腰椎為多見，因腰椎作伸屈運動時，其運動範圍約 75% 發生於第 5 間隙；20% 發生於第 4 間隙；只有 5% 發生於 1～3 間隙。由此可見各段脊椎在傳遞重力及旋轉運動中，由於各段後關節方向不同，當用力過度或用力不當，較易損傷脊椎各段交界處。臨床常見的枕環關節錯位引起頭昏頭痛，頸胸交界處錯位引起頸肩綜合徵，胸腰交界處錯位出現腸功能紊亂。

脊柱使人體保持直立位，同時承受擠壓、牽拉、彎曲、剪切和旋轉應力，主要有 3 個基本的生物學功能，即將頭和軀幹的載荷傳遞到骨盆，提供在三維空間的生理活動和保護脊髓。通過對脊柱生物力學的研究，為脊柱傷病的防治提供了不少的新概念和新理論，對臨床工作，特別是對理解脊椎關節錯位、指導手法操作具有重要意義。

一、脊柱的功能單位 (FSU)

脊柱的功能單位（活動節段），由相鄰的兩個椎骨及椎間連結的軟組織組成。FSU 的前部由椎體、間盤和前、後縱韌帶組成；後部包括椎弓、椎間關節、橫突、棘突和韌帶。FSU 是顯示與整個脊柱相似的生物力學特性的最小功能單位。研究表明，對 FSU 施加載荷，可出現三維六自由度運動，即產生 3 個位移和 3 個轉角。在三維六自由度運動曲線中，其中一條為主運動曲線，表示與加載方向一致的運動，其他 5 條為耦合運動曲線，代表其他方向的運動。雖然 FSU 在功能性運動或靜止狀態下，始終承受着不同的荷載，但其主要承受軸向壓縮荷載。

二、脊柱活動和脊柱的穩定性

脊柱活動通常是多個活動節段的聯合動作。由於間盤和後關節的存在，使脊柱能沿橫軸、矢狀軸和縱軸活動。正常脊柱能夠前屈後伸、左右側彎和軸向旋轉。因小關節面的排列方向不同，不同節段的活動方向和幅度也不一樣。頸椎關節面的方向接近水平，故能做較大幅度的屈伸、側屈和旋轉活動；胸椎的小關節面呈冠狀位，又有胸廓的存在，使其活動受到一定的限制；腰椎的小關節面呈矢狀面，與橫截面呈 90°，與冠狀面呈 45°，其伸屈活動幅度從上至下逐漸增大，而旋轉、側屈活動幅度則受限明顯。另外，由於小關節面的排列各異，當脊柱做水平旋轉活動時，其軌跡的中心也不相同，頸椎的軌跡中心位於前方體外，胸椎在前方體內，腰椎位於後方體外。因此，只要小關節少許錯動，即可引起退變和損傷性關節炎。脊柱屈曲的最初 50°～ 60°主要發生在腰段，隨後骨盆前傾可提供進一步屈曲。軀幹側屈活動位於胸段與腰段脊柱。頸椎和上胸椎側屈時伴有旋轉，棘突轉向側屈的凸側；腰段則相反，側屈時棘突轉向側屈的凹側。

脊柱具有內源性穩定和外源性穩定。前者靠椎間盤和韌帶，後者靠有關肌肉，特別是胸腹肌。內源性穩定是：椎間盤髓核內的壓應力使相鄰椎體分開，而纖維環及其周圍韌帶在抵抗髓核的分離壓應力情況下，使椎體靠攏，這兩種不同方向的作用力，使脊柱得到較大的穩定性。一般認為，脊柱外源性穩定較內源性重要。失去內源性穩定，脊柱的變化較緩慢，而失去外源性穩定，則脊柱不能維持其正常功能。如脊柱側凸症，無論是麻痹性還是特發性，若失去外源性穩定，脊柱即開始出現原發性側彎，繼之出現代償性側彎，整個脊柱可發生明顯的畸變。而失去內源性穩定時，脊柱的畸形變往往不明顯。脊柱的內源性或外源性穩定結構遭受破壞，均可影響脊柱的穩定性。

脊柱不穩是指脊柱的生理荷載下，不能維持椎骨之間的正常位置而發生的過度或異常活動。目前，對脊柱不穩的診斷標準仍有爭論。一般認為，在屈伸側位 X 線片上，如腰椎椎體間的水平位移大於 3.0 mm，轉角大於 10°，即為腰椎不穩定。

三、脊柱負荷與應力分佈

物體所支持的力，稱為負荷。脊柱是負荷結構，雖然脊柱需承受牽拉、彎曲和旋轉負荷，但它主要承受的是壓縮負荷。外部負荷作用於脊柱，椎骨和椎間盤即產生應力和應變。由於椎骨的彈性模量明顯大於椎間盤，因此，椎間盤更易產生應變。

在大多數情況下，椎體和椎間盤承受了大部分載荷，小關節面僅承受 0～33% 的載荷。椎體承載後，載荷可從椎體上方的軟骨終板，經過椎體皮質骨或鬆質骨，而傳遞到下方軟骨終板。光彈性試驗結果表明，腰椎椎體是主要承載結構，由於生理前凸的特點，其後部應力大於前部，小關節則僅承受小部分載荷，椎體的強度隨着年齡的增長而減弱，椎體對壓縮載荷的承受比例，40 歲以下為皮質骨 45%，鬆質骨 55%，40 歲以後為皮質骨 65%，鬆質骨 35%。有研究證明，椎體骨組織減少 25%，其強度將減弱 50%。

四、椎間盤的生物力學

椎間盤構成脊柱整個高度的 20～33%，其主要生物力學功能是對抗壓縮力，但對脊柱活動也具有決定性影響。

椎間盤是脊柱的主要承載結構。脊柱承受較小的荷載時，由於椎間盤的彈性模量大大小於椎體，很易發生變形，因而能起到吸收振動、減緩衝擊和均佈外力的作用。當載荷增加到一定程度時，骨骼首先遭破壞，軟骨板發生骨折。椎間盤的抗壓能力很大，腰椎間盤能承受的最大壓力：青年人為 635.6 kg，老年人為 158.8 kg；能使腰椎間盤破壞的壓力：青年人為 453.6～777.1 kg，而老年人僅為 136.1 kg。Nachemson 報告，當人體站立位承載 50 kg 時，腰椎間盤需承受 100～300 kg 的力。

椎間盤具有中向異性的特點，即其機械性能與結構和作用力的方向有着密切的關係。這種結構有利於對抗壓縮力，但並不十分有利於對抗其他力量，對張力特別是扭力的承受性遠不如壓縮力。腰椎間盤在橫切面上的剪切剛度約為 260 N/mm，這足以應付一般外力，只有在暴力很大時，才能使正常的間盤發生異常位移。Farfan 認為，扭力是造成間盤損傷的主要原因，扭轉和彎曲載荷對間盤的破壞度，要比壓縮荷載大得多。扭力可使纖維環中斜行纖維破裂。扭力與壓縮力同時起作用時，纖維環先破裂，然後髓核從破裂處突出。

腰椎間盤在不存在荷載時，具有 $10 N/cm^2$ 的內壓力。這種預應力是由於黃韌帶的拉力產生的，是使早晚人體身高改變的主要因素。青年人的身高早晨比傍晚平均可增加 1.1 cm，而在 70 歲以上的人則變化很小。由於受失重的影響，宇航員從太空返回地球後，身高可增加 5.0 cm。隨着年齡的增加，椎間盤內的預應力逐漸降低，髓核變得不飽滿，將軸向壓力分佈到內層纖維環的能力下降，使大部分荷載由纖維環直接承擔，可引起纖維環膨出，使椎間盤高度減小，韌帶鬆弛，從而影響脊柱的內源性穩定，也是造成椎關節錯位的基礎。

椎間盤的運動軸在髓核處。由於髓核具有不可壓縮的特性，其運動學作用與軸承的作用極為相似。由於椎間盤的存在，脊柱可沿橫軸、矢狀軸和縱軸做平移和旋轉活動。其伸屈活動主要靠椎間盤和椎間韌帶的支持，伸屈範圍則取決於椎間盤的大小、形態和生化特性。髓核的位置可隨脊柱運動的方向而改變，脊柱前屈時，椎間隙前方變窄，髓核向後移動，後方纖維環承受壓力增加；脊柱後伸時，後方椎間隙減小，髓核向前移動，前方纖維環壓力增加；脊柱側屈時，髓核移向凸側；脊柱旋轉時，纖維環斜行方向的纖維按運動的相反方向受到牽張，而與此方向相反的纖維則得到鬆弛。

(段俊峰)

第二節　脊椎骨與椎間盤

正常人脊柱有 32～34 個脊椎骨：頸椎 7 個，胸椎 12 個，腰椎 5 個，骶椎 5 個和尾椎 3～5 個。有椎間盤 23 個和關節 134 個。脊柱的側面觀呈 "S" 形，正面觀呈一直線。

一、脊椎骨

(一) 脊椎骨的共有形態：

1. 椎體在前，除環椎無椎體外，其餘各椎均有椎體。
2. 椎弓在後，椎弓呈半圓形，與其椎體連接部稱椎弓根，其上下緣有切跡，兩側壁稱椎板 (圖 2)。

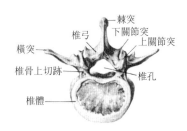

圖 2　脊椎骨

3. 椎孔是由椎體與椎弓相連而成一孔。
各椎孔連接構成椎管，為脊髓所在處
（圖 3）。

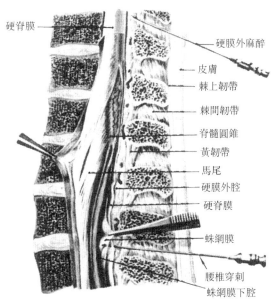

圖 3　脊髓處於椎管內

4. 椎間孔由椎弓根上緣與上一椎弓根
下緣的切跡構成。脊髓發出的脊神經
根、脊神經節並有血管在此通過。胸
腰椎部還有交感神經節前纖維通過
（圖 4）。

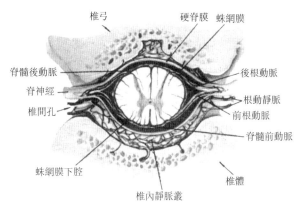

圖 4　神經根及血管通過椎間孔

5. 關節突。在左、右椎弓根與椎板相連
處向上和向下突出成為上關節突和下
關節突。由下一椎的上關節突與上一
椎的下關節突構成後關節（亦稱關節
突關節），形成椎間孔的後壁（圖 5）。

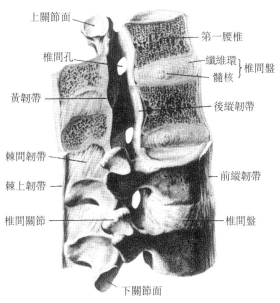

圖 5　關節突與椎間孔

6. 橫突。由椎弓根與椎板相連處向左右
突出，左右各一個。

7. 棘突。由兩側椎板會合後向後方突起。

(二) 頸椎的特點

正常人有 7 個頸椎，6 個椎間盤，35 個大小關節。枕環椎間和環樞椎間無椎間盤。6 個椎間盤包括第 7 頸椎與第 1 胸椎間的椎間盤。

椎體較小，橫徑長，縱徑短，約差 1/2。前緣矮些，後緣高些。頸軸前彎弧度由椎間盤形成。椎體上面凹兩側偏後有鈎突。椎體下面略凸，兩側偏後有斜坡。下一椎的鈎突與上一椎體斜坡之間構成鈎椎關節，此為滑膜關節（又稱椎體側方關節、椎體半關節、神經弓椎體關節、弓體關節及 Luschka 關節）。其作用可防止椎間盤向後突出。椎體上面前緣呈斜坡狀，下面前緣呈嵴狀突起，約為椎體厚度的 1/3，故椎體前方椎間隙小，前路手術時，切勿過多切除椎間下方的椎體骨（圖 6）。

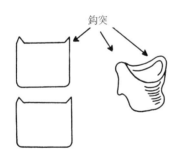

鈎突

圖 6　鈎突及 luschka 關節

椎弓較短，故椎孔前後徑小。當椎體發生前後滑脫移位，黃韌帶和後縱韌帶鈣化肥厚，或發生椎間盤突出時，神經根和脊髓易受擠壓損害。

椎間孔為橢圓形的骨性管道，縱徑長，橫徑短，神經根通過其中只佔其 1/2～2/3 左右。當椎間盤變窄時，椎間孔縱徑縮短成為圓形；鈎椎關節和後關節發生錯位時，椎間孔橫徑變成多邊形或腎形且狹窄，變窄 1/3～1/2 即刺激或壓迫神經根而引起頸椎病症狀。枕環及環樞椎間無椎間盤，亦無椎間孔保護第 1、2 頸神經，故神經較易受損傷。

橫突較小，有橫突孔，椎動脈及靜脈從中通過。橫突上面呈溝狀，脊神經根從中通過（圖 7）。

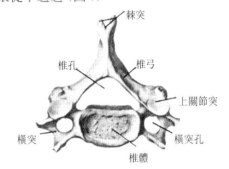

棘突
椎孔
椎弓
上關節突
橫突
橫突孔
椎體

圖 7　頸椎的橫突孔

關節突較低，呈塊狀。上關節突的關節面朝上，偏後方。下關節突出的關節面朝下，偏前方，神經根從關節突前方通過。頸椎後關節呈水平面，正常時使頸部運動較靈活；頸椎失穩時，則甚易發生錯位（圖 8）。

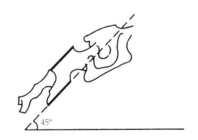

45°

圖 8　頸椎的關節突較低平

棘突較短且末端多分叉。第 7 頸椎棘突不分叉或分叉不明顯，但最長，可作為體表標誌之一。

環椎（第 1 頸椎）無椎體和棘突，由

前弓、後弓和左右側塊組成。前弓短，內面有關節面，與樞椎齒狀突形成關節，齒狀突由橫韌帶固定於關節內。前弓前方正中有結節，是兩側頸長肌附着點；後弓長，其後方正中有後結節向上突起，能防止頭部過伸，是兩側頭小直肌的附着點。後弓上面兩側近側塊處有椎動脈溝；側塊上面有橢圓形的凹形關節面，與枕骨髁突形成枕環關節。下面兩側各有平坦的關節面，朝下前內方，與樞椎上關節突形成關節。側塊兩側有橫突，較長大，為環椎旋轉的支點（圖 9）。

頸椎的活動：前屈以下段為主，後伸以中段為主，左右側屈時全部頸椎均參加活動。頸椎共有 35 個關節，頸椎後關節呈水平面，故正常時比胸椎腰椎更為靈活。枕環關節以伸屈為主，環樞關節以旋轉為主。

（三）胸椎的特點：

正常人有 12 個胸椎及 12 個椎間盤，全胸段脊椎排列成胸脊柱的後凸背弓。椎體比頸椎高大，椎體上面和下面均平坦，而後側略厚。

胸椎後外方近椎弓根處有與肋骨小頭相關節的關節凹。第 1、10 至 12 胸椎只有上關節凹，第 2～9 胸椎因肋骨小頭上移而與相鄰的上下椎體相關節，故此八個胸椎各有上下兩個肋凹，與肋骨構成肋小頭關節。

胸椎橫突比頸椎橫突粗大，末端呈小球形膨大，側方有小關節面與肋骨結節構成肋橫突關節（圖 11）。

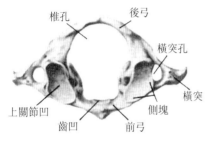

圖 9　環椎

樞椎椎體是頸椎中最厚者，成為環椎環繞運動的支點，上方有齒突，與環椎構成環齒關節。上關節面在椎體與椎弓根連接處。朝上、稍後方，與環椎下關節面形成環樞關節。棘突寬大且分叉，橫突較小且朝下。第 2 頸神經從關節突後方通過（圖 10）。

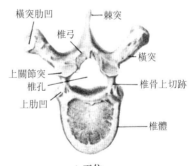

A 正位

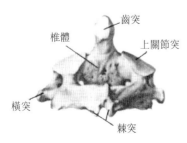

圖 10　樞椎

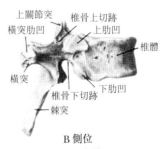

B 側位

圖 11　胸椎

胸椎後關節面平坦，上關節面向後外，下關節面向前內，故關節呈冠狀面，這種關節結構使胸椎運動以側屈和旋轉為主。

脊髓的頸膨大達第 2 胸椎，腰膨大向上達第 10 胸椎，故 1、2 和 10 ～ 12 胸椎椎孔較大，呈三角形，其餘椎孔較小，呈心形。

胸椎棘突較長而細，呈三棱柱形，末端有較粗糙的結節，向後下方互相重疊如瓦蓋狀，故胸椎棘突與椎體的定位約相差一節。

（四）腰椎的特點：

腰椎負重最大，故椎體比胸椎更粗大，呈腎形，上下面扁平。

腰椎椎弓很發達，棘突呈板狀，成水平方向後伸，故腰椎與棘突體表定位一致。

腰椎上關節突由椎弓根發出，關節面向內弧形；下關節突由椎體發出，面向外，故腰椎後關節呈矢狀面，但從上而下又逐漸轉為冠狀面（腰骶關節面）。

（五）脊椎的變異：

人體脊椎的變異是較常見的，尤其是某些附件的變異更多見。

1. 椎體：數量的變異，如椎體融合；椎體互變，例如腰椎骶化，骶椎腰化，第 7 頸肋或第 12 胸椎無肋骨等。

2. 橫突或棘突變形較多見，如過長、過短、彎曲或分叉等，故體表觸診時，切勿單靠骨標誌的偏歪而定為錯位，必須與臨床症狀及椎旁軟組織同時有損害才下診斷為宜。

二、脊柱的連接

（一）椎體之間由椎間盤連接。

（二）前縱韌帶，位於椎體前方，從第 1 頸椎前弓前面直至骶椎前面的膜狀韌帶。中部較厚；側方較薄，有稱為側縱韌帶者。第 1 頸椎前另有一條狀較窄的膜樣組織與顱底骨相連。

（三）後縱韌帶：由第 2 頸椎椎體後面至骶骨，附着於椎間盤及椎體後方的長韌帶。在椎管內通過處與各椎體之間有裂隙，有椎體的動、靜脈支穿過。由第 2 頸椎向上有膜樣組織與枕骨斜坡相連。

（四）後關節囊：每個關節突之間有薄而鬆的關節囊及韌帶相連。

（五）椎弓間韌帶：每個椎弓之間有黃韌帶，含大量彈性纖維，故較堅韌。其兩側有裂隙，有靜脈通過。此韌帶如變性則增厚失去彈性，可引起神經根的壓迫症狀。

（六）橫突間韌帶：連接上下相鄰的橫突。

（七）棘間韌帶：連接上下相鄰的棘突。

（八）棘上韌帶：強大的棘上韌帶，在棘間韌帶幫助下，可保持脊柱前屈後伸及轉體運動於安全範圍以內。在頸椎部的棘上韌帶特別發達，又稱項韌帶（圖 5）。

三、椎間盤

成人的椎間盤比所連接的椎體稍大，其厚度約等於所連接的椎體厚度的

1/3，其長度總和約佔脊柱全長的 1/4。
頸部的椎間盤約佔頸部脊柱高度的 20 ～
40%。頸、腰部之椎間盤前側厚後側薄，
形成頸、腰段脊柱有前凸之弧形。胸椎
椎間盤前後側等高。

（一）結構：

1. 纖維環。為纖維交錯之同心環，圍繞
   在椎間盤之外周。因前部厚而髓核靠
   後，後縱韌帶又窄又薄，故椎間盤易
   向後突出（圖 5）。纖維環的纖維是斜
   形編織的彈性纖維，包繞髓核，使兩
   個椎體的椎間限有 5 毫米的扭距有搖
   椅樣和三軸向運動。

2. 髓核。呈膠狀物，由類蛋白組成。含
   水份約有 80%，隨年齡的不同及負重
   的不同，可有改變。正常人早晚的身
   長高度可相差 1 ～ 2 厘米，就是由於
   椎間盤的高度變化所致。髓核具有流
   體力學的特點。

3. 透明軟骨板。是椎間盤的上下面。緊
   貼於椎體上，原為骨骺軟骨，與椎體
   向高度增長有關。在成年後軟骨板和
   纖維環融合在一起，將髓核密封於其
   中。

（二）椎間盤的血液供應和神經支配：

　　椎間盤的血液供應在胎兒期是來
自周圍和相鄰椎體的血管。椎體的血管
進入透明軟骨板，但不進入髓核。出生
後這些血管發生變性並逐漸疤痕化而閉
鎖。因而成年人之椎間盤沒有血供應，
其營養來源是借以軟骨板類似半滲透膜
的滲透作用，與椎體進行液體交換，維
持其新陳代謝。

　　神經支配是由竇椎神經（sinuvertebral
nerve）支配椎間盤後部纖維環邊緣及後

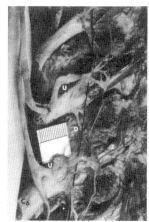

圖 12　竇椎神經（Z）

縱韌帶。竇椎神經是脊神經的脊膜返支
和交感神經的一部分所組成，為無髓鞘神
經，能傳導與疼痛有關的衝動。當纖維
環後部、後縱韌帶受牽張時可出現疼痛。

第三節　椎動（靜）脈

　　椎動脈是由鎖骨下動脈左右各發出
一支，左側較大，右側較小，從第 6 頸
椎橫突孔進入後沿各橫突孔上行，至環
椎側塊後側彎向後外側椎動脈溝內，然
後轉向前方，穿過環枕後膜外緣上行，
經枕骨大孔入顱內，到延髓前內上行，
達橋腦下緣時，雙側椎動脈匯合而成基
底動脈（圖 13）。

　　椎動脈分為四段，其分支較多。

　　一、第一段：自鎖骨下動脈至第 6
頸椎橫突孔，其通過頸長肌和前斜角肌
的裂隙，當斜角肌痙攣時椎動脈受壓迫。

　　與椎動脈並行的椎靜脈多位於其前
方，其後側有第 7 頸椎橫突，7、8 頸神
經前支及交感神經幹和星狀神經節。此
神經節發出的交感節後纖維，與椎動脈
並行，形成椎動脈神經叢，故臨床上常

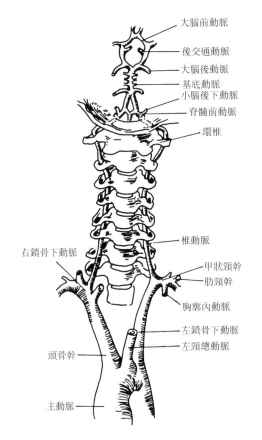

大腦前動脈
後交通動脈
大腦後動脈
基底動脈
小腦後下動脈
脊髓前動脈
環椎
椎動脈
右鎖骨下動脈
甲狀頸幹
肋頸幹
胸廓內動脈
左鎖骨下動脈
左頸總動脈
頭骨幹
主動脈

圖 13　椎動脈的行徑

見椎動脈與交感神經症狀合併發生。

　　椎動脈進入橫突孔的位置多見於第 6 頸椎，亦有個別人從 C7、C5 或 C4 頸椎橫突孔穿入者。

　　二、第二段：一般以第 6 至第 2 頸椎橫突孔之間的椎動脈稱為第二段。此段椎動脈較垂直，在各椎平面分出椎間動脈，此分支經椎間孔進入椎管，營養脊髓及被膜。

　　第二段椎動脈周圍有神經叢及靜脈叢，其前內方有鈎椎關節。該關節錯位或骨質增生時易壓迫椎動脈使其扭曲、偏斜，造成管腔狹窄或發生痙攣而引起供血障礙。

　　三、第三段：位於枕下三角內，自第 1 頸椎橫突孔上方穿出，向後繞過環椎上關節突的外側和後側，到環椎後弓上面外側的椎動脈溝內，轉向前方，穿過環枕後膜的外緣，沿椎動脈溝進入椎管，貫穿脊膜上行通過枕骨大孔入顱腔。

　　第三段椎動脈的前方有頭側直肌和環椎側塊，後方有頭上斜肌、頭後大直肌和頭半棘肌。第 1 頸神經在此段椎動脈與環椎後弓之間，沿椎動脈溝穿出。

　　此段椎動脈有肌支和後顱凹腦膜支。第三段椎動脈迂曲度大，當枕環關節或環樞關節發生錯位或鄰近肌肉痙攣時，均可使椎動脈受壓或受刺激引起動脈痙攣而使血供受阻。

　　四、第四段：自枕骨大孔向上繞到延髓前內上行，達橋腦下緣時，雙側椎動脈匯合成基底動脈。

　　椎動脈第四段發出如下分支(圖 14)：

(一) 脊髓前動脈：在匯合成基底動脈前，各分出一支在延髓前方下行一段，匯合組成一條脊髓前動脈，供血脊髓前部。

(二) 小腦後下動脈：在延髓兩側，左右椎動脈各發出 1 支，分別進入小腦兩側及延髓外側。

(三) 脊髓後動脈：從椎動脈或小腦後下動脈左右各分出一支下行動脈，供血脊髓後部。

(四) 內聽動脈：又稱迷路動脈，有時發自小腦後下動脈，左右各分出一支而匯合成細長迂迴的動脈，供血內耳。頸椎病故能影響內耳血循環而出現耳鳴，聽力減退。

　　椎動脈──基底動脈供血範圍包括

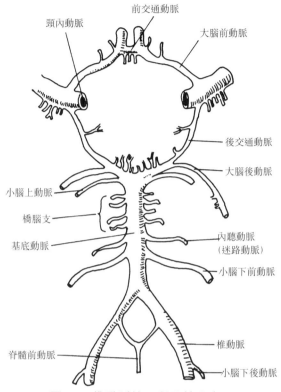

圖 14　椎動脈第四段及其分支

脊髓、延髓、小腦、橋腦和大腦枕葉，
故頸椎病損害椎動、靜脈而引起缺血時，
多出現頭暈、眩暈、噁心嘔吐等症狀，
體徵可出現水平性眼球震顫，一側肢體
力弱和腱反射亢進等。臨床上還可發生
中腦病變，如動眼神經受累，引起眼肌
麻痺、複視和視物不清等。有些還發生
猝倒的症狀。

第四節　脊髓

一、形態

　　長橢圓形，位於椎管內，全長約 42 ～
45 公分，直徑 1 公分，上端在枕骨大孔
處與延髓相接，下端為脊髓圓椎。脊髓

在頸部和腰部有較膨大部分，稱為頸膨
大和腰膨大。頸膨大由 C4 ～ T1 組成，
最粗大部分橫徑為前後徑的二倍。腰膨
大由 T12 ～ L5 組成。

二、脊髓與脊椎骨的關係

　　由於脊椎骨發育較快，而脊髓發育
較慢，初生兒脊髓下端可達第 3 腰椎，
而成人的脊髓下端只達第 1 腰椎下緣，
故成人脊髓的節段與脊椎骨的水平關係
不同在一個水平上。其相互關係為：頸

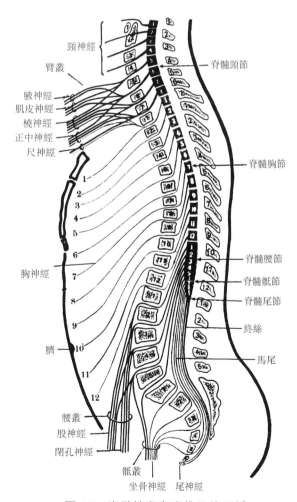

圖 15　脊髓節段與脊椎骨的關係

髓節段比相應頸椎高 1 個，如第 5 頸髓平第 4 頸椎；上胸段脊髓比相應胸椎高 2 個，如第 5 胸髓平第 3 胸椎；下胸段脊髓比相應胸椎高 3 個，如第 11 胸髓平第 8 胸椎；腰髓位於第 10 ～ 12 胸椎部；骶尾脊髓位於胸 12 至第 1 腰椎。第 2 腰椎以下為馬尾神經（圖 15）。

三、脊髓被膜

　　脊髓外包三層膜，自外向內依次為硬膜、蛛網膜和軟膜，借齒狀韌帶和神經根固定於椎管內（圖 3）。神經根向側方延伸時，均覆有三層脊膜呈袖套狀，稱為脊膜袖。至椎間孔處，在脊神經節的外方，硬脊膜與椎間孔的骨膜和脊神經的神經外膜融合在一起，使脊神經固定，對脊髓亦有固定作用。故牽扯脊神經時，外力不易傳到神經根，更不易傷及脊髓。對腰椎間盤突出症者作頸靜脈壓迫試驗時，因脊髓液壓力升高，脊髓袖內壓力亦隨之升高，故神經根壓力加重而出現坐骨神經痛加重的現象。

　　硬膜向下達第 2 或第 3 骶椎管內成為盲端，再向下成為終絲，附着於尾骨的骨膜上。硬膜與骨性椎管之間為硬膜外腔，此腔內含富有脂肪組織的疏鬆結締組織，並有動脈血管網及椎內靜脈叢。若椎內靜脈叢因靜脈血瘀滯而擴張時，亦可造成椎管狹窄症，硬膜前方正中與後縱韌帶緊密相連。

　　蛛網膜很薄，與軟膜之間的間隙為蛛網膜下腔，內充滿腦脊液。

　　軟膜緊貼於脊髓表面，在脊髓兩側前後根之間，軟膜外面變厚，向側方形

成隔膜。軟膜外緣分成 20 ～ 22 個扇狀齒狀韌帶，連同該處之蛛網膜一同附着於硬膜上，對脊髓起懸吊作用。齒狀韌帶並不緊張，不影響脊髓隨脊柱的運動。

四、脊髓內部結構

（一）脊髓表面的溝和裂

1. 腹正中裂：為脊髓腹側面正中線上的縱行裂，裂較深。將脊髓的腹側面分成左右兩個部分。

2. 背正中溝：為脊髓背側面正中線上的縱膈，將脊髓的背側面分成左右兩個部分。

3. 腹外側溝：溝紋不甚明顯，左右各一，為脊神經腹根出口處。

4. 背外側溝：溝紋較淺，左右各一，為脊神經背根傳入脊髓處。

5. 背中間溝：此溝在胸髓中段以上，始逐漸明顯，位於背正中溝與背外側溝之間，將薄束與楔束分開。

（二）脊髓的節段

　　脊髓共分 31 個節段，每一節段有兩對神經根（前根和後根）。頸髓 8 個節段，胸髓 12 個節段，腰髓 5 個節段，骶髓 5 個節段，尾髓 1 ～ 2 個節段。在脊髓圓錐以下的腰骶神經根，在椎管內的方向，幾乎是垂直的，構成所謂馬尾。

（三）脊髓內部結構包括脊髓灰質、脊髓白質和中央管三個部分。

1. 脊髓灰質：位於脊髓的中央，包含許多神經細胞團，橫斷面呈 H 形，全長呈立柱狀體。在灰質的兩側部分，按位置分佈為後角、前角及側角。中間連接的部分，稱為灰質連合。

（1）前角又稱腹角，其切面較短，分為頭及底，頭在腹側部。前角中含有較大的多極運動細胞（下運動神經元）。這些細胞又分為四個小組，其排列規律是：在內側的主司軀幹的運動，在外側的主司四肢的運動。

① 腹內側細胞羣：在前角的腹內側，司頸部與軀幹的肌肉運動。

② 背內側細胞羣：在前角的背內側，該細胞羣在於胸腰段脊髓內，司軀幹的肌肉運動。

③ 腹外側細胞羣：在前角外側腹方，細胞羣在頸膨大及腰膨大處較發達，司肩、上臂、骨盆及股部的肌肉運動。

④ 背外側細胞羣：在前角外側背方，細胞羣在頸膨大及腰膨大處較發達。頸膨大處者司前臂及手的肌肉運動，腰膨大處者司小腿及足的肌肉運動。

前角細胞發出神經纖維，從腹外側溝穿出，組成前根。

（2）後角：在其切面上又分為尖、頭、頸、底四個部分，含有較小的神經細胞，主要接受脊髓神經後根傳入的神經傳導。尖：在後角的尖端部分，該部分細胞小而少，稱為膠狀質，為接受與傳導脊髓後根傳入的普通感覺的第二神經元（溫痛覺和一部分觸覺）；頭：在尖部的腹側，比較膨大，內含固有核，發出纖維，組成脊髓小腦腹側束；頸：比較狹窄的部分；底：是後角的根部，其內側含有較大的細胞羣，稱為背核（克氏柱 Clarke 柱），自此發出纖維，組成脊髓小腦背側束。

（3）側角：在前角與後角之間，範圍較小，裏面含有多極的小型細胞。是交感神經原的所在地，司內臟器官運動、汗腺分泌、血管運動及神經營養功能。

在第 8 頸節和第 1 胸節的側角中有一羣細胞，稱為睫狀體脊髓中樞。從這裏發出的交感神經纖維，經過前根、頸交感神經節（下、中、上）、交感神經、頸動脈周圍交感神經叢和睫狀神經節，到達眼部，支配三個平滑肌：瞳孔散大肌，司瞳孔擴大；上瞼板肌，司眼裂開大；眼眶肌，當此肌緊張到一定程度時，能使眼球向外突出。

排尿和排便的脊髓中樞在第 3、4、5 節的骶髓的前後角之間的細胞中，性中樞則位於 2、3、4 骶髓前後角之間的細胞中。

2. 脊髓白質：是有髓鞘的神經纖維所組成。大致形成神經纖維束與脊髓平行，上下傳導。現分成後索、側索及前索敍述：

（1）後索：位於背正中溝與脊髓後角之間，略呈三角形。在胸髓中段以下僅有薄束，而在此以上則有楔束。

① 薄束：在後索內側部，該束是傳導胸中段以下的深部感覺。自內向外的排列為骶、腰、胸。

② 楔束：位於後索的外側部，其纖維是傳導胸中段以上的深感覺。

薄楔二束也屬外受系，傳導精細的觸覺（辨別二點距離、紋理粗細、重量、實體等。）

（2）側索：位於脊髓前角與後角的外側，含有上升及下降的兩種纖維，其主要的神經束有：

① 皮層脊髓側束：位於脊髓小腦背側束的內側，是對側大腦皮層運動區下

17

降的纖維束。其末梢終止於前角細胞，司隨意肌運動的傳導。

②脊髓丘腦側束：位於脊髓小腦腹側束的內側與紅核脊髓束的腹側，為傳導痛覺與溫度覺的纖維束。

③脊髓小腦背側束：位於側索的背外方，是傳導深部感覺至小腦的神經纖維束。

④脊髓小腦腹側束：位於側索的腹外方，亦為傳導深部感覺至小腦的神經纖維束。

⑤紅核脊髓束：位於皮層脊髓側束的腹側，是自對側紅核下降的神經纖維，其末梢終止於前角，司調節肌肉運動的纖維。

(3) 前索：位於腹正中裂與前角之間，亦含有上升與下降的兩種神經束，其主要是：

①皮層脊髓前束：位於前索的內側，是同側大腦皮層運動區直接下降的纖維束。其大部分纖維將經過白質前連合而終止於對側的前角細胞；一小部分纖維終止於同側的前角細胞，司軀幹的肌肉運動。此束在胸髓以下即行消失。

②脊髓丘腦前束：位於前索的外側部分，是傳導觸覺的神經纖維束。

③前庭脊髓束：位於皮層脊髓束的外側，是自腦幹前庭神經核下降的神經纖維束。其末梢終止於前角細胞，司身體平衡的傳導。

④頂蓋脊髓束：起自中腦的頂蓋（上丘和下丘），隨即越邊下行。它的主部終於頸髓，入胸髓後纖維漸少，散在側、前基束的外方。纖維止於前角細胞間，內側部媒介視覺的反射，外側部媒介聽覺的反射。

⑤網狀脊髓束：起自腦幹網狀結構中的大型細胞，纖維中繼多種的衝動，散漫下行。在脊髓中此系行於側、前束的外方，與紅核脊髓束、頂蓋脊髓束和基束的纖維相混雜。它們止於前角細胞，參與維持身體的平衡、肌肉的協調。

⑥橄欖脊髓束：起於橄欖下核，下行止於前角的灰質（多在上頸部）。此束機能尚不明瞭，應附屬小腦系統。

3. 中央管：在灰質的中央為一細長的管道，裏面含有腦脊液，上通第四腦室，下通脊髓圓錐末端的終室。在下更形縮小，形成一個盲管，管壁為一層室管膜細胞構成。

第五節　脊神經

脊髓每個節段發出一對脊神經，共31對（個別人32對），即頸神經8對，胸神經12對，腰神經5對，骶神經5對及尾神經1～2對。（圖15）脊神經由脊髓前根（運動根）和後根（感覺根）合成根神經通過椎間孔後，分成前支和後支（圖16）。後支較細，穿橫突向後行，分佈於頸、背、腰、骶部肌肉和皮膚；前支粗大，向外前行，支配頭頸、胸、腹及四肢的肌肉和皮膚。每一對脊神經前支在椎間孔外不遠處發出交通支，與交感神經節相聯繫，並發出脊膜返支（竇椎神經）再入椎管，支配椎管內骨膜、硬脊膜、硬膜外血管、椎間盤後部纖維環、後縱韌帶及關節囊。

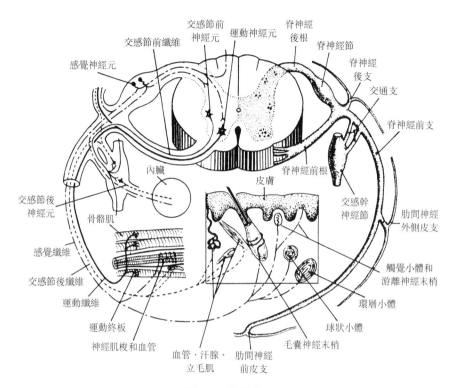

圖 16　脊神經

一、脊神經的纖維

脊神經包含有四種神經纖維：

(一) 軀體感覺纖維：神經末梢終於皮膚、肌肉、肌腱、關節和骨膜，向中樞傳導各種深、淺感覺。

(二) 軀體運動纖維：末梢終於全身骨骼肌中的運動終板，支配頸、軀幹及四肢骨骼肌的運動。

(三) 內臟感覺纖維：傳導胸、腹部內臟、血管及腺體的感覺。

(四) 內臟運動纖維：來自脊髓側角交感神經元的纖維，分佈至皮膚的汗腺、立毛肌、血管及肌肉內血管，使汗腺分泌、血管收縮及調節肌肉營養。

部分頸神經與腦神經聯合支配的，稱為交通支。例如 $C_{3、4}$ 部分纖維與副神經結合支配斜方肌和胸鎖乳突肌，故常見落枕患者胸鎖乳突肌痙攣，當糾正落枕引起 $2 \sim 4$ 頸椎小關節錯位後，肌痙攣即可緩解。

二、神經叢

脊神經前支組成各神經叢，即頸神經叢（$C_1 \sim 4$ 組成）、臂叢（$C_5 \sim 8$、T_1 組成）、腰叢（T_{12}、$L_1 \sim 4$ 組成）、骶叢（尾叢）（$L_4 \sim 5$、$S_1 \sim 5$、$Co_1 \sim 2$ 組成），胸神經不組成叢。各神經叢分佈情況如下：

(一) 頸叢（$C_1 \sim 4$ 前支）

1. 皮支

（1）枕小神經（C_2）：支配枕外部、

耳廓後面及乳突部皮膚。

(2) 耳大神經（$C_{2、3}$）：支配耳廓、乳突及腮腺區皮膚。

(3) 頸皮神經（$C_{2、3}$）：支配頸前面皮膚。

(4) 鎖骨上神經（$C_{3、4}$）：支配鎖骨區、肩部及上胸部皮膚。

2. 肌支

(1) 胸鎖乳突肌支（$C_{2、3}$）。（參與副神經支配）。

(2) 斜方肌支（$C_{3、4}$）。

(3) 頸深肌支：C_1 支配頭前直肌、頭側直肌；$C_{2～4}$ 支配頭長肌；$C_{1～4}$ 支配頸長肌；$C_{3～4}$ 支配中斜角肌；C_4 支配前斜角肌。

(4) 提肩胛肌支（$C_{3～5}$）。

3. 膈神經（$C_{3～5}$）

(1) 運動纖維：支配膈肌。

(2) 感覺纖維：支配心包、膈、縱膈胸膜和肋胸膜一部分。

(3) 至舌下神經交通支：支配頦舌骨肌、肩胛舌骨肌、胸骨舌骨肌、胸骨甲狀肌及甲狀舌骨肌。

(4) 至迷走神經交通支（C_1）：支配顱後窩硬腦膜感覺。

(二) 臂叢（$C_{5～8}$、T_1 前支）

1. 鎖骨上分支

(1) 肩胛背神經（$C_{3～5}$）：支配菱形肌及提肩胛肌。

(2) 胸長神經（$C_{5～7}$）：支配前鋸肌。

(3) 鎖骨下神經（$C_{5、6}$）：支配鎖骨下肌。

(4) 肩胛上神經（$C_{5、6}$）：支配岡上肌、岡下肌。

(5) 胸前神經（$C_5～T_1$）：支配胸大肌、胸小肌。

(6) 肩胛下神經（$C_{5、6}$）：支配肩胛下肌、大圓肌。

(7) 胸背神經（$C_{6～8}$）：支配背闊肌。

2. 鎖骨下分支

(1) 外側束

① 肌皮神經（$C_{5～7}$）：皮支支配前臂外側面皮膚；肌支支配肱二頭肌及肱肌。

② 正中神經（$C_6～T_1$）：皮支支配手掌面橈側三個半手指皮膚；肌支支配前臂旋前圓肌、掌長肌、指屈淺肌及橈側屈腕肌、拇內收肌以外之拇指肌及橈骨側之 2、3 蚓狀肌、拇屈長肌、指屈深肌的橈骨頭、旋前方肌。

(2) 內側束

① 臂內側皮神經（C_8、T_1）：支配臂內側面皮膚。

② 前臂內側皮神經（C_8、T_1）：支配前臂內側面皮膚。

③ 尺神經（$C_7～T_1$）：皮支支配手掌面尺側一個半手指和手背面尺側兩個半指的皮膚；肌支支配尺側屈腕肌、指屈深肌之尺骨頭、尺側二個蚓狀肌、各骨間肌及內收拇肌。

(3) 後束

① 腋神經（$C_{5、6}$）：皮支支配臂外側面皮膚；肌支支配三角肌及小圓肌。

② 橈神經（$C_5～T_1$）：皮支支配臂和前臂背面、手背橈側兩個半手指皮膚；肌支支配肱三頭肌之長頭、肘肌、肱橈肌及前臂背側各伸肌及橈側之各伸肌。

(三) 胸神經前支（$T_{1～12}$）

（1）肋間神經：皮支支配胸前和胸部外側皮膚，第二肋間神經外側皮支稱肋間臂神經，支配臂內側面皮膚；肌支支配肋間肌。下 6 對肋間神經還支配腹肌。

（2）肋下神經：為 T_{12} 胸神經前支。

（四）腰叢（T_{12}、$L_{1 \sim 4}$ 前支）

（1）髂腹下神經（T_{12}、L_1）：皮支支配大腿上外側及恥骨聯合附近的皮膚；肌支支配腹肌。

（2）髂腹股溝神經（L_1）：皮支支配陰囊、陰莖根的皮膚（女性支配陰阜和大陰唇皮膚）及大腿上內側皮膚：肌支支配腹肌。

（3）生殖股神經（L_{1}、$_2$）：皮支支配大腿前側、腹股溝韌帶下方和陰唇皮膚；肌支支配提睪肌和肉膜。

（4）股外側皮神經（L_2、$_3$）：支配大腿外側面皮膚。

（5）股神經（$L_{2 \sim 4}$）：皮支支配大腿前面皮膚及小腿內側和足內側緣皮膚（名隱神經）；肌支支配股四頭肌。

（6）閉孔神經（$L_{2 \sim 4}$）：皮支支配大腿內側面中部皮膚和髖關節；肌支支配大腿內收肌羣和閉孔外肌。

（五）骶尾叢（$L_{4 \sim 5}$、$S_{1 \sim 5}$、$Co_{1 \sim 2}$ 前支）

（1）陰部神經（$S_{1 \sim 4}$）：皮支支配會陰及外生殖器皮膚；肌支支配會陰肌。

（2）臀上神經（$L_4 \sim S_1$）：支配臀中肌、臀小肌、闊筋膜張肌。

（3）臀下神經（$L_5 \sim S_2$）：支配臀大肌。

（4）肌支：支配梨狀肌（S_1、$_2$）、閉孔內肌（L_5、S_1）及股方肌（L_5、S_1）。

（5）股後皮神經（$S_{1 \sim 3}$）：支配大腿後面皮膚。

（6）坐骨神經（$L_{4 \sim 5}$、$S_{1 \sim 3}$）

①脛神經：皮支支配小腿後面及足外側緣、足跟內外側及足底的皮膚；肌支支配腓腸肌、蹠肌、比目魚肌、膕肌、脛後肌、拇屈長肌、趾屈長肌及足底部肌肉。

②腓總神經：皮支支配小腿前側、外側和足背皮膚；肌支支配脛前肌、伸拇長肌、伸趾長肌、腓骨長肌、腓骨短肌及足背肌肉。

（六）脊神經後支的分佈：

（1）枕大神經（C_2）：支配頭下斜肌、頭夾肌、頭最長肌及枕部皮膚。

（2）枕下神經（C_1）：支配頭上斜肌、頭下斜肌、頭後大直肌、頭後小直肌。

（3）第 3 枕神經（C_3）：支配頭半棘肌及枕部皮膚。

（4）頸神經 4 ～ 8

（5）胸神經 1 ～ 12

（6）腰神經 1 ～ 5

以上頸、胸及腰神經後支按節段支配頸、背、腰部的肌肉及皮膚感覺。其中 $L_{1 \sim 3}$ 後支的皮支組成臀上皮神經，支配臀部上部皮膚。

（7）骶神經（$S_{1 \sim 5}$）：從骶孔穿出支配臀中部皮膚。

（8）尾神經（$Co_{1 \sim 2}$）：從骶管裂孔穿出，支配尾部皮膚。

皮神經的分佈見圖 17 及 18。

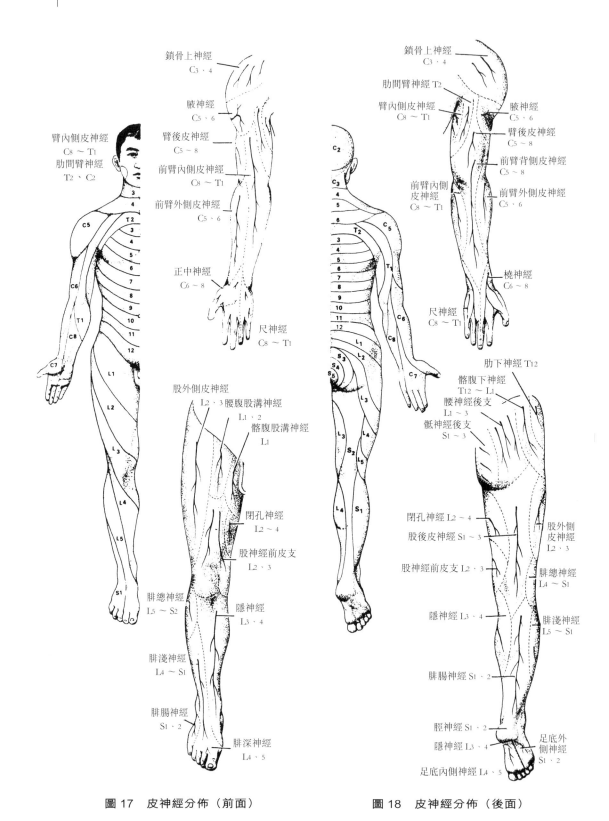

鎖骨上神經
C3．4

腋神經
C5．6

臂後皮神經
C5～8

前臂內側皮神經
C8～T1

前臂外側皮神經
C5．6

正中神經
C6～8

尺神經
C8～T1

臂內側皮神經
C8～T1
肋間臂神經
T2．C2

股外側皮神經

L2．3 腰腹股溝神經
L1．2

髂腹股溝神經
L1

閉孔神經
L2～4

股神經前皮支
L2．3

腓總神經
L5～S2

隱神經
L3．4

腓淺神經
L4～S1

腓腸神經
S1．2

腓深神經
L4．5

鎖骨上神經
C3．4

肋間臂神經 T2

臂內側皮神經
C8～T1

腋神經
C5．6

臂後皮神經
C5～8

前臂背側皮神經
C5～8

前臂內側
皮神經
C8～T1

前臂外側神經
C5．6

橈神經
C6～8

尺神經
C8～T1

肋下神經 T12

髂腹下神經
T12～L1

腰神經後支
L1～3

骶神經後支
S1～3

閉孔神經 L2～4

股後皮神經 S1～3

股神經前皮支 L2．3

隱神經 L3．4

腓腸神經 S1．2

脛神經 S1．2

隱神經 L3．4

足底內側神經 L4．5

股外側
皮神經
L2．3

腓總神經
L4～S1

腓淺神經
L5～S1

足底外
側神經
S1．2

圖 17　皮神經分佈（前面）　　　　　圖 18　皮神經分佈（後面）

第六節　有關肌肉

一、脊柱背側深肌

肌肉名稱		起 止 點	神經支配	作 用
骶棘肌	棘肌 (內側柱)	緊附於棘突兩側，分為胸棘、項棘、頭棘三部分，形成骶棘肌的內側柱。 胸棘：起於 L3~T10 各棘突，止於 T9~T2 各棘突。 項棘：起於 T2~C6 各棘突，止於 C4~C2 各棘突。 頭棘：起於 T1~C5 各棘突，止於枕骨項面。	脊神經後支	骶棘肌和夾肌是脊柱背側最強肌柱，是維護椎間穩定性最重要的肌肉。主要作用是維持脊柱直立姿勢，伸展脊柱。當人作前屈，有抗重力的作用。當骶棘肌勞損後除引起局部症狀外，多能造成脊椎失穩，成為椎小關節功能紊亂的重要原因。
	最長肌 (中間柱)	跨接於脊椎背側各橫突間，分為胸最長、項最長和頭最長三部分，形成骶棘肌的中間柱，在胸背部將肋骨橫突關節覆蓋。每肌束跨接 6 ~ 7 個椎間，各肌束互相重疊，起止點類似棘肌。		
	髂肋項肌 (外側柱)	跨接於背外側之骶髂肋角和頸椎橫突間，分為髂肋，肋肋和肋項三部分，跨接 4 ~ 5 椎間。各肌互相重疊，形成骶棘肌外側柱。		
棘橫間肌	半棘肌 (淺層)	跨接於脊椎棘突與橫突之間，每肌束跨行 5 節椎間，肌束互相重疊。亦分為胸半棘、項半棘和頭半棘三部分。 頭半棘肌最粗大。　胸半棘起於下數胸椎橫突，止於下數頸椎棘突。　項半棘起於上數胸椎橫突，止於上數頸椎棘突。 頭半棘起於下數頸椎關節突和上胸椎橫突，止於枕骨上、下項線之間。	脊神經後支	橫棘肌作用是助骶棘肌伸展脊柱，維持頸曲和腰曲的弓度及旋轉脊椎，並能防止椎體向前滑脫，故有椎體滑脫者，應注意檢查和治療此肌。
	多裂肌 (中層)	跨接於各椎橫突與棘突之間，每肌束跨行 3 節椎間，肌束互相重疊。起於腰椎乳突，各胸椎橫突和各頸椎關節突，止於各椎棘突。		
	迴旋肌 (深層)	多為胸椎所有，頸、腰椎間較少見。一般跨行一節椎間，起於下一胸椎橫突，止於上一胸椎棘突根部及椎板處。		

二、頸背部肌肉

肌肉名稱	起　　點	止　　點	神經支配	作　　用
頭後小直肌	環椎後結節	枕骨下項線內 1/3	C$_1$ 後支	此 6 塊小深肌對枕環，環樞關節穩定性有重要意義。C$_1$ 損害（環枕移位）重者可肌萎縮。一側頭下斜肌痙攣時頭連續向患側旋轉，二側痙攣時可不斷地左右搖頭。
頭上斜肌	第一頸椎橫突	枕骨下項線外 1/3	C$_1$ 後支	
頭側直肌	環椎橫突	枕骨頸靜脈突下面	C$_1$ 前支	
頭前直肌	環椎側塊前面	枕骨鱗部	C$_1$ 前支	
頭後大直肌	第二頸椎棘突側面	枕骨下項線中 1/3	C$_1$、$_2$ 後支	
頭下斜肌	第二頸椎棘突側面	第 1 頸椎橫突	C$_1$、$_2$ 後支	
頭夾肌	3 ～ 7 頸椎項韌帶和 1 ～ 3 胸椎棘突	最上項線外側一半和乳突後緣	C$_1$ ～ 4 後支（2 ～ 3）	此組肌肉是較強的中層頸肌，與頸椎穩定性有密切關係。多關節移位病人常見此組肌中 1 ～ 2 塊肌力改變，棘突上項韌帶附着處有摩擦音或硬結。X 線見軟組織鈣化點。
頸夾肌	3 ～ 6 胸椎棘突	1 ～ 3 頸椎橫突後結節	C$_1$ ～ 4 後支（2 ～ 5）	
提肩胛肌	1 ～ 4 頸椎橫突後結節	肩胛骨內上角	C$_2$ ～ 5 後支	此肌勞損時，上位頸椎失穩，肩胛骨內上角有摩擦音。
小菱形肌	6、7 頸椎項韌帶	肩胛岡內緣	C$_2$ ～ 6（肩胛帶背神經）	下頸椎、上胸椎失穩者與此肌勞損有關，可觸及此肌力改變，在肩胛內緣有摩擦音。
大菱形肌	7 頸椎、1 ～ 4 胸椎棘突	肩胛岡以下肩胛內緣	C$_2$ ～ 6（肩胛帶背神經）	
前斜角肌	3 ～ 6 頸椎橫突前結節	第一肋骨斜角肌結節（胸鎖乳突肌覆蓋）	C$_3$ ～ 4（5 ～ 7）	上位頸椎鈎椎關節錯位時中斜角肌緊張，中段頸椎鈎椎關節錯位時中、前斜角肌緊張，下位頸椎鈎椎關節錯位時後斜角肌緊張。
中斜角肌	1 ～ 6 頸椎橫突前結節	第一肋骨中部（鎖骨上窩中外側）	C$_3$ ～ 4（5 ～ 7）	
後斜角肌	5 ～ 7 頸椎橫突後結節	第二肋骨之外側部	C$_4$ ～ 5（7 ～ 8）	
橫突間肌	上頸椎橫突	下頸椎橫突	本椎間孔發出神經支配	頸椎之鈎椎關節錯位時即痙攣成為粒狀結節
胸鎖乳突肌	胸骨柄前面及鎖骨胸端	顳骨及乳突	副神經外側支 C$_2$ ～ 4 前支	"落枕"時 1 ～ 3 頸椎錯位引起胸鎖乳突肌痙攣，斜方肌緊張形成抬肩（一字肩）。
斜方肌	枕骨結節外側上項線，項韌帶胸椎棘突。	肩胛岡，肩峰和鎖骨肩峰部		

頭長肌	3 ～ 6 頸椎橫突前結節	枕骨下緣	C 1 ～ 5	此組肌肉損害時，亦可造成頸椎小關節失穩。椎體向前滑脫時易造成此組肌肉損傷。
頸長肌內側部上外側部下外側部	1 ～ 3 胸椎椎體前面 5 ～ 7 頸椎椎體前面 2 ～ 5 頸椎橫突前結節 1 ～ 3 胸椎椎體側面	2 ～ 3 頸椎椎體前面環椎前結節 2 頸椎椎體前面環椎前結節 5 ～ 7 頸椎橫突前結節	C 2 ～ 7	
岡上肌	整個岡上窩	與肩關節中相接上於肱骨大結節上 1/3	C 5 ～ 6 (肩胛上神經感覺支至肩關節中)	C 5 ～ 6 頸神經根受刺激時此肌緊張，壓迫嚴重時萎縮，肩外展外旋困難。
岡下肌	岡下窩大部分	肱骨大結節		
肩胛下肌	肩胛下窩	肱骨小結節	C 5 ～ 7 (肩胛下神經)	C 5 ～ 7 頸神經根受刺激時常表現肩周疼痛運動受限，尤以夜間睡眠時為重 (臂內旋，旋前外旋受限)。
大圓肌	肩胛下角後面	肱骨小結節		
小圓肌	肩胛骨腋窩緣	肱骨大結節	C 5 ～ 6 (腋神經)	

三、上肢肌肉

肌肉名稱	起 點	止 點	作 用	神經支配
三角肌	鎖骨外 1/3、肩峰及肩胛崗	肱骨三角肌粗隆	使臂外展	腋神經頸 5、6
肱二頭肌	肩胛骨關節盂上方、喙突	橈骨粗隆	屈肘、前臂旋前	肌皮神經頸 5 ～ 7
肱三頭肌	關節盂下方、肱骨後面	尺骨鷹嘴	伸肘	橈神經頸 6 ～ 8
肱橈肌	肱骨外上髁	橈骨莖突	屈前臂並稍旋後	同上
指伸總肌	同上	2 ～ 5 指中節和末節指骨基底	伸腕、伸指	同上
拇伸長、短肌	尺橈骨背面	第一掌骨基底及拇第一節指骨底	外展拇指伸拇指第一節	同上
指屈深、淺肌	尺骨及骨間膜、肱骨內上髁	2 ～ 5 指骨末節底 2 ～ 5 指骨中節	屈指各節屈指中節	正中神經頸 7 胸 1 正中神經、尺神經頸 7 胸 1
拇屈長肌	橈骨及骨間膜	拇指末節骨底	屈拇指	正中神經頸 7 胸 1

四、腰髖部後側羣肌肉

肌　肉	起　　點	止　　點	神經支配	作　　用
背闊肌	7 胸椎以下棘突骶骨髂嵴	肱骨小結節下方	$C_{7\sim8}$	內收、內旋和後伸肩關節。
腰方肌	髂嵴	1～4 腰椎橫突及 12 肋骨	$L_{1\sim3}$ 肌支	側屈腰椎下制肋骨。
髂肌	髂窩、與腰大肌外緣愈合	股骨小粗隆	$L_{1\sim3}$	屈及外旋髖關節，下肢固定時使骨盆前傾和軀幹前屈。
腰大肌	12 胸椎及腰椎橫突椎間軟骨	股骨小粗隆	$L_{1\sim3}$	屈及外旋髖關節，下肢固定時使骨盆前傾和軀幹前屈。
腰小肌	12 胸椎，1 腰椎的椎體側面	髂骨筋膜	$L_{1\sim3}$	緊張筋膜。
臀大肌	髂骨外面和骶骨背面，腰背筋膜處	股骨臀肌粗隆及大腿筋膜	$L_{5}\sim S_{2}$（臀下神經）	伸及外旋髖關節。下肢固定時，伸直軀幹，防止軀幹前屈。
臀中肌 臀小肌	髂骨外面	股骨大轉子	$L_{4}\sim S_{1}$（臀上神經）	外展和內旋髖關節。
闊筋膜張肌	髂前上棘	脛骨外側髁	$L_{4}\sim S_{1}$（臀上神經）	緊張髂脛束，屈髖關節，伸膝關節。
梨狀肌	骶骨前面外側部	股骨大轉子內側面	骶叢分支	外旋髖關節。
閉孔內肌	閉孔膜內面	轉子窩	骶叢分支	外旋大腿。
閉孔外肌	閉孔膜外面	轉子窩	閉孔神經	外旋大腿。

五、大腿肌肉（股部前羣、內側羣、後羣）

肌　肉	起　點	止　點	神經支配	作　用
縫匠肌	髂前上棘	脛骨上端內側面	L2～4（股神經）	屈膝關節，使已屈小腿內旋。
股四頭肌	股直肌：髂前下棘 股中間肌：股骨體前面 股內側肌和股外側肌：股骨嵴	止於經骨粗隆	L2～4（股神經）	伸膝關節，股直肌還可屈髖關節。
恥骨肌 長收肌 短收肌 大收肌 股薄肌	恥骨支及坐骨支前面	股骨嵴 脛骨上端的內側	L2～4（閉孔神經）	髖關節內收並稍外旋，股薄肌協助屈膝關節。
股二頭肌	長頭於坐骨結節短頭於股骨嵴中部	腓骨小頭	L4～S3（坐骨神經）	當骨盆固定時，屈膝關節和伸髖關節；小腿固定時，協同臀大肌伸軀幹。
半腱肌 半膜肌	坐骨結節	脛骨上端內側		
腰背筋膜	分前後兩葉，後葉緊張於胸、腰骶椎之棘突與髂骨嵴之間；前葉位於背肌之腹側，緊張於下方髂骨嵴與 11、12 肋之間，內連腰椎橫突之間。			

六、小腿肌肉（前側羣、後側羣、外側羣）

肌肉名稱	起 止 點	神經支配	作 用
脛前肌	起：脛、腓骨及骨間膜前面 止：第一蹠骨底及第一楔骨	腓神經 $L_4 \sim S_1$	使足背伸及內翻。
拇伸長肌	起：同脛前肌 止：拇趾末節趾骨底	腓神經 $L_4 \sim S_1$	伸拇趾，助足背伸。
趾伸長肌	起：同脛前肌 止：2～5趾，趾背腱膜	同上	伸趾，助足背伸。
腓腸肌	起：內外側頭起於股骨內、外側髁 止：以跟腱止於跟骨結節	脛神經 $L_4 \sim S_2$	屈小腿，提足跟。
比目魚肌	起：脛、腓骨近端後面 止：同腓腸肌	同上	同上。
膕肌	起：股骨外上髁 止：脛骨近端後面	脛神經 $L_4 \sim S_1$	屈小腿，內旋小腿。
趾屈長肌	起：脛骨後面 止：2～5趾末節趾骨底	脛神經 $L_5 \sim S_2$	屈2～5趾，使足蹠屈。
拇屈長肌	起：脛骨後面及骨間膜 止：拇趾末節趾骨底	同上	屈拇趾，使足蹠屈。
脛後肌	起：脛腓骨後面及骨間膜 止：舟骨，2、3楔骨，骰骨，股骨	同上	使足蹠屈並內翻。
腓骨長肌	起：腓骨外面 止：第1蹠骨底	腓淺神經 $L_5 \sim S_1$	使足蹠屈並外翻。
腓骨短肌	起：腓骨外面 止：第5蹠骨底	同上	

七、足部肌肉

肌肉名稱	起 止 點	神經支配	作 用
拇伸短肌	起：跟骨上外面 止：拇趾第一節趾骨底	腓深神經 $L_4 \sim S_1$	協助伸拇。
趾伸短肌	起：同上 止：各趾第一節趾骨底	同上	協助伸趾。
拇展肌 拇屈短肌 拇收肌	起：跟骨、舟骨、蹠長韌帶 止：拇趾第 1 節趾骨底	足底內側神經 $L_5 \sim S_1$， $L_5 \sim S_2$，$S_1 \sim 2$	使拇外展。 使拇屈曲。 使拇內收。
小趾展肌 小趾屈短肌 小趾對蹠肌	起：跟骨、蹠骨及蹠長韌帶 止：小趾第 1 節趾骨底及第 5 蹠骨	足底外側神經 $S_{1 \sim 2}$	使小趾外展。 使小趾屈曲。 使小趾內收。
趾屈短肌	起：跟骨結節及蹠腱膜 止：2 ～ 5 趾第 2 節趾骨底	足底內側神經 $L_5 \sim S_1$	屈趾。
蹠方肌	起：跟骨 止：趾長屈肌腱	足底外側神經 $S_{1 \sim 2}$	協助屈趾。
蚓狀肌	起：趾屈長肌腱（4 塊） 止：第 1 節趾骨、趾背腱膜	足底內、外側神經 $L_5 \sim S_2$	屈蹠趾關節， 伸趾關節。
骨間蹠側肌	起：蹠骨（7 塊） 止：第 1 節趾骨	腓深神經 $S_{1 \cdot 2}$ 足底外側神經 $S_{1 \cdot 2}$	以第 2 趾為中心 並攏和散開。

第七節　內臟神經系統

　　內臟神經的高級中樞在大腦的邊緣葉；較高級中樞在丘腦下部；低級中樞在脊髓和腦幹。內臟神經的傳出部分，就是內臟的運動神經。

一、內臟神經的結構特點

　　軀體運動神經由低級中樞（脊髓）到達骨骼肌只有一級神經元。內臟神經由低級中樞到達內臟，必須經過兩級神經元，即節前神經元與節後神經元。節前神經元的細胞體在低級中樞，發出節前纖維，節後神經元的細胞體聚成內臟神經節，發出節後纖維。節前纖維與節後纖維在內臟神經節內聯繫，節後纖維的末梢分佈於內臟效應器。

二、內臟神經節

　　有三種神經節：
（一）交感神經節。在脊柱兩旁，又叫椎旁節。
（二）內臟神經叢節。在脊柱前方，又叫椎前節。
（三）終節。在器官附近或散在於器官內部（是交感神經節）。

三、交感神經

（一）節前神經元在脊髓 T_1 ～ L_3 的側角內。
（二）節後神經元在交感神經節或內臟神經叢節。節後纖維的分佈常通過下

列三種途徑：
1. 直接到達內臟；
2. 纏在血管上，隨血管到達內臟；
3. 隨脊神經分佈。
（三）交感神經幹：交感神經幹上自第 2 頸椎平面，下達尾骨平面。共有 23 ～ 26 個神經節，有纖維連接成為交感神經幹。
1. 頸交感神經節：兩側各有 3 ～ 4 個。
　　（1）頸上交感神經節。最大，呈紡錘形，在第 1、2 或第 3、4 頸椎橫突水平。其節後纖維進入上三個頸神經內。
　　（2）頸中交感神經節。最小，呈卵圓形，在第 5、6 頸椎橫突水平。其節後纖維主要進入第 4、5 頸神經。
　　（3）頸中間交感神經節。在第 6 頸椎橫突水平。有時單獨存在，有時與頸中交感神經節合在一起。其節後纖維進入第 4、5 頸神經。
　　（4）頸下交感神經節。常與第一胸交感神經節合成星狀神經節，在第 7 頸椎橫突水平或第 1 肋骨小頭前方。其節後纖維進入下三個頸神經。
　　頸交感神經來源於第 1、2 胸節的白交通支上行。頸神經是通過灰交通支與交感神經節相連。頸交感神經節的節後纖維進入頸神經，也進入腦膜返支神經內，入椎管後支配脊膜、後縱韌帶、椎間關節、關節囊。頸交感神經節末梢分佈到咽喉部、心臟、頭頸及上肢的動脈。交感神經纖維也加入腦神經，如舌咽、迷走、舌下神經等。頸內動脈的交感神經纖維分佈到眼部，支配擴瞳肌和上眼瞼的平滑肌。圍繞在椎動脈上的交感神經纖維，除調節椎動脈外，並隨椎

動脈上行分支到內耳動脈。頸交感神經
的幾個灰交通支可合成心臟支，組成頸
上心支、頸中心支和頸下心支。T1 ~ 5
交感神經聯合組成心叢（有的與迷走神經
的分支吻合），支配心臟。

2. 胸交感神經節：兩側各有 11 或 12 個，
   胸交感神經節是最整齊地沿兩側肋骨
   小頭前方下行，但最下兩個則稍偏向
   內側，處於 11、12 胸椎體之側面。
   上胸部（T1 ~ 5）交感神經節的一部分
   節後纖維分佈到食管、氣管、支氣管
   和肺。下胸部（T6 ~ 12）脊髓
   側角發出的節前纖維，通
   過 T6 ~ 12 交感神經節後
   纖維，組成內臟大、小神
   經，達腹腔神經節和腸繫
   膜上神經節，在節中交換
   神經元，節後纖維隨腹腔
   血管分佈到腹腔器官。

3. 腰交感神經節：兩側各有 4 或 5 個，
   均較胸交感神經節偏於內側，沿腰椎
   體的側前方下行。

4. 骶交感神經節及尾交感神經節：通常
   兩側各有 4 個骶交感神經節及 1 個尾
   交感神經節。其位置是處於骶前孔之
   內側。骶部交感神經幹末端會合成一
   個尾交感幹神經節。

   腰骶部交感神經節後纖維是隨血管
分佈到直腸、膀胱和男、女生殖器各個
器官（圖 19）。

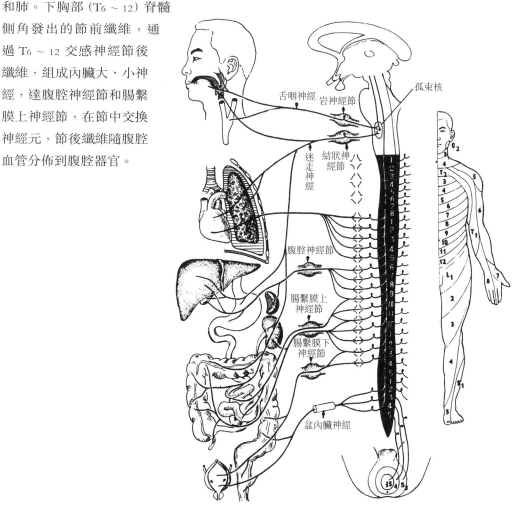

圖 19　內臟神經

四、副交感神經

(一) 節前神經元。節前神經元細胞體位於中腦、橋腦和延髓的有關腦神經核內（動眼神經副核、上涎核、下涎核、迷走神經背核）及第 2 ～ 4 骶髓的側角內。節前纖維分別隨動眼神經、面神經、舌咽神經、迷走神經和第 2 ～ 4 骶神經的前根離開中樞，終止於有關的終節內。

(二) 節後神經元。節後神經元細胞體位於器官附近和器官內部的終節。如睫狀神經節和黏膜下叢的神經節細胞等。終節發出的節後纖維終止於所分佈的器官。

(三) 副交感神經的分佈

1. 動眼神經的副交感神經纖維。起自中腦動眼神經副核。到達睫狀肌及瞳孔括約肌。

2. 面神經的副交感神經纖維。起自橋腦上涎核，到達淚腺、頜下腺及舌下腺。

3. 舌咽神經的副交感神經纖維。起自延髓下涎核，到達腮腺。

4. 迷走神經的副交感神經纖維。起自延髓迷走神經背核，到達心、肺、食道、腹腔叢的各器官。

5. 第 2 ～ 4 骶神經的副交感神經纖維。起自第 2 ～ 4 骶髓的側角，到達結腸左曲下的消化管、盆腔內及會陰部的器官（圖 20 及 21）。

(魏征)

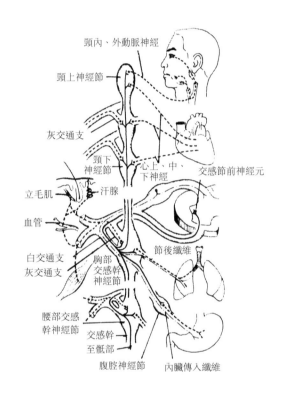

圖 20　交感神經纖維走行與分佈

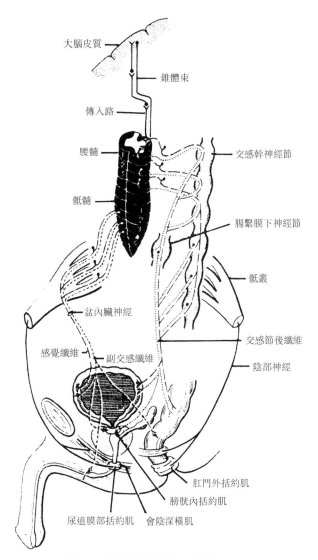

大腦皮質

錐體束

傳入路

腰髓

骶髓

交感幹神經節

腸繫膜下神經節

骶叢

盆內臟神經

交感節後纖維

陰部神經

感覺纖維　副交感纖維

肛門外括約肌

膀胱內括約肌

尿道膜部括約肌　會陰深橫肌

圖 21　膀胱直腸的神經支配

第八節　植物神經系統生理與臨床

一、概　述

　　植物神經系統的解剖生理和病理，與脊椎病因密切相關。脊柱病變引起的全身症狀，尤其是內臟症狀，多為植物神經受損的結果。因此，臨床醫師要理解脊椎病的複雜性和多樣性，要探索與脊椎相關的疾病及其機制，必須熟知植物神經系統的解剖生理與臨床。

　　實驗發現，腎上腺素的作用，與刺激植物神經胸腰部纖維的效應相似，故稱此部分為交感神經系統。毛果芸香碱和另一些藥物的作用，與刺激植物神經頭、骶部發出的有髓纖維，所支配器官發生的作用一樣，故稱此部分神經為副交感神經系統。交感神經和副交感神經的作用，在某些方面是相互對抗的，正常時又保持着相對平衡。

機體的運動分為軀體運動和臟器運動，軀體運動可隨意識發動，又能隨意停止，而臟器運動，則大多數受交感神經與副交感神經的雙重支配，腦和脊髓的作用只是加強或減弱它的作用。大腦皮質控制軀體運動與內臟運動的區域，並沒有明確的分界。實驗發現，刺激中央溝前面的運動區和運動前區，不僅能引起軀體運動，而且能引起或抑制內臟的活動。大腦皮質下行的傳導徑路，分為錐體系和錐體外系。正常的軀體運動受錐體系及錐體外系的共同作用。大腦皮質對內臟活動的控制，主要是由錐體外系和丘腦下部，通過作用於交感神經的低級中樞而發揮作用。

由於交感神經系統的節前神經元，位於脊髓的胸腰段，副交感神經系統的節前神經元位於脊髓的骶段，故可以認為脊髓是交感神經系統和副交感神經系統（骶部）的低級中樞。頭部副交感系統的節前神經元分佈於延髓、橋腦及中腦，這些部分也可以認為是副交感系統腦部的低級中樞。

一般公認，中腦以下的腦幹特別是延髓，是交感系統與副交感系統的主要反射中樞。它們的興奮過程處於不平衡狀態，交感中樞的興奮升高，副交感中樞興奮即被抑制；反之，副交感中樞的興奮加強，交感中樞的興奮即行減弱。這兩個系統中樞興奮過程的相互轉變，

一則取決於直接到達中樞的內臟感覺衝動，另則取決於高級中樞的興奮或抑制作用。交感系統與副交感系統，對所支配器官的作用是對立統一的，二者多須同時存在，方能全面調節內臟的活動。它們通過釋放特殊的化學遞質，使器官發生興奮或抑制，從而調節內臟的活動。腎上腺素的分泌只受交感系統的控制，因此當情緒激動時，既能引起交感神經系統興奮，也能引起腎上腺素分泌。

二、植物神經系統的臨床意義

根據交感神經及副交感神經系統的功能，可以得出這樣的結論：除了汗腺、豎毛肌、腎上腺、子宮以及部分血管外，其他人體組織及器官一般都同時受交感神經系統和副交感神經系統的雙重支配。

由交感系統或由副交感系統傳到各器官產生的最終效應，取決於反應器官的功能狀態。刺激交感神經纖維的效應，常和刺激副交感神經纖維的效應相互拮抗，但這種拮抗並非絕對。例如胃的幽門，根據其原來的收縮狀態或鬆弛狀態，刺激副交感神經可引起它的鬆弛或收縮。這兩種系統所表現的對立性，對於生理的維持具有重要意義。例如心臟，在所有神經纖維都切除後，它仍可照常活動。內臟器官的平滑肌、心肌和腺體組織，都具有自動收縮或分泌的特性，為配合整個身體活動的需要，它們本身的活動都必須有神經系統的調節。整個身體的活動或加強或減弱，不外乎沿着兩個方向發展——興奮或抑制，它們對

所支配的器官不但毫無衝突，而且相互依存，互相協調，若兩者缺一，則器官的活動就不能很好地配合整體的需要，不是過強過弱，就是需加強時不能加強，需減弱時無法減弱。因而僅靠其中一個單獨的調節，對於整個機體的生存顯然是不夠的。

據研究，中樞神經系統對各種器官都發生營養性影響，主要通過植物神經來實現。植物神經對器官、系統有三種影響：（1）引起或停止器官的活動；（2）對血管的影響，調節器官的新陳代謝及其功能狀態；（3）營養性影響，通過加強類似的營養神經，對各臟器發揮作用。我們在動物實驗中也發現，人工將實驗動物的頸胸椎錯位後，引起了心臟功能的改變（動物實驗時，只作脊椎人工錯位，並未損及心臟），16 週內分批為實驗動物作復位後，心臟功能又能恢復正常的現象也支持上述觀點。

植物神經系統的營養性功能，就是對組織代謝的作用。活動着的器官對內、外環境的適應性，是靠營養作用來體現的。神經的興奮性加強，其營養物質大量輸入組織，並為更好地利用它創造條件，故稱營養神經為 “代謝神經”。植物神經系統，不僅支配植物性生命器官，同樣也影響骨骼肌。刺激交感神經纖維，可提高已疲乏肌肉的工作能力，這種刺激雖不能導致肌肉收縮，但可改變肌肉的組織狀態，提高肌肉對運動神經傳來衝動的感受性。推論這是因為交感神經纖維興奮，使到組織的新陳代謝發生變化。應當指出，除交感神經所傳導的衝動有營養作用之外，沿副交感神經和運動神經傳導的衝動，也可能有營養作用。臨床上的頸椎病或腰腿痛伴有肌肉萎縮的患者，均與其相應的交感神經的椎旁節，或椎間孔內的節前纖維（脊膜返回支）受損有關。筆者在動物實驗中觀察到，胸椎錯位 2 ～ 16 週，椎間孔內神經根（交感神經節前纖維）的神經細胞有明顯的病理變化。

（段俊峰）

三、脊椎病損害植物神經的常見病變部位

1. 椎間孔：因椎關節錯位致椎間孔變形變窄，損及交感神經節前纖維，或傷及脊膜返回支；
2. 橫突：因椎關節錯位致橫突移位，向後牽拉或向前擠壓椎旁交感節或植物神經纖維；
3. 椎體：因椎體的滑脫式或傾仰式錯位，刺激椎前神經節；
4. 椎動脈：因頸椎病致椎動脈受扭屈、牽張引發基底動脈缺血而損害植物神經中樞；
5. 臟器局部：因脊椎病引發頸前、胸腹部肌痙攣、緊張，直接壓迫、刺激臟器或阻礙血循環，干擾臟器正常功能，如 4 ～ 6 頸椎錯位致高血壓發作。

（龍層花）

第三章

病因、病理

第一節　病因

　　脊椎綜合徵的病因較為複雜，常見的原因又可分為基礎病因及發病誘因，現分述如下：

一、基礎病因

(一) 椎間盤退行性變導致的脊柱失穩：當某個椎間盤發生退行性改變後，其椎間隙逐漸變窄，使椎周軟組織相對鬆弛，在一定誘因作用下，發生椎體滑脫或椎間關節錯位，從而對神經根、椎間血管、交感神經和／或脊髓造成壓迫、刺激而致病。

(二) 頸肩腰背部軟組織慢性勞損導致的脊柱失穩：脊柱是人體負重和運動的軸心，連接脊椎的軟組織——包括韌帶、關節囊、筋膜、椎間盤及肌肉的慢性勞損後造成局部組織鬆弛或硬變（纖維化、鈣化），使椎間關節運動範圍失控而在一定誘因作用下，發生椎間關節錯位、關節滑膜嵌頓而致病。

　　引起椎周軟組織慢性勞損的常見原因有：

1. 長期低頭工作或長期在某一特定姿勢下作重體力勞動，如坑道作業，而又不重視定時適當的作肌力平衡運動鍛煉者；

2. 姿勢不良，如歪頭寫字、姿勢性駝背、睡高枕等；

3. 劇烈運動前沒有作適當的預備運動，如單雙槓、球類比賽等；

4. 反覆輕度扭挫傷：如舉、抬、挑、搬重物時，或手持重物向外拋擲時，用力不當或用力過於持久；

5. 自幼缺乏體力勞動鍛煉或因疾病所致的體質瘦弱，氣血虧虛的人，突然作過重的挑、抬、鋤、擲等勞動。或持久作過伸、過屈頭頸、腰背的工作。

6. 頭頸、腰背部受撞擊，或軟組織急性扭挫傷後，以致氣滯血瘀，組織撕裂後水腫、血腫，如未徹底治療，可發展為纖維性變，以致肌肉、韌帶、關節囊等發生黏連，出現傷側（椎旁）軟組織痙攣狀態。

(三) 椎間盤突出：多有急性外傷史。腰段脊椎負重大，較好發。頸椎因有勾突的保護作用，胸椎椎間盤較小且有胸廓的限制運動，故較少發生。

（四）脊椎骨質增生突入椎間孔、椎管或橫突孔，直接壓迫神經根、椎動靜脈、交感神經或脊髓而致病。

（五）韌帶增生肥厚或鈣化：肥厚、鈣化的組織直接侵入對其鄰近的脊髓、神經根、椎動靜脈及交感神經造成壓迫而致病。

（六）先天性畸形：先天性椎體融合、頸肋及椎管狹窄等。由於融合和頸肋局部活動度減少，增加其上或下部椎間負擔而易發生勞損，故脊椎病好發於畸形椎體的上或下一椎間部位。先天性椎管狹窄者，其椎管、椎間孔及橫突孔等骨性孔道比正常人狹小，故代償功能較差，對原可不致病的輕度脊椎錯位、骨質增生或韌帶肥厚鈣化之患者，則可發病，患病後症狀往往比一般病人重。

（七）頸部及咽喉部炎症感染：炎症使關節囊及其周圍韌帶充血鬆弛，也可發生骨質脫鈣，使頸椎的穩定性受到損害，在一定誘因條件下，即發生錯位。

上述病因中以椎間盤退變，椎周軟組織相對鬆弛及椎周軟組織勞損造成脊椎失穩後而發生脊椎錯位最常見，我們診治本病 1,710 例中佔 79.05%。

二、發病誘因

（一）輕微扭挫傷：對正常人不會造成損害，然而對脊椎失穩者，即可使其發生椎間關節錯位，或使骨質增生處對椎間軟組織損傷而引起無菌性炎症過程而發病。

（二）過度疲勞：正常人因工作或生活過度疲勞，只要休息一段時間，即能恢復。對脊椎退變或失穩者，難以堅持正常工作，稍為過勞即可發病。

（三）睡眠姿勢不良：睡眠姿勢不良是生活中導致脊柱慢性勞損的原因之一。對於脊椎退變或失穩者，睡姿不良極易在熟睡中引起錯位而發病。例如偏睡一側、俯臥、扭腰、枕過高枕或過低枕等均屬不良睡姿，常見的落枕引起頸椎病發作。

（四）工作及生活中不良姿勢：例如辦公或上課時長期坐的桌椅高度不適宜，單肩槓揹重物，駝背，激烈運動前不作預備運動，某些特殊體位的重力勞動等。

（五）感受寒冷：當脊椎退變及失穩後，由於局部受涼後肌肉收縮不協調，易誘發致病。

（六）其他疾病：例如脊椎病者患感冒後常可導致脊椎病的發作。

（七）內分泌失調：由於內分泌失調病人常併發植物神經功能紊亂，可使全脊椎失穩加劇。常見更年期婦女易患脊椎綜合徵。婦女經前期肌緊張性頭痛常為 $C_{2、3}$ 椎小關節錯位引起。

第二節　病理

　　脊椎綜合徵的病理改變與病因有密切關係，與脊椎退化性改變有關，與外傷勞損有關，也與先天性畸形有關。現分述於下：

一、椎間盤變性及突出

　　構成椎間盤的軟骨板、纖維環及髓核由 20 ～ 30 歲開始發生變性，若受急性創傷或慢性勞損，則可加速變性。其變性的結果：

（一）軟骨板：逐漸變薄，甚至被髓核逐漸侵蝕造成缺損，使軟骨板失去由椎體向椎間盤內滲透組織營養液的半滲透膜的作用，更加促進纖維環及髓核的變性。

（二）髓核：含水量逐漸減少，其中纖維網和黏液樣組織基質，漸漸被纖維組織及軟骨細胞所代替，而成為彈性下降的纖維軟骨實體。因此，椎間盤的高度降低，椎間隙狹窄，如發生椎間盤突出則椎間隙更加明顯狹窄。

（三）纖維環：纖維環變性比軟骨板與髓核為早，常人 20 歲以後即停止發育，開始變性。纖維交錯的纖維環雖然較壯實，但因持久運動互相摩擦後，導致纖維變粗，透明性病變，從而使纖維彈性減弱，在一定誘因條件下（急性外傷或慢性勞損）纖維環發生破裂，髓核即可向破裂處突出。因後縱韌帶在後外側較薄弱，故椎間盤突出以向後外側突出者居

多。突出的椎間盤初期為較軟的纖維組織，以後可逐漸鈣化及骨化。

　　椎間盤突出後可對神經根、椎動脈、交感神經，甚至對脊髓造成壓迫或刺激症狀。

二、關節突關節的改變及脊椎錯位

　　由於椎間盤的退變椎間隙變窄，關節突的關節囊及其周圍韌帶均鬆弛，椎間孔的縱徑勢必縮短，如遭受外傷或椎周軟組織勞損，即可發生脊椎錯位（Displacement），椎間孔橫徑（前後徑）及椎管的矢狀徑均縮短。根據我們作屍體解剖所見，椎間孔橫徑縮小三分之一時，神經根即受到刺激，如縮小到二分之一時，神經根則受到壓迫（圖 22）。椎管矢狀徑變小如已有椎管狹窄或椎體後緣有骨質增生的骨崤時，則可對脊髓產生壓迫。

　　關於椎管矢狀徑及椎間孔大小與發病關係，據張之虎氏報告，正常人頸髓的解剖學前後徑，中國人為 6.5 ～ 9 毫米，造影檢查時因被放大，為 9 ～ 9.9 毫米，而頸椎管的前後徑在 C3 ～ 7 平均為 16 毫米。1956 年 Wolf、1957 年 Payne 與 Spillane 等均有測量報告，但均為歐洲人。1974 年日本 Ikuo、Murone 測量 51 例比歐洲人報告的數字要小 2.25 毫米。我們於 1978 年測量 100 例正常人情況見表 1 及表 2。

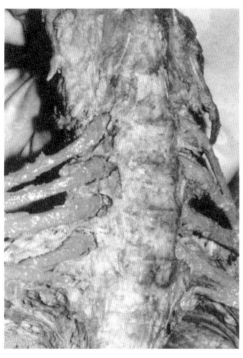 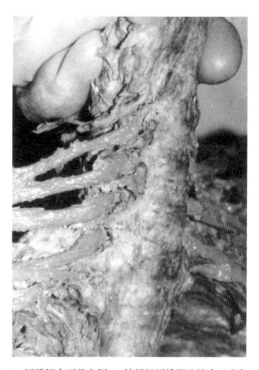

A 屍體標本可見左側 C7 神經根因椎間孔縮小三分之　　B 屍體標本可見左側 C7 神經根因椎間孔縮小二分之
一後而受刺激（輕度受壓）　　　　　　　　　　　　一後而受重度擠壓

圖 22　椎間孔的變化與神經根的關係

表 1　椎管矢狀徑測量

頸　椎		C_1	C_2	C_3	C_4	C_5	C_6	C_7
椎管矢狀徑 （mm）	最大 最小 平均	26 15 20	24 14.5 18.6	20 11.5 15.4	20 11.5 15.3	20 11.5 15.3	20 11.5 15.9	20 10.5 15.6

表 2　椎間孔的縱徑和橫徑

頸椎間孔	$C_{2\sim3}$	$C_{3\sim4}$	$C_{4\sim5}$	$C_{5\sim6}$	$C_{6\sim7}$
椎間孔縱徑 mm	12.9 ～ 13	11.4 ～ 11.6	10.7 ～ 10.9	10.3 ～ 10.4	9.6 ～ 9.7
椎間孔橫徑 mm	8.4 ～ 8.8	6.9 ～ 7.3	7.1 ～ 7.2	7.3 ～ 7.6	7.2 ～ 7.5

測量病人 100 例頸椎病頸椎椎管矢狀徑平均 13.5 毫米，均小於正常人 15.3 毫米，尤以脊髓型病例或有先天性脊椎管狹窄者，病情較重，也較易復發。

關於頸椎椎間孔的大小，我們從 100 例正常人 X 線斜位片上測量：椎間孔縱徑最大 12.9 毫米，最小 9.6 毫米；橫徑最大 8.8 毫米，最小 7.1 毫米。而患頸椎病者椎間孔橫徑均小於 6 毫米。

三、椎周軟組織改變

(一) 黃韌帶肥厚：黃韌帶可能由於長期被過度牽扯（低頭工作、睡高枕、長期彎腰工作等），或因脊椎失穩活動度加大，使黃韌帶負擔增大，久之則增生肥厚，甚至鈣化、骨化，從而壓迫神經根出現症狀；也可能在脊椎後伸時，肥厚的黃韌帶發生縐折突入椎管內而壓迫脊髓。

(二) 前、後縱韌帶改變：前後縱韌帶可能遭受急性外傷，也可能由於脊椎失穩長期過度活動而受損傷。發生出血、水腫、機化而鈣化、骨化，對脊髓或神經根產生壓迫。

(三) 項韌帶鈣化：在頸椎失穩後，項韌帶（頸椎部的棘上韌帶）過度活動而肥厚，繼而鈣化、骨化。項韌帶鈣化的部位多見於 C3～6 之間的夾肌、半棘肌與小菱形肌附麗點處，可見頭頸及上肢運動易損傷此段項韌帶，韌帶鈣化的部位與頸椎病發病的部位相一致。

(四) 椎旁有關肌肉改變：椎旁肌肉可遭受急性扭挫傷或慢性勞損，多見於肌腱與骨附麗處發生撕脫性損傷，或肌纖維局限性斷裂，慢性勞損的局部組織呈纖維性變，或機化黏連，造成脊椎兩側肌力失衡。若脊椎已處於失穩狀態，則極易發生錯位而出現相應神經支配的肌肉痙攣。

四、骨質增生（骨刺、骨唇、骨嵴）

脊椎失穩後，活動度增大，在關節突關節、鈎椎關節或／和椎體邊緣的韌帶、骨膜遭受牽扯、損傷，發生出血、機化而後骨化成為骨質增生。骨質增生的好發部位在頸、腰椎，這與活動度較大有關，胸椎則較少。骨質增生隨年齡的增長而增多，但不一定致病，只有骨刺突入椎管、椎間孔或橫突孔時才可壓迫脊髓、神經根或椎動脈而出現症狀。我們隨機抽樣 100 例頸椎病人進行神經定位診斷及 X 線照片對照，發現有骨質增生者 69 例，而骨刺突入椎管、椎間孔造成症狀者只 6 例。

五、神經根改變

神經根可受突出的椎間盤、變窄的椎間孔或骨刺壓迫。椎間盤向後外側突出雖未侵入椎間孔，但仍可壓迫脊膜囊內的神經根。如單獨壓迫後根則出現麻木感而無運動障礙，反之，如壓迫前根，則有運動障礙而無麻木感。當然如在前後根匯合處受壓，則患者既有運動障礙又有感覺障礙。神經根受壓後根袖可發生纖維化增生肥厚，神經纖維輕則有神經炎症改變，重則發生瓦勒氏變性（Wallerian Degeneration）。

六、椎動脈改變

椎動脈可因頸椎錯位或鈎突關節增生的骨刺壓迫，而出現受擠壓或扭曲，這可從椎動脈造影中得到證實。椎動脈受壓後可產生血循障礙，一側椎動脈受壓尚不致出現腦動脈缺血症狀；若一側已有病變，而作向健側轉頭使健側椎動脈也受壓迫後，則可出現症狀。枕環關節及環樞關節錯位，常加大椎動脈第三段的扭屈，極易引起雙側椎動脈供血不全而發生眩暈或暈厥。

七、脊髓改變

脊髓受到骨性直接壓迫或因脊髓前動脈受壓而致血運障礙，在早期為功能障礙性改變還可逆轉，如受壓時日較久，未能獲得治療，則可發生脊髓變性、軟化，甚至空洞形成，成為難以恢復的損害。

1972 年 Hukuda 及 Wilson 用狗作實驗，阻斷椎動脈、根動脈和脊髓前動脈後，未出現神經症狀，如再加上在頸 5 旋入一枚螺絲釘起到機械壓迫後，則出現症狀。因此，他們的結論是脊髓供血不足和局部機械壓迫兩者起相加作用。1975 年 Doppman 及 Girton 用猴作實驗，在硬脊膜前方置入氣囊充氣作壓迫。1977 年 Hoff 用狗作實驗性頸髓受壓後，用微血管造影等檢查，均證實脊髓病變是受壓與缺血所致。

八、交感神經改變

交感神經的低級中樞在脊髓側角，交感神經的節前纖維是有髓鞘纖維隨同本節脊神經前根通過椎間孔，而達內臟神經節。其節後纖維循三個途徑分佈：隨脊神經分佈；纏在血管上隨血管走行分佈；直接分佈到內臟。交感神經的功能是與副交感神經相拮抗，互相調節、平衡以維持器官的正常功能（見表 3 及表 4）。

如因脊椎錯位、椎間盤突出，韌帶鈣化或骨刺等造成壓迫或牽扯而損害交感神經時，可引起植物神經功能紊亂，則出現很多器官、內臟症狀。如頸椎病可以引起頭、眼、耳、鼻、喉部症狀，因椎動脈供應腦幹和枕葉視中樞的血循環。頸上交感神經節發出的節後纖維分佈於眼部及頸動脈叢，調節眼循環和瞳孔擴大肌、眼瞼肌。頸上交感神經節是位於 $C_{1\sim3}$ 橫突前方，當上位頸椎錯位後，橫突亦隨之偏移，即可牽扯、刺激頸上交感神經節時，即可引起眼部或其他五官器官出現症狀。三叉神經脊髓束在頸髓中亦可因枕環關節錯位而受到刺激，引起眼周神經痛或前額痛。頸動脈叢的損害可導致眼循環障礙而造成視網膜病損。

頸交感神經節有心支而支配心臟，頸交感神經節又來源於第 1、2 胸交感神經節的白交通支。根據我們觀察功能性心律紊亂者，由於上位頸椎錯位時可出現竇性心動過速、心悸；$C_{4\sim6}$ 錯位時常可出現心動過緩；心房纖顫者多為 $C_7\sim T_2$ 有錯位；室性、房性早搏及房室傳導

表3 交感神經

器官名稱	節前纖維的起源	節後纖維的起源	節後纖維的路徑	機　能
眼球	脊髓的 $T_{1 \cdot 2}$ 節側角	頸上神經節	頸內動脈叢	開大瞳孔
淚腺	脊髓的上胸節側角	同上	同上	減少
頜下腺 舌下腺	脊髓的 $T_{1 \cdot 2}$ 節側角	頸上神經節	面動脈交感叢	分泌黏稠唾液
腮腺	脊髓的 $T_{1 \cdot 2}$ 節側角	同上	頸外動脈和腦膜中動脈叢	同上
心臟	脊髓的 $T_{1 \sim 5}$ 節側角	頸上、中、下神經節上胸部神經節	心上、中、下神經心叢	心跳加快、冠狀動脈擴張
肺和支氣管	脊髓的 $T_{2 \sim 6}$ 節側角	星狀神經節及上胸部神經節	肺叢	擴大支氣管
肝、胰、膽	脊髓的 $T_{4 \sim 10}$ 節側角	腹腔神經節	腹腔叢	抑制腺體分泌
胃腸道（乙狀結腸以上）	脊髓的 $T_{6 \sim 12}$，L_1 節側角	腹腔和腸繫膜上神經節	同上	蠕動減弱
乙狀結腸直腸	脊髓的 $L_{1 \cdot 2}$ 節側角	腸繫膜下神經節	盆叢	抑制蠕動、直腸括約肌收縮
膀胱	脊髓的 $L_{1 \cdot 2}$ 節側角	腸繫膜下神經節		膀胱鬆弛、內括約肌收縮、儲尿
皮膚的血管汗腺、立毛肌	脊髓胸腰部側角	交感神經節	灰交通支頸內外動脈叢、脊神經叢	血管收縮、立毛、汗腺分泌

阻滯者，常見於 $T_{3 \sim 5}$ 錯位。有人報告刺激 C_7 神經根，受試者感到胸部與腋下疼痛，$C_{7 \cdot 8}$ 神經根受刺激時，可引起胸大肌痙攣。從生理解剖方面是右側交感神經纖維大部分終於竇房結，而左側纖維大部終於房室結和房室束。交感神經節前纖維受壓，功能低下後，副交感神經則相對興奮，冠狀動脈發生痙攣性收縮，則可出現心絞痛發作。如果脊椎發生旋轉式錯位，這種骨性刺激偏於某側，將會導致心臟異搏點出現而發生心律失常。

關於有胸悶、胸痛及心律失常同時存在的問題，是由於椎間關節錯位，椎間孔變窄刺激神經根所致。從脊髓發出的肋間神經只有一級神經元，骨關節一旦復位，神經根刺激去除後，肋間肌痙攣即可解除，胸悶、胸痛即可消失。心律失常有時恢復較慢，是因為交感神經節前纖維在通過椎間孔時受到刺激或壓迫而致損害，其節前纖維屬 B 類有髓鞘纖維，其纖維細傳導速度慢，潛伏期長，損害嚴重時可引起脫髓鞘改變，同時交感神經從脊髓側角至心臟為二級神

表4　副交感神經

器官名稱	節前纖維的起源	節後纖維的起源	節後纖維的路徑	機　能
眼球	動眼神經植物性核	睫狀神經節	睫狀短神經	縮小瞳孔
淚腺	腦橋上涎核	蝶腭神經節	顴神經淚腺神經	加強分泌
頜舌下腺	同上	下頜下神經節	舌神經	分泌稀薄唾液
腮腺	廷髓下涎核	耳神經節	耳顳神經	分泌稀薄唾液
心臟		心壁內神經節		心跳減慢
肺、支氣管	迷走神經植物性核	肺壁內神經節		縮小支氣管
肝、胰、膽囊	植物性核	器官壁內神經節		加強分泌
胃暢道（乙狀結腸以上）	迷走神經植物性核	器官壁內神經節		加強蠕動
乙狀結腸到直腸	脊髓第 2～4 骶節	器官壁內神經節		加強蠕動、抑制直腸括約肌收縮
膀胱	同上	器官旁神經		膀胱壁肌收縮、內括約肌鬆弛、排尿

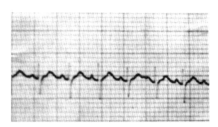

A　術前心電圖正常

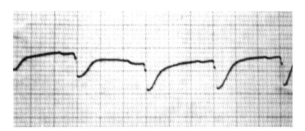

C　脊椎錯位後出現心室撲動（嚴重冠狀動脈供血不足）

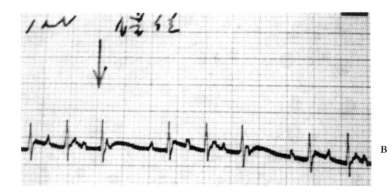

B　脊椎錯位後出現 II°I 型（文氏現象）房室傳導阻滯（ST 段抬高）

圖 23　脊椎錯位引起心律紊亂的動物實驗

經元,介質分泌的恢復亦需較長的時間。因此,交感神經功能恢復要比周圍神經慢一些。

我們曾用正常家兔作實驗,將家兔全麻後,在術前先錄取正常心電圖像,然後手術暴露 C_6 ～ T_5 棘突,剝離兩旁附着在椎板上的肌肉,然後切斷 C_6 ～ T_5 各棘間韌帶,人工造成上述脊椎錯位,此時立即出現心律紊亂,當即錄下心電圖像(圖23)為室顫、II°房室傳導阻滯。然後使錯位的脊椎復位,心律紊亂現象亦隨之消失。

腰骶叢神經根如受到刺激或壓迫亦出現該神經分佈區的運動、感覺障礙;如引起植物神經功能紊亂,則可出現胃腸道功能紊亂、排尿障礙等改變。內臟本身的病變(如異常運動、通過障礙、循環障礙或炎症)亦可通過同一脊髓節段出入的神經傳導到體表部出現腰腿痛,例如慢性前列腺炎可出現下腰痛,卵巢、子宮、輸卵管疾病亦可引起腰痛,腎臟病變有腰痛,有些消化系疾病也可牽涉到上腰段或背部疼痛,如十二指腸潰瘍、胰腺的炎症或腫瘤等。故在進行診斷工作中應注意鑑別診斷,方可有的放矢地進行治療。

(魏征)

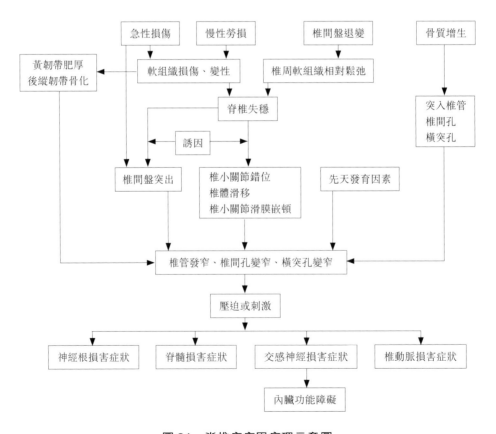

圖24　脊椎病病因病理示意圖

第三節 脊椎病病因、發病機理 新認識

眾所周知，"頸椎病的臨床症狀與X線片顯示往往不一致"，這是近百年來國內外專家學者們的共識。也即是說，臨床上許多脊椎病人的椎間盤變性和骨質增生的輕重，與臨床症狀不成正比。1969 年，我們在研究這一難點時，總結兩例重症頸椎病者的漏診教訓中，開始發現椎小關節錯位在 X 線照片中雖已顯示，但被誤認為屬攝片時的體位不正所致，而使頸椎病診斷被排除。

脊椎病（頸、胸、腰、骶）的臨床診斷標準目前仍以症狀、體徵及 X 線照片、CT、MRI 為主，排除結核、腫瘤、嗜伊紅細胞肉芽腫，外傷者排除骨折和脫位。研究結果證明，目前脊椎病的臨床診斷，和 X 線照片診斷標準，是以有椎間盤變性（椎間隙變窄、椎間盤膨出、突出）、骨質增生、韌帶鈣化作為脊椎病的診斷依據。脫位、半脫位有明確的診斷標準，而椎小關節錯位比半脫位輕，放射診斷，目前尚無公認的統一標準，這是漏診的關鍵原因。

隨着脊椎病因相關疾病診治課題的深入研究，尤以經過 100 例（分五個年齡組）正常人的頸椎 X 線照片的測量取證，再與 100 例病者頸椎 X 線照片對比分析；特別是通過解剖學實驗和動物實驗的驗證，使我們認識到椎小關節錯位是脊椎病發病的主要原因。脊椎病除外傷直接致病者外，大多數由慢性勞損、老年性退行性變、內分泌紊亂、體質虛弱等基礎病因，導致椎間失穩，在一定誘因下，引發椎間關節錯位而發病。

老年性脊椎退變使椎間隙逐漸變窄，椎間孔縱徑變短，由橢圓形變為圓形，椎管內外韌帶相對鬆弛或成縐折狀，如椎間關節功能良好（未發生錯位），椎管、椎間孔和血管通道仍能代償而不會受損害，不致傷害脊髓、神經根、交感神經及椎間動、靜脈，這是許多老年人健康狀態良好，而未患脊椎病的原因。反之，無論是何原因造成椎間關節錯位，不論錯位類型，使椎管、椎間孔的橫徑、矢狀徑變形、變窄，達到一定程度至失代償時（各人的代償範圍與先天性脊柱中的神經、血管通道寬窄相關），即會發病。

人們因外傷（嬰兒因產傷）發生的椎關節錯位，早期尚無退行性變，臨床症狀重而 X 線片難有退變性的表現，這就是"不一致"而被漏診的主要原因。相反，不少臨床上經手法治癒的椎間盤突出症和脊椎骨質增生的患者。複查 X 線照片、CT、MRI，治療前、後對比結果，其突出物形態變化不大，或依然如故，證明臨床療效是手法將錯位關節復位，使椎管和椎間孔容積恢復到代償範圍，解除了骨性壓迫而收到臨床治癒的療效。我研究所收治一名頸椎病者，女，51 歲，誤診為神經官能症 31 年（20 歲發病），無法正常學習和工作，被迫提前因病退休，以往曾多次攝頸椎 X 線照片，排除頸椎病（無退行性變），直到 50 歲後，頸椎退變在 X 線片顯示有了骨質增生、椎間盤變性後才確診頸椎病，前來診治後，很快獲得治癒。近年國內、外專家們已重視脊柱失穩的研究，取得許

多研究成果，中國周秉文教授專題總結出"脊椎失穩症"，提出五種失穩病因：① 外傷性；② 退變性；③ 醫源性；④ 病理性；⑤ 先天性。（引自《實用脊柱病學》）；張長江教授在研究頸性視力障礙中，將恆猴頸椎人工移位與人工切除頸上交感神經節，作對比觀察，證明頸椎移位、復位後腦血流動力學改變與交感神經密切相關。不少學者在研究中國醫學手法過程中亦已充分證明，臨床上大多數脊椎病應用手法治療能獲得良好療效。

第四節　椎間關節錯位的病理新認識

一、"椎間關節錯位"在脊椎病發病中所起的作用

頸椎的椎間關節錯位，是青少年頸椎病的發病主因，是中老年人病情反覆發作的最常見病因之一。在防治頸椎病工作中，如能認識和建立椎關節錯位的診斷標準，按其錯位類型進行正骨推拿復位，即能事半功倍地提高頸椎病的臨床療效。

"頸椎病的臨床表現，與 X 線照片的顯示往往不一致"？我們於上世紀七十年代，由此"疑問"切入進行研究，結果證明以往在頸椎病診斷中，忽略了"椎間關節錯位"這個關鍵性的病理過程。有此問題的例子很多，例如骨科臨床疑似的頸椎病人，經 X 線照片後，因未見退變而被排除了頸椎病，因此造成誤診誤治。

（1981 年統計 1,710 例頸椎病人，確診頸椎病前被誤診誤治者 821 例，佔本組病例 48%，詳述於本書頁 184。）

（龍層花）

二、何謂椎關節錯位？

椎間關節錯位是指脊椎間關節（包括椎間盤、關節突關節、鈎椎關節、環樞關節和環枕關節、肋小頭關節、肋橫突關節、骶髂關節）發生小於半脫位的位移，且已刺激或壓迫周圍組織，引發一系列臨床表現時，稱為椎關節錯位。

三、椎關節錯位的病理變化

1. 因錯位導致椎管、椎間孔的變形狹窄（主要是椎管的矢狀徑和椎間孔的橫徑），直接損害到脊髓、神經根、交感神經和椎間的血管（動脈、靜脈、淋巴管）而致病。臨床應用正骨推拿手法復位能收到滿意的效果。對臨床治癒的病人，作脊椎 X 線照片、CT、MRI 復查，可見椎體和關節的排列、椎管矢狀徑、椎間孔等的異常徵象已恢復到代償或正常範圍，而 90% 以上患者的椎間盤膨出、突出、韌帶鈣化和骨質增生等徵象，與發病期相比基本無明顯改變，這就證明恢復椎管、椎間孔、橫突孔的正常位置和代償空間，是取得臨床療效的主要因素，椎關節錯位是脊椎病的主要致病因素。

2. 因關節錯位致棘突、橫突、關節突的位移，引起鄰近組織受其擠壓或牽張／刺激而致病，例如 $C_{1\sim3}$ 錯位時，

偏歪的橫突如果刺激到頸上交感節，就會引起失眠、偏頭痛、室上性心動過速、短暫性腦缺血發作；C3～5鈎椎關節錯位，既可引發斜角肌痙攣，導致臂叢神經受壓，也可刺激頸動脈竇和頸中交感節而導致血壓波動等交感型頸椎病。

(龍層花　王廷臣)

四、椎關節錯位與關節功能紊亂的鑒別

　　"椎關節錯位"（displacement），比脫位（dislocation）、半脫位輕，目前被稱為滑椎或關節功能紊亂。我們在研究中發現："脊椎關節功能紊亂"，在臨床上的症狀，是可以在患者改變體位而使症狀消失的（如睡一覺能痊癒），換言之，關節雖有對位不正（超常滑移），但可以在改變體位時自我復正，使症狀立即消除，此屬"關節功能紊亂"。而"脊椎關節錯位"的患者，改變體位只能使症狀減輕一點或毫無改善，換言之，其病理變化與半脫位類似，已不能自動復位。由此可見，椎關節錯位比關節功能紊亂重，又比半脫位輕，未達到放射診斷學中脊椎關節半脫位的標準。故應將"椎關節功能紊亂"中，鑒別出"椎關節錯位"，建立放射診斷學的"椎關節錯位"診斷標準，是解決目前臨床誤診的關鍵。

五、椎關節錯位與椎間盤突出症的併發與鑒別

　　創傷引發的椎間盤突出，及時作正骨牽引，有還納治癒的條件。當突出的髓核已硬變，形成髓核疤痕或纖維環疤痕後，正骨手法、牽引都難以還納，故主張手術治療。

　　上世紀尚無 CT、MRI 前，由於脊髓造影的條件所限，認為頸椎有鈎突的保護，極少發生椎間盤突出症。近二十年來，醫學診斷技術的進步，已使臨床醫師們認識到，頸椎的椎間盤突出並不比腰椎的少。頸椎椎間盤突出症多由創傷引起，臨床上易發展成脊髓型頸椎病，為恐發生高位截癱，多主張及早行手術治療，然患者又因諸多考慮而不願手術。椎間盤突出症，無論發生在頸椎、胸椎或腰椎間，非手術療法很多，各種療法都有一定療效，尤以推拿、牽引為主的綜合療法療效較好，但仍有不少疑難病例，療效不好或反而加重。我們研究發現，這些疑難病例中，除個別確因椎間盤損傷脫出直接壓迫脊髓、神經根者外，大多數是因併發椎關節錯位，錯位加重椎管矢狀徑狹窄，或神經根管橫徑的變形變窄。只要認識和確診併發關節錯位，正確應用正骨推拿法中的牽引下正骨療法，能準確地治好錯位，恢復代償空間，即能取得臨床治癒的理想療效，這是脊髓型頸椎病免除手術的有效療法。因此，脊髓型頸椎病能否免除手術，取決於錯位的診斷。

(龍層花)

47

第四章

診斷與
輔助診斷

　　脊椎綜合徵的診斷，隨着對發病機制深入探討而有所提高。脊椎的失穩成為脊椎綜合徵病情容易反覆發作、損害漸次加重的特徵。全身的神經沿椎管上行下達地傳導。交感神經低級中樞在胸段脊髓側角，發出的節前纖維經椎間孔達各交感神經節，交換神經元後分佈於各內臟和器官。顱腦的血氧供應由椎動脈和頸內動脈輸送。由此可見，脊椎綜合徵是多組十分複雜的臨床症候羣。目前國內外對一些疾病已有明確的診斷標準，但尚缺乏以脊椎病因學觀點來認識，使不少疾病處於診斷成立後，治療方法不滿意的狀態。對於各種疾病的診斷標準，將在下篇詳述，本章將脊椎綜合徵的共有診斷要點和輔助診斷分述如下各節。

第一節　脊椎綜合徵的診斷要點及三步定位診斷法

一、診斷要點

（一）具有臨床症狀中的一項或多項表現者；
（二）發病脊椎節段（頸、胸、腰、骶）的活動範圍有一定障礙者；
（三）脊椎觸診檢查，有椎關節錯位體徵者；
（四）與發病脊椎有關的韌帶、肌肉附着點，觸及硬結、剝離、摩擦音等病理陽性反應物者；
（五）X線照片診斷，符合脊椎綜合徵診斷者；
（六）各項輔助診斷，有一項以上支持脊椎綜合徵診斷者；
（七）各專科會診，排除骨折、脫位、腫瘤、結核、嗜伊紅細胞肉芽腫及各專科器質性疾病者。
（八）化驗室檢查正常範圍者。

二、三步定位診斷

1. 第一步：神經定位診斷。詢問病情時，根據其疼痛、麻木的部位（無麻痛症狀者，根據主要症狀的器官部位），按神經定位診斷分析脊神經根損害部位，初步定出發病的脊椎或關節。

2. 第二步：觸診、檢診定位診斷。根據術者進行脊椎檢診結果，包括發現其橫、棘突及關節突偏歪、椎旁壓痛、病理陽性反應物（硬結、摩擦音、彈響音、肌萎縮或代償性肥大等）的部位，或各項試驗、神經系檢查結果結合第一步定位診斷，進行第二次定位診斷，進一步確定發病的脊椎、關節及分型。

3. 第三步：X 線頸椎照片定位診斷。

　　（1）仔細觀察側位片各椎間關係的變化：脊軸變異情況，椎體後緣聯線變異情況，環椎錯位時會出現的仰位、傾位、仰旋、傾旋和側旋等改變，各椎間關節形態或位移等，都屬椎間關節錯位表現。各椎間盤變性、椎體關節骨質增生、各韌帶鈣化的部位、程度等，與第一、二步定位診斷結合分析，作出最後定位診斷結論。詳見本章第三節。

　　（2）排除骨折、脫位、結核、腫瘤、嗜伊紅細胞肉芽腫、化膿性炎症等病症。

三、診斷方法的新認識

1. 三步定位診斷法的提出，是為了避免定位誤差。目前的診斷技術，多依賴現代科技儀器的檢查，如 CT、MRI、彩色 B 超等，這些新技術提高了對診斷椎間盤損害（變性程度、膨出、突出、脫出，透明軟骨板破裂等）、血管病變等深部病理變化的準確性，但診斷椎間關節錯位，仍以 X 線脊椎平片才能觀察到其錯位的椎管、椎間孔變形狀態，方便於治療前後對比觀察。

　　脊椎病的診斷，首先排除結核、腫瘤、嗜伊紅細胞肉芽腫，有外傷史的排除骨折、脫位，鑒別診斷中由各專科作出，這是目前的常規方法。但由於發病機制研究結果，我們 1981 年統計的 1,710 例頸椎病例中，有 821 例患者曾誤診誤治，誤診原因各異，但主要是未認識頸椎病會因椎關節錯位引起。據我研究所統計，79.05% 都有椎關節錯位而發病的，而目前 X 線照片的診斷重點，仍以椎間盤變性（膨出、突出）、骨質增生、韌帶鈣化（肥厚）為診斷標準，對椎小關節錯位缺乏診斷標準，或尚未為多數醫師所重視。臨床醫師若不以三步定位診斷的嚴格要求，只憑放射診斷作出治療方案，無論是採用手術療法或非手術療法，均有可能發生誤診或發病部位的定位錯誤，而延誤治療或療效不佳。

　　因此，我們提出三步定位診斷法，能消除目前 X 線片尚缺乏椎小關節錯位診斷標準而漏診的發生，使能達到定位準確，提高手術療法和非手術療法的療效，降低手術率和復發率。詳見放射診斷。

2. 病因分型法的提出，是因為目前國內外對頸椎病採用的臨床分型法，是以臨床症狀分為神經根型、椎動脈型、交感型、脊髓型和混合型五種，近年不少專家在此分型法基礎上提出不少補充，我們稱為臨床分型法，用以選用藥物治療和治脊療法的輔治法作依據。由於脊椎病的主要問題，首先是用甚麼療法消除骨關節對脊髓、椎間血管、神經根的傷害最有效？除手術療法外，西醫骨科多應用牽引療法，中醫骨傷科多應用推拿療法。在

1959~1969 年的研究中，發現部分患者在牽引治療時，反而症狀加重，引發眩暈、嘔吐等不良反應，經研究發現，其主要原因是牽引療法，不但不能糾正旋轉式錯位或混合式錯位，反而加重扭傷該部的椎周軟組織，使扭轉狀態的血管受牽張而加重血流障礙而引發眩暈。故牽引療法，主要適用於椎間盤損害（變性、突出、膨出）、骨質增生、椎管內韌帶病理變化（鈣化、肥厚、縐折）的縱向性骨性損害，對前後滑脫式錯位者，牽引能使椎間韌帶伸張，部分達到牽引復位目的；正骨推拿法，是在明確關節錯位方向的情況下，進行輕巧的手法復位，主要適用於椎管，椎間孔、血管通道、椎間關節間的橫向骨性損害的治療。因此，經過課題研究，提出病因分型法，以減少選擇牽引、推拿的盲目性，有利於提高療效和避免治療副反應。

病因分型是主治法的選用依據。

1. "骨關節損變型"：即現行的標準，其病理變化是椎間盤變性、膨出，骨質增生，後縱韌帶鈣化，骨化，黃韌帶肥厚、縐折，其病變部位與臨床症狀定位診斷相一致的，屬縱向壓迫源。主治法是牽引療法，療效是顯著的。

2. "關節功能紊亂型"，是椎間關節錯位，包括前後滑脫式錯位、側彎側擺式錯位、左右旋轉式錯位、傾位仰位式錯位和混合式錯位等五型，均屬橫向壓迫源。採用"正骨推拿法"作為主治法，常可獲得立竿見影的療效。我在手法改革中，按照椎間關節的錯位類型，以"生理運動復位法"為原理，革新出一套準確、輕巧、舒適且療效高的正骨推拿手法，病者可在舒適、無痛的狀態下獲得治癒。

3. "軟組織損變型"，軟組織損傷、變性是脊椎病的基礎病理，無論是急性外傷、慢性勞損或老年性退行性變導致的脊椎病，其椎周軟組織必定有新的或陳舊性的損傷（佔 100%），故脊椎病的病因分型中，無論哪一型，其病椎周圍都可檢出軟組織勞損體徵的。但是，"軟組織損變型"，是指臨床症狀和體徵均由椎旁軟組織直接引起，而並無上述兩型的脊椎病理性體徵的患者。此型在 1,710 例中只佔 2.05%，其主治法以局部軟傷治療，選用微形外科鬆解術（小針刀）、水針療法、軟傷手法、電腦中頻、超聲波、浮針療法等。

4. "混合型"，是由"骨關節損變型"併發"關節功能紊亂型"者，換句話說，就是椎間盤變性的失穩期（尚未形成骨橋前），在該椎間發生關節錯位者，此型在 1,710 例中佔 36.93%，屬老年性患者為主，由於血管、神經根、脊髓受到既有縱向又有橫向的壓迫，因此單獨應用牽引，或單用推拿治療，療效均不理想，採用牽引下正骨法，是既有特效，又是最安全的。我創用的牽引下正骨法，治癒不少重症頸椎病和頸椎間盤突出症併發多關節錯位的重症患者，免除了手術，使手術率從 4%，降至 0.3%。胸腰骶椎病同樣以牽抖衝壓法為主要手法可取得良好療效。

（龍層花）

第二節　臨床表現及體徵

一、病史與症狀

　　詢問病史及自覺症狀，是診斷脊椎綜合徵的首要資料。

　　詢問病史時，要着重了解下列內容：性別、年齡、職業；中老年患者，本症發病多因脊椎退行性變；青少年患者，本症發病多與外傷或先天因素有關。職業是慢性勞損的因素。要詢問起病是突然發作還是逐漸發生，詳細詢問外傷史，包括青少年時期的外傷史，少年患者應了解其分娩時有無產傷的可能。因外傷史在第一次接診時易於忽略，頭、頸、背、腰部外傷後常常不是馬上出現症狀，尤以慢性勞損更是如此。重視外傷史的詢問，對治療方案的製訂有特別重要意義。

　　要詢問清楚出現症狀的時間與各部位各種症狀出現先後的過程。疼痛的性質，是酸痛、麻痛、鈍痛、燒灼性痛或放射性痛，是持續性痛或間際性痛，體位改變時對疼痛的影響，加重、減輕或不變。疼痛的具體部位應了解準確，在頭、頸、胸背、腰臀、四肢的那一側範圍內。感覺有無改變，麻木感、針刺感、腫脹感、冷厥感或灼熱感，感覺有無減退或消失。有無運動障礙。頸、肩臂、腰背或下肢運動障礙到甚麼程度。我們曾對 16 例治癒患者進行治療前後直流電痛閾測定對比觀察，全部患者確診為頸椎綜合徵，均具有上肢疼痛或麻木者，其中患肢麻木者 6 例，患肢痛閾均高於健側 2 ～ 5 毫安，平均 4.2 毫安；患肢疼痛者 2 例，痛閾均低於健側 4.5 毫安；患肢麻痛者 8 例，痛閾高者 2 例，平均 5 毫安；痛閾低者 6 例，平均 7.3 毫安。16 例治癒後複查痛閾測定結果：除 2 例無明顯變化外，餘 14 例均恢復到與健側相同或只有 0.5 ～ 2 毫安的差值。由此提示，根性的周圍神經損害，當脊椎病治癒後是能康復的。痛閾測定還能提供康復程度及癒後的參考數據，對神經定位診斷亦有一定價值。

　　有無自發的肌肉跳動，肌肉有無萎縮或代償性肥大。上肢出現持物落地（失落）現象，下肢僵硬，踩棉花感，是否發生截癱、偏癱、單癱或交叉癱及面癱等情況，詳見本節神經定位診斷部分。

　　診斷本徵應着重了解內臟及器官功能障礙的情況。根據交感神經損害的節段將引起其支配的臟器功能發生紊亂，故詢問病情時，除了解周圍神經損害的情況外，應同時了解該節段交感神經所支配的內臟及器官有無病損症狀；例如有無胸悶氣短、哮喘、乾咳、心悸發作、心律失常或類心絞痛發作（$T_{1 ～ 5}$）；有無不明原因的血壓波動（過高或過低），心動過速或過緩。無明顯器質性病變的視力模糊、閃眼流淚、複視、瞳孔散大、眼瞼無力下垂、眼窩內抽痛、視野內冒金星或眼瞼持續跳動等症狀，或發生非耳內病變的耳鳴、聽力下降或咽喉刺痛、吞咽困難、噁心嘔吐和呃逆等（$C_{1 ～ 7}$）。有無上腹（肝區或胃脘區）疼痛，反酸噯氣，腹脹腸鳴，大便稀溏或便秘等症狀（$T_{5 ～ 9}$）。有無尿頻、尿痛、早洩、陽萎或痛經等症狀（$T_{10} ～ L_2$）。在頸段還要注意椎動靜脈受損害引起的腦部供血

不足導致的腦神經損害，例如頭昏眩暈
發作，突發性猝倒，嚴重的可引起腦萎
縮、變性病變。

總之，神經定位診斷，應包括脊髓
節段的周圍神經和交感神經損害的臨床
表現。

二、體徵

臨床檢查是診斷本徵的重要環節，
受累的神經根、椎動脈、交感神經或脊
髓所支配的部位可出現運動障礙、感覺
異常、壓痛、反射改變等一些陽性體徵。
若有植物神經功能紊亂則可引起所支配
的臟器的體徵。結合臨床症狀、X 線照
片所見，必要時加用輔助診斷的檢查方
法，並與有關類似的疾病加以鑒別才能
得出比較正確的診斷。

臨床檢查要注意到有時神經根的分
佈，並不是完全嚴格按照正常解剖位置
分佈，例如 C4 的一條纖維從脊髓分出後
在椎管內下行與 C5 的纖維在一起，故在
C5 的椎間孔內的 C4 神經根受刺激，則
可出現 C4 神經根受累的症狀。又例如由
於周圍神經的分佈有重疊現象，皮膚感
覺區也受此重疊的影響。再加上交感神
經的反射刺激，就增加了對神經根受累
的正確位置判定的困難。故一定要做好
三步定位診斷，必要時還應加用其他輔
助診斷的一些檢查方法，方可確診。現
將一般常見的體徵情況敘述於下：

（一）物理檢查

1. 橫突、關節突觸診法：用於頸椎。術
者用右手拇指、食指輕置患者頸椎橫
突後方與關節突處（先從乳突尖處觸

及第一頸椎橫突，然後向下後方移至
2、3 頸椎後關節處），向上下滑動
對比，觸清關節突有無隆起和橫突左
右是否對稱。如有異常，應檢查是否
同時有壓痛和病理陽性反應物——硬
結、肌痙攣的索狀物、摩擦音等，若
有，即為小關節錯位體徵；若無，或
為畸形（先天性）。由於頸椎棘突多有
分叉，且長短懸殊，故觸診容易有差
誤，觸診以檢查橫突關節突較好。

2. 棘突觸診法：用於下位頸椎及胸腰椎。
術者右手食中二指並攏置於棘突兩旁
作上下滑動對比，遇棘突高低不平和
偏歪者，亦按橫突觸診法進行鑒別病
態或畸形。

3. 陽性反應物觸診法：術者用拇指在患
椎棘突旁、橫突、關節突上下揉按觸
摩，並檢查與患椎相連的肌肉遠端附
着點有無摩擦音、壓痛和硬結。若有，
即為勞損點或損害的反應物（如無菌
性炎症或肌痙攣）。

4. 頸神經根緊張試驗：術者一手按其肩，
另一手將其頭部向對側推按。出現疼
痛或上肢放射痛者為陽性。

5. 轉頭加力試驗：術者一手托其枕部，
另一手托其下頜，將其頭緩慢轉至最
大角度，再稍加用力移動，出現頸痛
或上肢放射痛者為陽性。

6. 頭頸牽引試驗：術者將其頭向上牽引，
上肢麻痛減輕者屬骨關節損變型；出
現頸痛頭昏加重者，屬關節功能紊亂；
無任何反應者為陰性。

7. 頭頸下壓試驗：術者單手或雙手置其
頭頂，逐漸加力下壓，疼痛加重或上
肢串痛不適者為陽性。若下肢不適加

重者，為脊髓損害的體徵。

8. 椎動脈壓迫試驗：適用於有頭昏症狀者。術者一手扶其頭頂，另一手扶其後頸部，將其頭向後仰並向左（右）側旋轉 45°，約停 15 秒鐘，如出現頭昏者為陽性，為對側椎動脈供血受阻。

9. 愛得者（Adson）試驗：患者取坐位，將下頜部轉向患側頭並稍向後仰，令病人作深吸氣後屏住呼吸，術者用一手抵住患者下頜，另一手測患者橈動脈跳動情況，如橈動脈搏動消失或減弱者為陽性，可能為前斜角肌綜合徵或有頸肋。

10. 間歇跛動試驗：患者取坐位，雙上肢外展 90° 並外旋（手掌向上），並作快速手指伸屈運動，如能堅持 1 分鐘以上雙上肢仍保持平舉位置，僅有輕度不適者為陰性；如數秒鐘即出現前臂疼痛，上肢無力支持平舉位而下垂為陽性。可能為胸廓出口綜合徵。

11. 挺胸試驗：患者取坐位，作雙肩外展、雙上肢後伸的動作，如橈動脈搏動消失或減弱為陽性。可能因肋鎖間隙過窄，鎖骨下動脈受壓所致（正常肋鎖間隙約有一橫指寬）。

12. 腰背部壓痛點檢查：在病變部位可有棘突上壓痛；棘突間韌帶有壓痛；腰背肌有壓痛；棘突旁壓痛（棘突旁開 1～1.5 厘米），深壓時出現沿神經放射痛，可能有椎間盤突出；在 L_5S_1 間壓痛，可能有腰骶關節勞損、游離棘突、杵臼棘突等。

13. 脊柱過伸試驗：患者取立位，術者立其側面，並用雙手取保護姿勢下，令患者作脊柱向背面過伸，若出現腰及腿痛，而彎腰不痛者為陽性，可能有椎管狹窄症。

14. 坐、立彎腰試驗：令患者先取立位彎腰，然後取坐位彎腰，詢問腰痛的情況。如立位彎腰時有腰痛，坐位彎腰時無腰痛，病變可能在骶髂關節，因為取坐位後骶髂關節得到依托之故；如立位彎腰與坐位彎腰均有腰痛，病變可能在腰骶關節。

15. 骨盆搖擺試驗：患者取仰臥位，將雙髖關節及雙膝關節完全屈曲，術者一手扶持患者雙膝，另一手托起病人臀部做腰骶部被動屈曲及骨盆左右擺動活動，如出現腰痛為陽性。可能腰骶部有病變或下腰部軟組織勞損。

16. 骨盆擠壓試驗：患者取側臥位，雙下肢微屈，術者用雙手壓髂骨嵴前部，若骶髂關節部出現疼痛則為陽性。

17. 4 字試驗：患者取仰臥位，健腿伸直，將患肢屈髖屈膝並外展，並將外踝部置於健腿膝部，以組成 4 字形。術者一手按住健側髂骨以固定骨盆，另一手將患肢膝部下壓。若出現骶髂部疼痛則為陽性。

18. 床邊試驗：患者取仰臥位臥於床邊並使下肢下垂於床外（檢查前術者先用手托住），健腿屈髖屈膝並令患者用雙手抱住緊貼於胸前。術者用一手壓住健側髂骨以固定骨盆，另一手向下壓患側膝部，若出現骶髂部疼痛則為陽性。

19. 股神經的張力試驗：患者取俯臥位，雙下肢伸直，術者一手壓在患者骶髂部以固定骨盆，另一手握住病人患側踝部，將小腿抬起後屈曲膝關節，使足跟接近臀部，若出現腰痛和大腿前側放射痛為陽性，可能股神經受損害。

20. 坐骨神經的張力試驗：

(1) 直腿抬高試驗：患者取仰臥位，雙下肢伸直，術者一手托病人患側足跟，另一手壓在膝關節前側，使之保持伸直狀態，然後徐徐將患肢抬高，待出現腰及坐骨神經痛為止，記錄患肢與床平面的角度，正常人可達 90°左右，患肢抬高的角度越小，說明坐骨神經根受壓的程度越重。作此檢查時也可當直腿抬高至出現腰腿痛的角度後，稍微放低患肢至不痛時為止，然後將患肢足背伸，如又出現腰腿痛亦屬陽性。

(2) 健腿抬高試驗：患者仍取仰臥位，按上法抬高健腿，如患者出現腰及患側坐骨神經放射痛為陽性。

(3) 弓弦試驗：患者端坐床邊，雙小腿自然下垂，令患者用雙手抓住床沿使髖關節處於 90°並不讓軀幹向後仰。術者先將患肢逐漸上抬，至病人出現腰腿痛後，將患肢膝關節略加屈曲至疼痛消失的角度為止，然後術者用雙腿夾持患足，以保持此位置不變。術者再用雙手 2～4 指置於膕窩中央脛神經部位，拇指置於膝前，然後用力抓壓脛神經，如患者出現神經放射痛則為陽性。

(4) 頸靜脈壓迫試驗：患者取仰臥位，術者用一手（或雙手）壓迫兩側頸靜脈，使脊髓液壓力增高，如患者出現腰腿痛增劇為陽性。

(5) 屈頸試驗：患者取仰臥位，術者一手壓於患者胸骨柄處，另一手托起患者枕部，然後徐徐將患者頭向上抬高使頸部屈曲。若患者出現頸、肩或腰腿痛增重現象為陽性。

(6) 挺腹試驗：患者取仰臥位，令患者閉氣後將腹部向上抬高使臀部離開床面，若出現腰腿痛加重為陽性。

21. 測定肌力：神經根或脊髓受到損害，常出現肌力減弱或完全麻痺現象，可檢查肌力。

(1) 肌力測定的標準：通過肌力的測定有助於診斷。測定肌肉的力量從正常到完全麻痺共分六級，檢查時令患者用力作肌肉收縮，術者採用視診及觸診進行檢查。六級的分級標準如下：

0 級：肌肉完全無收縮的能力；

I 級：肌肉雖有輕微收縮的能力，但無力帶動關節活動；

II 級：要在避開地心吸力的情況下，肌肉收縮方可帶動關節活動；

III 級：在有地心吸力的情況下可以帶動關節，但還不能對抗術者的阻力；

IV 級：可以對抗術者的阻力，但肌力還比正常的肌力弱；

V 級：完全正常的肌力。

(2) 現將有關常需作檢查的肌肉測定肌力的方法敍述於下：

① 提肩胛肌：術者用一手壓於患者肩部作阻力，令患者用力提肩，術者另一手可觸摸提肩胛肌的肌張力大小。

② 胸鎖乳突肌：術者用手置於患者被檢側的面部作阻力，令患者用力將頭部向被檢側傾斜。

③ 斜方肌：術者用手置於肩上作阻力，令患者作聳肩動作。

④ 岡上肌：令患者作肩關節外展

15°時，術者用手置於被檢側上肢的外側作阻力。

⑤ 岡下肌：令患者屈肘後作上臂外旋動作，術者對此動作給以阻力。

⑥ 菱形肌：令患者雙手叉腰後，兩側肘部向後用力，術者一手對被檢查肘部作阻力，另一手在肩胛骨內側觸摸菱形肌的收縮力。

⑦ 小圓肌及肩胛下肌：令患者屈肘後作上臂內旋動作，術者對此動作給以阻力。

⑧ 背闊肌：令患者將上臂外展90°，然後用力作內收動作，術者用一手在其肘部內側作阻力，另一手在肩胛骨下角處觸摸背闊肌的收縮力。

⑨ 骶棘肌：令患者取俯臥位，軀幹作向後背伸的動作，術者一手推背部向下作阻力，另一手可觸摸骶棘肌的收縮力。

⑩ 肱二頭肌、肱肌及喙肱肌：令患者用力作屈肘動作，術者一手置於病人前臂屈側作阻力，另一手可觸摸肱二頭肌、肱肌及喙肱肌的收縮力。

⑪ 肱三頭肌：令患者屈肘後作伸肘動作，術者一手置於患者前臂伸側作阻力，另一手可觸摸肱三頭肌收縮力。

⑫ 臀大肌：患者俯臥位，用力將大腿後伸、小腿屈曲，術者一手給以阻力，另一手可觸摸臀大肌的收縮力。

⑬ 臀中肌：患者取健側在下的側臥位，被檢側下肢伸直並內旋，用力將大腿作外展動作，術者一手給以阻力，另一手可觸摸臀中肌收縮力。

⑭ 梨狀肌、閉孔內肌、孖肌、股方肌：患者取仰臥位，下肢伸直並用力外旋，術者用手作阻力，可測知上述諸肌的肌力。

⑮ 闊筋膜張肌：患者取俯臥位，屈曲膝關節，令患者用力將小腿作外展動作，術者一手給以阻力，另一手可觸摸闊筋膜張肌的收縮力。

⑯ 大腿內收肌（內收長、短肌，內收大肌）：患者取仰臥位，雙下肢伸直狀態下用力向內收作夾腿動作，此時術者用雙手將患者雙下肢向外推作阻力，可測出內收肌力。

⑰ 髂腰肌：患者取坐位，膝關節自然屈曲於90°位。令患者用力作屈髖動作，術者用手在壓病人大腿前側作阻力，可測出髂腰肌力。

⑱ 縫匠肌：患者取坐位，膝關節屈曲至130°左右。令患者用力外旋大腿，術者一手給以阻力，另一手可觸摸縫匠肌收縮力。

⑲ 股四頭肌：患者取坐位，膝關節屈曲後用力作伸膝動作，術者一手置於患者小腿前側給以阻力，另一手在大腿前側可觸摸股四頭肌的收縮力。

⑳ 半腱肌、半膜肌、股二頭肌：患者取坐位，髖及膝關節均屈曲至90°。令患者用力屈曲膝關節，術者一手置於病人小腿後側給以阻力，另一手可在膝膕窩外側觸摸股二頭肌收縮力，在內側可觸摸半腱肌、半膜肌的收縮力。

㉑ 小腿三頭肌（腓腸肌、比目魚肌）：患者仰臥位，下肢伸直。令患者用力將踝關節蹠屈，術者一手推足向背伸作阻力，另一手在小腿後側可觸摸腓腸肌及比目魚肌的收縮力。

㉒ 脛後肌：患者仰臥位，令用力將

足蹠屈並內收內旋，術者一手置於該足的內側給以阻力，另一手在足舟狀骨結節的後下方可觸知脛後肌腱的收縮力。

㉓ 脛前肌：患者取仰臥位，令用力將足背伸並內收內旋，術者一手置其足背給以阻力，另一手在踝前可觸知脛前肌腱的收縮力。

㉔ 腓骨長肌：患者仰臥位，令用力將足蹠屈並作外展外翻動作，術者一手置其足外側給以阻力，另一手可觸知腓長肌的收縮力。

㉕ 腓骨短肌：患者仰臥位，令用力將足背伸及外展動作，術者一手置於該足背外側給以阻力，另一手可觸知腓骨短肌的收縮力。

㉖ 拇長伸肌：患者仰臥位，令用力將拇趾背伸，術者用手指將該拇趾向蹠側壓給以阻力。

㉗ 趾長伸肌：患者仰臥，令用力將 2～5 趾作背伸動作，術者用手指對該 4 個足趾向蹠側壓給以阻力。

㉘ 拇長屈肌：患者仰臥，令用力將拇趾向蹠側屈曲，術者用手指將該拇趾向背側推給以阻力。

㉙ 趾長屈肌：患者仰臥，令用力將 2～5 趾作蹠屈動作，術者用手指對該 4 個足趾向背側推給以阻力。

22. 運動障礙：頸、胸或腰椎發生錯位、骨刺或椎間盤突出，可以刺激或壓迫神經根的前根（運動神經纖維），可造成頸部、腰背部及肢體的運動障礙。如在有病變的脊椎前屈、後伸、左右側屈或左右旋轉達不到正常的運動範圍。運動障礙也可由於椎周軟組織的受損害所致，如肌肉、韌帶、筋

膜急性損傷或慢性勞損。發生肌肉痙攣、無菌性炎症、韌帶鈣化等，均可引起運動障礙。脊柱的正常運動範圍（圖 25）。

23. 感覺障礙：神經根的後根（感覺纖維）受累，則該神經纖維所支配的皮膚出現麻木感、感覺減退或感覺消失，這是由神經根受損害的程度而定。脊神經所支配的皮膚範圍見圖 17、18。

（二）脊髓檢查

脊椎綜合徵影響到脊髓，是受椎間盤突出、骨刺、後縱韌帶骨化、黃韌帶肥厚等直接或間接壓迫造成病損，其運動及感覺的障礙有如下特徵：

1. 選擇性損害

   （1）前角病變

   （2）後角病變

   （3）側角細胞病變

   （4）錐體束病變

2. 聯合損害

   （1）前角加側索病變

   （2）薄束楔束加錐體束

   （3）薄束楔束加脊髓小腦束

3. 脊髓半邊損害綜合徵（Brown-Sequard 氏綜合徵）

4. 脊髓完全性橫斷損害

5. 脊髓各水平損害的定位

   （1）高位頸髓損害（$C_{1\sim4}$）

   （2）頸膨大（$C_5\sim T_2$）損害

   （3）胸部脊髓（$T_{3\sim12}$）損害

   （4）腰膨大（$L_1\sim S_2$）損害

   （5）脊髓圓錐（$S_{3\sim5}$）損害

   （6）馬尾病變

（三）植物神經功能檢查

1. 指（趾）甲、毛髮及皮膚的檢查

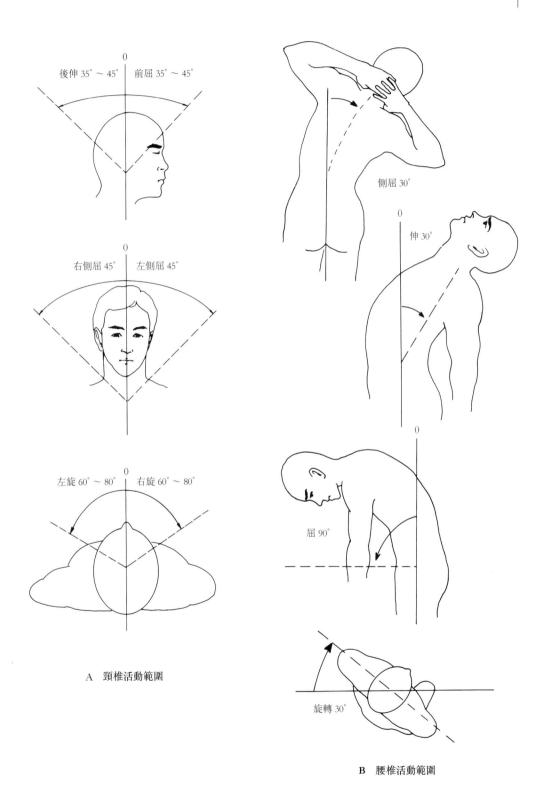

後伸 35°〜45° 前屈 35°〜45°

右側屈 45° 左側屈 45°

左旋 60°〜80° 右旋 60°〜80°

A 頸椎活動範圍

側屈 30°

伸 30°

屈 90°

旋轉 30°

B 腰椎活動範圍

圖 25 頸椎及腰椎活動範圍

2. 眼心反射

3. 立毛反射

4. 皮膚劃紋試驗

    (1) 白色皮膚劃紋

    (2) 紅色皮膚劃紋

5. 發汗試驗

(四) 反射檢查

有正常反射及病理反射。如正常反射減弱或消失可能屬病態，如有病理反射出現亦屬病態改變。進行反射檢查時應使患者體位適當，放鬆肌肉，切忌精神緊張。術者叩擊的位置要準確，用力適當而均勻。並與健側進行對比。常用的檢查對照表見表 5a，5b。

表 5a　正常反射

(1) 正常淺反射				
反射名稱	中　樞	病人姿勢	刺激部位	反射表現
腹壁反射	上腹壁 $T_{7、8}$ 中腹壁 $T_{9、10}$ 下腹壁 $T_{11、12}$	仰臥 腹壁放鬆	用鈍器劃腹壁兩側上、中、下部皮膚	腹肌收縮
提睪反射	$L_{1、2}$	仰臥，下肢伸直外展	用鈍器劃大腿上端內側皮膚	睪丸上提
臀肌反射	$L_{4、5}$	俯臥	用鈍器劃臀部皮膚	臀肌收縮
肛門反射	$S_{4、5}$	膝胸臥位	用鈍器劃肛門周圍皮膚	肛門括約肌收縮
(2) 正常深反射				
反射名稱	中　樞	病人姿勢	刺激部位	反射表現
肱二頭肌反射	$C_{5、6}$	術者托肘關節屈曲於 $90°$ 位	術者拇指置於肱二肌下端肌腱上，用扣診錘扣術者拇指	前臂屈曲
肱三頭肌反射	$C_{6～8}$	術者托前臂旋前及肘半屈位	輕扣肱三頭肌下端肌腱	前臂伸直
橈骨膜反射	$C_{5、6}$	術者托肘關節半屈曲前臂旋前位	輕扣橈骨莖突	前臂屈曲及外旋
尺骨膜反射	$C_7～T_1$	術者托肘半屈曲前臂半旋前位	輕扣尺骨莖突	前臂旋前手內收
胸大肌反射	$C_5～T_1$	仰臥，臂外展內收之間	輕扣遠端肌腱	臂內收內旋
膝反射	$L_{2～4}$	仰臥，膝半屈，術者用手托膕窩	輕扣髕韌帶	股四頭肌收縮伸膝
跟腱反射	$S_{1、2}$	仰臥，膝半屈，小腿外旋，術者握前足並使之微背伸	輕扣跟腱	踝關節蹠屈

表 5b　病理反射

反射名稱	檢查方法	意　義
彈指試驗 （Hoffman 徵）	術者一手托受檢側腕關節輕度背伸，另一手食、中兩指夾病人中指，並用拇指輕彈其指甲，如出現受檢側拇指有屈曲動作為陽性	C_8 以上神經單位損害
劃蹠試驗 （Babinski 徵）	用鈍器劃足底外側，若出現拇趾背伸，其他四趾扇形分開為陽性	大腦皮質運動區或脊髓椎體束有病損
劃足外緣試驗 （Charddock 徵）	用鈍器沿足背外側緣劃過，如出現與劃蹠試驗一樣現象為陽性	同上
椎脛試驗 （Oppenheim 徵）	術者用拇食指沿受檢側脛骨前緣自上向下推，如出現與劃蹠試驗一樣現象為陽性	同上
腓腸肌擠壓試驗 （Gordon 徵）	術者用手捏受檢側腓腸肌，如出現與劃蹠試驗一樣現象為陽性	同上
踝陣攣	術者一手托受檢側膕窩。另一手握其足用力使踝關節突然背伸，立即放鬆。如出現踝關節連續伸屈活動為陽性	同上
髕陣攣	術者用拇食兩指抵住髕骨上緣，然後向下急促推動後放鬆，髕骨出現上下交替活動為陽性	同上

（姚榮尹）

第三節　輔助診斷

一、X 線診斷

（一）常規檢查

除非特殊需要，脊椎不用透視方法檢查。因此常規檢查就是照 X 線平片檢查。

攝片通常是正側位，視需要攝斜位、功能位以及頸椎環樞椎之張口位等。必要時作體層攝影。體層攝影能顯示常規攝片所不能顯示的細小骨質破壞，有利於早期診斷；對左右重疊部位如下頸上胸椎的側位常規攝片，往往不易滿意顯示，採用體層攝影能有所幫助。

胸腰椎的常規 X 線照片一般書籍已敍述較詳細，頸椎的 X 線照片檢查要求較複雜，所需觀察、測量的項目亦較多，一般書籍較少記載，故作者等曾對 100 個正常人（經詢問病史及臨床檢查證實未患過頸椎病者）進行 X 線照片分析。

1. 正常人頸椎 X 線照片 100 例分析

隨機選擇無頸椎病 5 個年齡組 100 例，每組 20 人。5 個年齡組為：13 ～ 19 歲；20 ～ 29 歲；30 ～ 39 歲；40 ～ 49 歲及 50 歲以上者。每人照正、側、張口位及左、右 45° 斜位片各 1 張。

（1）X 線片投照方法：

① 前後位：膠片為 5×7 寸。濾線器 "＋"，距離為 1 米。投照體位是患者仰

臥於攝影台上，兩臂伸直置於身旁。頭部正中線對台面中線，頭稍後仰，使聽鼻線與暗盒垂直。管球向頭5°角。中心線對準喉結。曝光時令患者屏住氣。

②側位（左側位）：膠片為5×7寸。濾線器"一"。距離為1.8米。投照體位是患者側立於攝片架前，兩足分開，使身體站穩，頸部長軸與暗盒長軸平行，頭部稍向後仰，雙手各提一沙袋，使兩肩盡量下垂，暗盒上緣高於外耳孔一橫指。中心線對準喉結，曝光時屏住氣。

③斜位（後前斜位）：膠片為5×7寸。濾線器"＋"。距離為1米。投照體位是患者俯臥於攝影台上，下頜稍抬起，使頸椎長軸與暗盒平行，將其擺成標準頭顱側位。靠台面側腿伸直，然後將對側肩部及髖部抬起，膝部、肘部彎曲，支撐身體，盡量使對側肩部下垂，並使上胸前壁與台面成45°角。暗盒上緣平外耳孔。中心線從喉結垂直攝入。曝光時屏住氣。

④張口位：膠片為4×5寸。濾線器"一"。距離為75厘米。投照體位是患者仰臥於攝影台上，雙臂放於身旁，頭正中線對片盒中線，枕外隆凸放於暗盒中心，頭稍後仰，使上頜門齒咬合面至乳突尖和枕外粗隆三點聯線與片盒垂直，然後囑患者盡量張口。中心線：對準上下牙齒中點與片盒垂直射入。曝光時屏住氣。

（2）X線片分析標準。分析X線片的統一標準如下：

①環底線：環椎兩側下關節突最外緣連線（張口位）（圖26）。

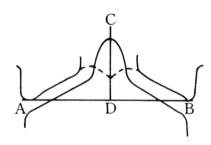

AB線為環底線，CD線為環椎軸線，齒狀突軸線是從齒狀突尖端與基底部中心的連線（張口位片），該線通常與CD線相重合。

圖26　環底線、環椎軸線及齒狀突軸線

②環椎軸線：環底線中點的垂直線（張口位）（圖26）。

③齒狀突軸線：齒狀突尖端與基底部中心的連線（張口位）（圖26）。

④環枕線：枕骨大孔後界外板之一點與環椎前結節下緣一點的連線。

環枕線與齒狀突軸線的交角正常在70°～80°，小於此值為後脫位（圖27）。

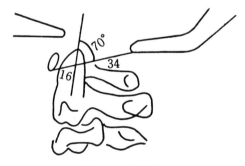

圖27　環枕線

⑤環齒間距：齒狀突後緣一點至環椎前結節下緣的距離，此距離正常時為環枕線全長的1/3，上下差數不應超過4毫米（側位）。

⑥環齒間隙：環椎前弓的後緣與齒狀突前緣之間距。

⑦棘突偏歪的測量標準：相鄰的數個正常棘突叉溝或頂線的連線為測量基

線，偏歪的棘突要測出左、右偏的毫米數。

⑧ 分叉變異：指棘突分叉的兩側形狀及大小是否不對稱。

⑨ 正位片椎間距的測量：距中心軸線兩旁各 5 毫米處，測上下二椎體緣間隙的距離。

⑩ 椎弓根間距離：在兩側椎弓根內緣的相對應點測量。

⑪ 鈎突長度測量：椎體上關節面線至鈎突尖的垂直距離。

⑫ 生理曲度：齒突後緣最上點與 C₇ 後下緣點連線所成的弓和椎體後緣連線間最寬處之距離正常為 12 毫米±5 毫米。中國曹英山等測定為 11.4 毫米±4.9 毫米（圖 28）。

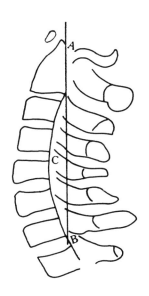

圖 28　頸椎生理曲度

⑬ 側位片椎體間隙測量：測量相鄰椎體上下緣前後角的距離。

⑭ 椎體緣增生：指在相互比較的情況下，椎體後或前角變尖，密度增高，在增生部位的椎體不超過椎體前後緣連線。

⑮ 椎間孔測量：縱徑（上下椎弓切跡的最低點），橫徑（上位椎體後下角至下位椎體上關節突的距離）。

⑯ 椎管矢狀徑：側位片椎體後緣中點至棘突根部中點的距離（圖 29）。

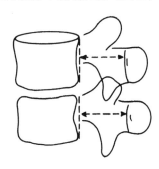

圖 29　頸椎管矢狀徑（箭頭所指部位）

⑰ 環枕間距：環椎後結節最高點至枕骨外板的最近距離。

⑱ 環樞間距：環椎後結節最低點至樞椎棘突上緣的最近距離。

（3）正常人頸椎 100 例測量結果如下：

表 6　椎體鈎狀突測圖（mm）

部位 項目 年齡	19歲以下 左 最大	左 最小	左 平均	右 最大	右 最小	右 平	20~29 左 大	左 小	左 平	右 大	右 小	右 平	30~39 左 大	左 小	左 平	右 大	右 小	右 平	40~49 左 大	左 小	左 平	右 大	右 小	右 平	50歲以上 左 大	左 小	左 平	右 大	右 小	右 平
C3	10	4.5	6.6	10	4	6.5	7	5	6.1	7	4.2	5.7	10	3	6.6	9	3	6.3	10	4	6.9	7	4.5	5.8	8.5	5.5	6.7	8	4.5	6
C4	9	3	5.6	9	2	5.5	8.5	3	5.9	8.5	2.5	5.8	9	3.5	6.6	10.5	3.5	6.3	10	3	6.5	9.5	4	6.3	9	4	6.5	8	3	6.2
C5	8	2.5	5.2	9	3	5.5	9.5	3	5.6	8	3	6.1	9	3	5.9	9	3	5.5	9.5	2.5	5.7	8	2.5	5.4	9	0	5.9	10	3.5	5.8
C6	7	2	4.5	9	0	4.4	10	0	5.3	10	1	5.4	8.5	2	5.6	10.5	2.5	5.9	8	1.5	4.5	8	1	4.3	10	3	5.6	10	0	5.3
C7	6.5	2	4	7	1.5	4.5	7	0	3.7	7	0	3.6	10	0	5.2	10	2.5	5.2	5.5	2	3.2	5.5	1	3.7	7	2.5	4.5	8	2	4.9

表 7　正位 X 光片椎體間隙測量（mm）

部位 項目 年齡	19歲以下 左 最大	左 最小	左 平均	右 最大	右 最小	右 平	20~29 左 大	左 小	左 平	右 大	右 小	右 平	30~39 左 大	左 小	左 平	右 大	右 小	右 平	40~49 左 大	左 小	左 平	右 大	右 小	右 平	50歲以上 左 大	左 小	左 平	右 大	右 小	右 平
C2~3	7.5	2.5	5.5	7	2.5	5.5	8.5	5	6.2	8.5	4.5	6	8	6	7	8	6	6.5	8.2	5	6.8	9	4.5	6.6	8	3	5.8	7	2	5.4
C3~4	9	4	5.9	8.5	4.5	5.8	9.5	5.5	6.9	9.5	5	6.9	9	4.5	6.6	9	4	6.4	9	5	7.1	9	5	7	8.5	3	6.3	8.5	3	6.1
C4~5	9	3	5.6	8.5	3	5.4	9	4	6.5	9	4	6.4	8	3	5.7	8	3	5.6	9	3.5	6.5	9	4	6.4	9	2.5	5.9	8.5	2	5.7
C5~6	9	2	5.6	9.5	3	5.5	9.5	2	6.2	9.5	1.5	6	9	3	5.6	9	3	5.6	10.5	2	5.7	8	2	5.6	8	1.2	4.6	8	1.2	4.4
C6~7	10	2	5.1	10.5	3	5.2	10	3	6	10.5	2	6	9.5	2.5	5.7	10	2	5.5	9.5	3	5.8	9.5	2	5.6	10	2	4.9	8	2	4.6
C7~T1	6.5	2.5	4.7	7	2.5	4.8	9	2.5	5	10	3	5	9.5	3.2	5.3	9	3	5.3	9	3	5.4	9	3	5.7	7.5	3	5.1	7.5	3	5.4

表 8　棘突的情況（個）

項目\年齡	正常數	棘突偏歪												棘突分叉與變異								
		左偏						右偏						分叉部位			分叉變異						
		C2	C3	C4	C5	C6	C7	C2	C3	C4	C5	C6	C7	C2~4	C2~5	C2~6	C2	C3	C4	C5	C6	C7	正常
19 歲以下	11				1	3	1		2	3	5	2		3	12	5	1	2	2	8			10
20 ～ 29	15				1			2	2	2	2				14	6	1	5	6	7	2	1	6
30 ～ 39	19					1								3	12	5	3	8	10	8	4		5
40 ～ 49	13			1		1			1	1	3	2		6	10	4	2	4	10	5	2		7
50 歲以上	15						1		1		1	1	1	3	12	5	3	7	11	9	2		3
小結	75			1	2	5	2	4	5	9	10	3		15	60	25	10	26	39	37	10	1	31

表 9　椎體傾斜情況（人）

年齡\項目	正常數	左 傾					右 傾				
		C3	C4	C5	C6	C7	C3	C4	C5	C6	C7
19 歲以下	19			1							
20 ～ 29	20										
30 ～ 39	19								1		
40 ～ 49	19								1		
50 歲以上	17			1						2	
總　計	94			2					2	2	

表 10　側位椎體間隙測量（mm）

部位\間隙\年齡	19 歲以下		20 ～ 29		30 ～ 39		40 ～ 49		50 歲以上		總平均	
	前	後	前	後	前	後	前	後	前	後	前	後
C2～3	5.3	2.5	4.4	2.1	4.1	2.3	4.5	2.8	4.7	2.7	4.6	2.5
C3～4	6.4	2.7	4.9	2.3	4.9	2.1	5.2	2.7	5.3	2.2	5.3	2.4
C4～5	6.4	2.4	5	2.3	5	2.2	5.9	2.4	5.3	2.2	5.5	2.3
C5～6	5.9	2.6	5.2	2.2	5	2.2	5.7	2.1	4.5	2.3	5.3	2.3
C6～7	5.7	2.7	5.5	2.2	5	2.1	5.6	2	4.9	2.3	5.3	2.2

表11 韌帶鈣化情況

年齡＼部位	C1~2 前縱	C1~2 後縱	C1~2 項	C2~3 前	C2~3 後	C2~3 項	C3~4 前	C3~4 後	C3~4 項	C4~5 前	C4~5 後	C4~5 項	C5~6 前	C5~6 後	C5~6 項	C6~7 前	C6~7 後	C6~7 項
19歲以下																		
20 ～ 29																		
30 ～ 39										1					2	1		
40 ～ 49								1				3			4			1
50歲以上										3	2	3	2	6				2

表12 椎弓根間距測量（mm）

年齡／間距／部位	19歲以下 最大	19歲以下 最小	19歲以下 平均	20~29 大	20~29 小	20~29 平	30~39 大	30~39 小	30~39 平	40~49 大	40~49 小	40~49 平	50歲以上 大	50歲以上 小	50歲以上 平
C3	28.5	20	24.8	28	25	26.6	27	24	25.6	32	23	27.7	30	23	26.6
C4	28.5	24	26.4	33	24	27.9	31	25	27.5	34	25	28.6	33	25	27.9
C5	28.5	24.5	26.4	34	26	28.5	31	23.5	27.4	34	23	28.8	30	25	28.8
C6	28.5	22.5	26.5	34	25	28.1	31.5	25.5	28	35	25	29.7	33	24	29.3
C7	27.5	22.5	25.5	32	23	26.8	30	22	26.6	36	23.5	28.8	34	25	28.5
T1	26	20	22	27	21	23.6	27.5	19	23	28	20	23.9	30	21	24.9

表13 頸椎生理曲度

項目＼年齡		19歲以下	20 ～ 29	30 ～ 39	40 ～ 49	50歲以上
弓深（mm）	最大	19	16	20	20	25
	最小	2		2	2	3
	平均	9.15	7.5	9.93	9.9	9.5
正常數		14	10	12	12	14
反張數		3	1			1
成角數		1	1	1	1	
中斷數			2	2		4
變直數		5	9	5	7	4

表14　椎小關節的情況（人）

項目＼年齡	全清晰數	關節模糊						關節壓跡					
		C1～2	C2～3	C3～4	C4～5	C5～6	C6～7	C1～2	C2～3	C3～4	C4～5	C5～6	C6～7
19 歲以下	17		1							1	1		1
20 ～ 29	19		1										
30 ～ 39	20												
40 ～ 49	16	1	2	2	2	2	3						
50 歲以上	16	1	3	2	3	3	3						1
小　　結	88	2	7	4	5	5	6			1	1		2

表15　環齒間隙（mm）

長度＼年齡	19 歲以下	20 ～ 29	30 ～ 39	40 ～ 49	50 歲以上
最　　大	3	3	2	3	2
最　　小	1	0	0	0	0
平　　均	2	1.9	1.5	1.6	1.5

表16　鈎椎關節增生的情況

部位＼年齡＼左右	19 歲以下		20 ～ 29		30 ～ 39		40 ～ 49		50 歲以上	
	左斜	右斜	左	右	左	右	左	右	左	右
C2～3	1								1	1
C3～4	1			2	2	1	2	1	6	5
C4～5	1			1			1	3	3	9
C5～6				1	1		2	1	10	7
C6～7									5	4
增生人數	2		2		3		6		17	

表 17　椎體增生情況（人）

部位＼年齡	19歲以下 前緣上角	前緣下角	後緣上角	後緣下角	20~29 前上	前下	後上	後下	30~39 前上	前下	後上	後下	40~49 前上	前下	後上	後下	50歲以上 前上	前下	後上	後下
C_3												1						2		1
C_4								2	1		1	2		1		2	1	6		4
C_5	1									1		2		4		1	1	12	1	8
C_6										2		3	1	4	1	1	1	10	4	9
C_7													1				3	1	2	
增生人數				2				2				4				5				16

表 18　椎管矢狀徑的測量

椎管矢狀徑（mm）

項目＼年齡	C_1 最長	最短	平均	C_2 長	短	平	C_3 長	短	平	C_4 長	短	平	C_5 長	短	平	C_6 長	短	平	C_7 長	短	平
19歲以下	22	14.5	18.8	22	15	18	20	13	15.2	20	13	15	20	14	15.3	20	14	15.3	17.5	12	15
20~29	23	16	20	21	14.5	18.3	18	13	15.4	18	13	15	18	13.5	15.5	18	14	16	18	13	15.9
30~39	26	16	20.7	24	15	19	18	11.5	15.4	18	11.5	15	20	11.5	15.5	18	11.5	15.7	19	10.5	14.4
40~49	25	16	20.5	22	15	19	19	13	15.7	18	13.5	15.7	18.5	13.5	16	19	14.5	16.7	19	15	15.7
50歲以上	25	15	20.6	22.5	15	18.7	18	13	15.7	20	13	15.6	20	13	16	20	13	16.2	20	14	16

表19　椎間孔測量（平均mm數）

間孔部位	19歲以下 左斜 縱徑	19歲以下 左斜 橫徑	19歲以下 右斜 縱徑	19歲以下 右斜 橫徑	20~29 左斜 縱	20~29 左斜 橫	20~29 右斜 縱	20~29 右斜 橫	30~39 左斜 縱	30~39 左斜 橫	30~39 右斜 縱	30~39 右斜 橫	40~49 左斜 縱	40~49 左斜 橫	40~49 右斜 縱	40~49 右斜 橫	50歲以上 左斜 縱	50歲以上 左斜 橫	50歲以上 右斜 縱	50歲以上 右斜 橫	100例總數 左斜 縱	100例總數 左斜 橫	100例總數 右斜 縱	100例總數 右斜 橫
C2~3	12.8	8.7	12.6	9.4	12.8	8.4	13.4	8.9	12.8	8	12.7	8.9	12.9	8.6	13	9	13.4	8.3	13.4	8.6	12.9	8.4	13	8.8
C3~4	11.6	7.7	11.7	7.9	12	7.3	12.5	7.5	11.1	6	11	7.5	10.8	7.1	11.4	7.5	11.7	6.3	11.5	6.9	11.4	6.9	11.6	7.5
C4~5	10.7	7.7	10.6	7.8	11.2	7.5	11.1	7.4	10.6	6.6	10.8	7.4	10.8	7.6	10.6	7.3	11	6.2	10.5	6.4	10.9	7.1	10.7	7.2
C5~6	10.6	7.9	11	8.4	11.2	8	10.7	7.9	10.1	6.6	10.1	7.9	9.9	7.4	9.9	7.5	10.1	6.5	9.5	6.7	10.4	7.3	10.3	7.6
C6~7	9.9	7.6	10.2	7.8	10.6	7.9	10.6	7.7	9.2	6.7	9.6	7.7	8.9	7.7	8.7	7.5	9.6	6.5	8.9	6.9	9.7	7.2	9.6	7.5

表20　環椎與樞椎關係

年齡	環齒間距 左 最大	環齒間距 左 最小	環齒間距 左 平均	環齒間距 右 大	環齒間距 右 小	環齒間距 右 平	環齒間隙 左 大	環齒間隙 左 小	環齒間隙 左 平	環齒間隙 右 大	環齒間隙 右 小	環齒間隙 右 平	齒環軸環樞關節面 重疊	齒環軸環樞關節面 偏斜	齒環軸環樞關節面 平行	齒環軸環樞關節面 相交	環齒間距與環枕線長 間距長 最大	環齒間距與環枕線長 間距長 最小	環齒間距與環枕線長 間距長 平均	環齒間距與環枕線長 環枕線長 大	環齒間距與環枕線長 環枕線長 小	環齒間距與環枕線長 環枕線長 平	環齒間距與環枕線長 比例	齒軸與環枕線夾角（度） 最大	齒軸與環枕線夾角（度） 最小	齒軸與環枕線夾角（度） 平均
19歲以下	6.5	2	4.2	7	2.5	4.5	4.5	2	3.1	4	2	2.8	8	12	19	1	17	9	12.7	42	32	39	1：3	81	53	68.1
20~29	6	3	4.3	5.5	2	4.1	4	2	3.2	4	2.5	3	9	11	20		15	9	12.3	46	32	38.5	1：3	74	49	65.5
30~39	5.8	1.5	3.6	6	1.5	3.7	3.5	1	2.8	4.5	1	2.8	6	14	16	4	16	7	13.4	46	32	39.2	1：2.8	80	44	65
40~49	6	2.5	3.8	5	2.5	3.6	4	2	2.9	4.5	2	2.8	8	12	17	3	16	12	14.1	48	33	41.9	1：2.9	83	50	64.6
50歲以上	5	2	3.7	5	2	3.9	4.5	2.3	3.1	4.5	2	3.1	13	7	20		19	12	14.3	49	33	39.8	1：2.8	78	48	65.7

表21　椎間孔的形狀

部位	19歲以下 左斜 圓形	橢圓形	腎形	不定形	右斜 圓	橢	腎	不	20～29 左斜 圓	橢	腎	不	右斜 圓	橢	腎	不	30～39 左斜 圓	橢	腎	不	右斜 圓	橢	腎	不
C2～3	2	18			3	17	2	1		18	2	1		17	3	1	1	17		2	1	18	1	2
C3～4	1	18	1		4	15	3	2		17	2			14	5	1	1	13	4	2		16	2	2
C4～5	2	17	1		2	18				19	1			17	1	2	1	16	1	2		18		2
C5～6	4	15		1	3	15	1	1	3	16		2	1	18		1	1	15		4		18		2
C6～7	2	14	5	4	3	11	3	2	1	18	1	6	2	16		2		9	1	10	1	15	2	4

表22　椎間孔的形狀

部位	40～49 左斜 圓形	橢圓形	腎形	不定形	右斜 圓	橢	腎	不	50歲以上 左斜 圓	橢	腎	不	右斜 圓	橢	腎	不	100例統計 左斜 圓	橢	腎	不	右斜 圓	橢	腎	不
C2～3	2	15	2		3	14	2	1	2	20	1		2	18	3	1	5	88	4	3	9	84	6	1
C3～4	1	15	3	1	3	12	3	2	2	16	1	2	2	14	3	6	4	79	11	6	9	71	13	7
C4～5	4	15	1	1	2	18	1		2	17	2	1	2	15	1	3	7	84	6	3	6	86	2	6
C5～6	3	16		2	2	16	1	1		14	3	2		13	3	8	12	76	3	8	6	78	2	10
C6～7	5	10		5	6	9	3	2	3	11	3	4	3	19	2	22	10	59	2	22	14	59	2	19

（4）頸椎 X 線照片對頸椎病診斷的意義：

① 頸椎 X 線照片對診斷頸椎病是一項重要的參考資料，又可作鑒別診斷，但不能作為唯一的根據，一定要結合臨床症狀及體徵作診斷。例如棘突偏歪問題，本組 100 例中，有 22 例 41 個棘突偏歪，而並無頸椎病症狀。單個椎體沿矢狀軸、冠狀軸和中心軸線傾斜或旋轉，或有多個軸線旋轉者，有人認為是頸椎病的根據之一，而本組正常人 100 例中，有傾斜者亦有 6 人。關於頸椎體聯線的曲線，正常人為向前凸之弓形的生理弧度 12 毫米±5 毫米，如變直、消失、中斷、反張、成角均被作為診斷的依據，而本組 100 例中變直者 30 例，中斷者 8 處，成角者 4 處，反張者 4 處。對椎小關節的觀察，一般認為椎小關節面模糊或因頸椎負重力線後移使某一關節負重增加，或長期異常活動磨擦使小關節出現壓跡亦常認為是頸椎病的徵象，而本組關節面模糊者 29 例，有關節壓跡者 4 例。所以我們認為 X 線照片檢查一定要結合臨床下診斷，切不可孤立、片面的看問題。

② 骨質增生隨年齡增長而增多是普遍存在的現象，一般認為可能是機體一種抗平衡失調的生理現象。本組 100 例中有 29 例骨質增生，但無症狀，故不能把有骨質增生作為唯一的診斷依據。只有骨質增生突入椎間孔、橫突孔或椎管才可致病。

③ 關於頸椎管矢狀徑的測量，1956 年 Wolf，1957 年 Payne 與 Spillane 等對正常頸椎管的矢狀直徑與頸椎病方面曾有報告。但是他們的正常對照組以歐洲人為最多。日本人於 1974 年測量 51 例，比歐洲人報告的數字要小 2.25 毫米。中國作此調查報告的尚不多，本組將測量結果提供作為參考資料。因是從中國正常人中實際測量所得，有一定的參考價值（表 18）。

④ 關於椎間孔的形狀問題。一般認為是橢圓形，本組觀察 1000 個椎間孔中，橢圓形者為 77.1％，圓形者 8.3％，腎形者 5.9％，不規則形者 8.7％，正常人亦有此不同形態，以供參考。

⑤ 鈎椎關節增生問題。鈎椎關節可從 X 線斜位片中得到較好的觀察，如有增生唇狀突起，致使椎間孔變小，或形狀不規則後可引起頸椎病。本組 100 例中有 30 例發生增生性改變，但無臨床症狀與體徵，可能尚未刺激到神經根、椎動脈或使其脊髓前動脈受壓。

⑥ 環椎與樞椎關係問題。100 例張口位 X 線照片，顯示環齒間距兩側不等寬者佔 50％，齒軸與環軸不相重疊也佔 50％左右，而環樞關節面平行的在 90％以上。上述説明診斷環樞關節脱位或半脱位，不能只看兩側環齒間距是否等寬，尚應看環樞關節面的情況，更主要的是結合病人的受傷史和臨床體徵。

⑦ 從測量和分析的各項目中，除環齒間隙、椎體間隙、椎體骨質增生、韌帶鈣化、小關節壓跡與年齡有關外，其餘各項，與年齡差異不大。

⑧ 凡頸曲改變，棘突偏歪，骨質增生，椎小關節壓跡，以及韌帶鈣化等等，多分佈在下位頸椎，是否為下段頸椎負重大，活動多，有慢性累積性損傷，而

顯示出的機體代償功能，有待實踐中進一步探討。

2. 異常脊椎 X 線表現

本書有關章節已將脊椎解剖逐一介紹，脊椎 X 線正常解剖就不再在此敘述。茲將脊椎部分常見病變 X 線所見作一概述。

(1) 頸椎病

頸椎病一名，爭論頗多，看法不一致。前面在敘述正常人頸椎 X 線照片 100 例分析中已經指明，無症狀者也可以出現異常 X 線改變，因此僅有頸椎骨性關節病改變，而無神經系統症狀時，不能定為頸椎病。就是說 X 線診斷必須結合臨床。不考慮臨床，只注意 X 線表現，輕易診斷頸椎病不妥；有一系列症狀，有某些異常 X 線表現，可提出符合頸椎病的意見，也可作其他適當描述。在學術上有爭議是好事。

關於椎體骨刺與椎間盤狹窄，學者們認為前者不是後者引起的，指出椎間盤狹窄較骨刺發生為遲，椎間盤狹窄不是造成骨刺的原因，可能對骨刺生長有一定的促進作用。

臨床實踐表明，一些疾病同頸椎病密切相關：像脊髓型頸椎病與頸椎椎管狹窄，頸椎 X 線側位片顯示椎管前後徑小於 10 毫米者，則出現脊髓型頸椎病症狀的可能性大；脊髓型頸椎病與後縱韌帶骨化，其骨化厚度若佔據椎管前後徑的 30% 以上時，多出現脊髓症狀；頸椎病與網球肘或肩周炎 Gunn (1976) 發現頑固的肱骨外上髁炎病人中，近半數合併有神經根型頸椎病，及嚴重的肩關節周圍炎。總之，對頸椎病要全面認識，楊

克勤氏則概括為頸椎病是全身性疾患的一種局部表現。

在以上認識的基礎上，頸椎病 X 線表現（平片）為：

① 頸椎曲度改變（側位觀）：顯示為變直、反張或成角（圖 30）。一般粗略觀察當可明確，也可用測量方法檢查。A 線為齒狀突後上緣至 C7 椎體後下緣連線；B 線為各頸椎體後緣連線；C 線為 B 線的頂點至 A 線的垂直距離。頸椎曲線弧弦距正常為 12 毫米（±5 毫米），須注意排除投照姿勢的影響（按前述投照位置要求進行）。此值如小於 7 毫米屬於變直，甚至變為負數呈反張現象，為頸椎病早期徵象之一。（見圖 28）

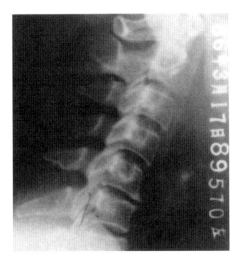

頸椎側位片，顯示頸椎生理曲度失常，C6 以上各椎體呈現前屈，稱 "反張" 現象。C5、6 椎間隙略窄，輕度骨質增生。

圖30　頸椎病 X 線片

② 椎間隙變窄：與相鄰椎間隙比較易確定（圖 31）。

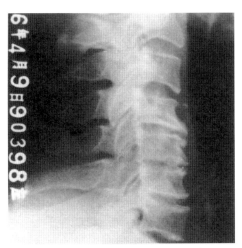

頸椎病側位片，C4～7椎間隙變窄，椎體邊緣骨質增生。

圖31

③ 骨質增生：椎體前緣、後緣骨質增生，或在鈎狀突呈不同程度（長短）骨贅突出，須注意與假陽性改變區別，一般不難確定。骨質增生包括椎小關節及鈎椎關節之增生改變（圖32）。

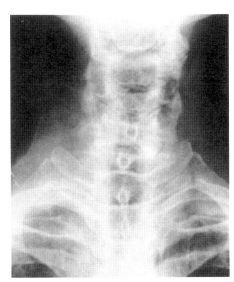

頸椎病正位片，片示C4～6椎體外上角變尖，部分外展伸長，為鈎狀突增生。

圖32

④ 頸椎不穩：椎體可輕度前後滑移，致頸椎生理曲線出現中斷及椎間孔狹小變形等。

⑤ 椎體後下緣至相對的椎板內緣聯合部之距離若小於12毫米（即椎管狹窄），可發生脊髓及神經根受壓症狀。

⑥ 項韌帶及椎體前、後縱韌帶鈣化，均屬軟骨變性、無菌性炎症導致修復鈣化。後縱韌帶鈣化須注意椎管前後徑測量。

⑦ 椎體後緣"雙邊"或上下關節突"雙突"徵：正常情況下，側位片上椎體後緣呈一條邊影，如椎體發生旋轉移位，則出現雙邊影。雙突影也是由於椎體發生旋轉移位，雙側關節突在側位相上無法重合一致所造成（圖33）。

⑧ 椎弓部分"切凹""增生"徵：側位觀表現為上關節突觸及上位頸椎椎弓根下方，或下關節突壓及下位頸椎棘突上方根部，即產生"切凹""增生"徵象（圖34）。

（2）脊椎前移或滑脫症

脊椎滑脫症，是指某一椎體脫離其下方椎體向前滑移，常發生在第5腰椎及第1骶椎之間，也可發生在其他椎體之間。

本病病因有先天性和外傷性兩種，多傾向於前者。Galluccio氏認為某些椎弓峽部由於先天發育缺陷具有潛在的薄弱因素，當遇到外傷後出現缺損。臨床上多見於30～40歲之間的成人，主要症狀為腰痛，可向髖部、骶尾部或下肢放射，臥位休息症狀可減輕。明顯滑脫使棘突向後上方隆起，其上部出現一陷窩，觸按隆起之棘突則有壓痛。

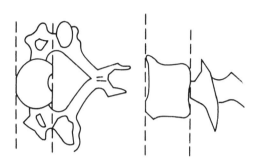

A　正常情況下脊椎未發生錯位時則無雙邊雙突徵

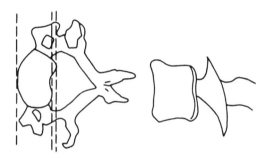

B　脊椎發生旋轉移位後椎體後緣出現雙邊徵

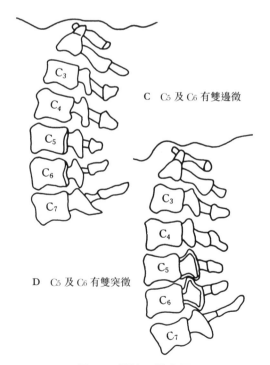

C　C₅ 及 C₆ 有雙邊徵

D　C₅ 及 C₆ 有雙突徵

圖33　雙邊、雙突圖

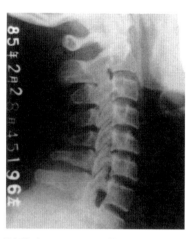

頸椎側位片，顯示 C₇ 上關節突根部有微小骨質凹陷，與之相對之 C₆ 下關節突變尖，形成輕微"切凹"現象。

圖34　切凹圖

① 檢查方法：攝患部正側位及左右斜位片。

為便於識別患椎結構，Lachapele 氏將斜位片上椎骨描述成狗的形態。即狗嘴為橫突，狗耳為上關節突，前足為下關節突，狗脖子（頸部）即上下關節突之間的峽部，狗體為椎弓，狗的後半部為對側的椎弓及上下關節突（圖35）。

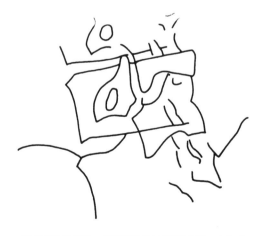

腰椎斜位片所見，脊椎附件狀似"獵狗"形。在狗頸部顯示有帶狀密度減低影。又稱椎弓崩解症。

圖35

X 線表現：

斜位片上如果狗頸部像戴了一個項圈時，就說明峽部有不連存在——椎骨脫離（Spondylolysis），兩側均斷裂時側位片顯示清楚。

側位片：約有 84% 可見到裂隙，移位愈明顯裂隙愈寬顯示愈清楚。

前後位片：多不易顯示，有時在椎弓根緊下方顯示一斜行密度減低影，該影內側端略高或取水平走形。若滑脫明顯，則椎體下緣常顯示模糊。

前後角度位（中心線向頭側傾斜 35°），過度前屈側位及直立側位。前後角度位將第 5 腰椎體移向上方，使下關節突拉長，便於顯示裂隙。立位側位片，加以手持重物能加劇滑脫程度便於識別。過度前屈側位片，因裂隙更為分離顯示更清楚。

② 滑脫程度測定：

Garland 氏法：當第 5 腰椎滑脫時，自第 1 骶椎前緣向骶椎平面做一垂線。正常或僅有裂隙而無滑脫時，則第 5 腰椎椎體前下緣在垂線之後方約 1 ～ 8 毫米。有滑脫時，第 5 腰椎前下緣與垂線接觸或位於垂線前方，稱 Garland 氏徵（圖 36）。

Meyerding 氏法：將第 1 骶椎上面縱分為 4 等份。正常時第 5 腰椎與第 1 骶椎之後上緣構成一連續弧線。有滑脫時，第 5 腰椎前移，根據第 5 腰椎後下緣在骶椎上緣前移的位置分成 1 ～ 4° 滑脫（圖 37）。

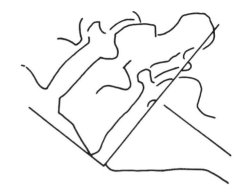

A 第 5 腰椎前下緣已與垂線接觸

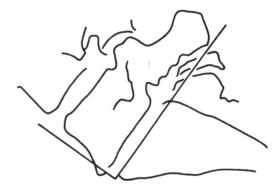

B 第 5 腰椎前下緣已位於垂線前方

圖 36 第 5 腰椎向前滑脫 Garland 氏測定法

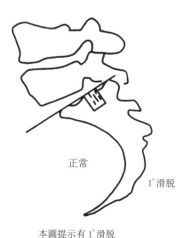

正常

1° 滑脫

本圖提示有 1° 滑脫

圖 37 第 5 腰椎向前滑脫 Meyerding 氏測定法

Meschan 氏法：係根據兩條直線的相互關係以測定第 5 腰椎的滑脫程度。一條線為第 4 腰椎體後下緣與第 1 骶椎體後上緣連線；另一條線為第 5 腰椎體後上緣及後下緣連線。兩線可相交或平行。正常時，兩線相交角度不大於 2°，交點在第 4 腰椎以下。若兩線平行其間距不超過 3 毫米。有滑脫時交點均在第 4 腰椎下界以上（圖 38）。該氏根據兩線相交角度的大小或平行距離的遠近將滑脫分為三度（見表 23）

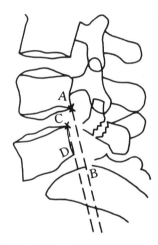

本圖提示 AB 線與 CD 線已平行並超過 3 毫米，
說明第 5 腰椎已向前滑脫。

圖 38　第 5 腰椎向前滑脫 Meschan 氏測定法

表 23

滑脫程度	相交角度	平行距離
輕度	3 ～ 10°	4 ～ 10 毫米
中度	11 ～ 20°	11 ～ 20 毫米
重度	20° 以上	20 毫米以上

（3）椎間盤突出症

係髓核經纖維環向周圍組織突出稱髓核脫垂（Nucleus pulposus protrusion）。

多為慢性損傷所致，且多為重體力勞動者。後縱韌帶位於中央，故椎間盤突出常在後縱韌帶兩旁，恰好是神經根進入椎間孔部位，產生對神經根或脊髓的壓迫症狀。椎間盤前突與側突可不出現症狀。

X 線表現：

① 平片：可提示診斷，如椎間隙狹窄，狹窄可以勻稱或不勻稱。不勻稱時較寬的一側多為椎間盤突出的一面。像椎間盤後突時，多顯示椎間隙前窄後寬；椎體邊緣骨贅形成，結合臨床可考慮椎間盤突出之可能。平片也可供作鑑別診斷之參考，如可排除脊椎結核、腫瘤、炎症及嗜伊紅細胞肉芽腫等病症。

② 造影：當前常用的造影劑為水溶性碘造影劑碘肽葡胺（Conray），它對腰椎間盤脫出及脊髓神經根疾病之診斷效果較為滿意。

造影方法：患者取側臥屈曲，常規消毒並作好準備後，在第 3、4 腰椎間隙處穿刺，見腦脊液流出後，將 60％ Conray 造影劑 4 ～ 6 毫升與等量腦脊液混合後，緩慢注入蛛網膜下腔。完畢拔出針頭，取頭高足低 25°～ 30°位。攝正位，俯臥水平側位及左右斜位片共 4 張。術後保持坐位或半坐位 8 ～ 10 個小時，我們作了百餘例均無嚴重不良反應及後遺症。

正常 X 線表現：造影劑與腦脊液均勻混合後，在 L2 至 S2 平面，使蛛網膜下腔成為不透 X 線的柱狀影。X 線片質量好時可見多數縱形線條狀透亮的馬尾神經影像。自上而下走行在造影劑柱（亦稱硬膜囊）側壁的馬尾神經，沿着相應的椎弓根內緣，自造影劑柱（硬膜囊）分出後向外下斜行，此段稱為神經根。神經根被包繞在神經鞘內，在造影像上神經根鞘是蛛網膜下腔向外下延伸呈軌道狀不透光部分，二者合為神經根鞘袖。正位片可見在同一平面，雙側對稱，與造影劑柱之側壁相互連續，其根下連續部分一般呈銳角。側位片因造影劑重疊不易分辨，而斜位片顯示清楚，對診斷腰椎間盤突出有重要價值。

異常 X 線表現：

①造影劑柱（硬膜囊）改變：

弧形壓跡：在正、側位及斜位片上均可見病變對造影劑柱直接造成不同程度之壓跡（圖 39），表現為椎間隙相對應之造影劑柱部位顯示局限光滑之弧形壓跡。其大小及形態因病變突出的部位、方向和程度而異。

壓跡大小：壓跡的測量係從壓跡的上下緣與造影劑柱緣相平劃一上下走行之直線，然後從壓跡的最深處劃一橫線與前述直線相交測量其毫米數，壓跡大於 3 毫米就有診斷價值。

壓跡的形態和部位：椎間盤突出之部位不同，其形態也不盡一樣。中央型突出，正位片見椎間隙相對應的造影劑柱顯示中間狹窄的對稱性壓跡，狀似葫蘆。側位及斜位均可見較大之壓跡。

密度減低或中斷：多因較大之中線部後突引起，即中央型者。造影劑流至病變局部因其大小程度而出現造影劑密度減低乃至中斷，後者經手術證實往往黏連較多。

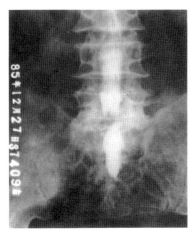

A 腰骶部脊髓 Conray 造影正位片示 L_5S_1 間充盈缺損。

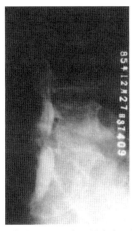

B 側位片示 L_5S_1 間造影劑有充盈缺損，為椎間盤突出部位。

圖 39　脊髓造影

②神經根改變：神經根改變對診斷椎間盤突出極為重要。造影片質量高時可顯示雙側或一側神經根受壓，消失。根下連續性中斷及銳角消失，X 線表現很多得到手術證實。

(4) 強直性脊椎炎

強直性脊椎炎，係一種慢性侵犯骨盆、脊椎，終致脊椎強直的疾患。

長期以來，強直性脊椎炎和類風濕性關節炎是一種病還是兩種病，看法還

不一致，在中國閻世昌氏（1980）等著文
《類風濕性關節炎同強直性脊椎炎的 X 線
對比》並附 310 例分析，對兩者從病變部
位和早期 X 線徵象都進行了詳細對比，
有的經統計學處理，發現具有顯著差異，
並指出臨床血清免疫學均支持兩種病的
意見。閻氏等還強調：臨床對兩病的治
療方法也不同，早期確診治療可避免疾
病發展到晚期造成功能障礙、殘廢，而
X 線檢查對兩病早期診斷和區分具有較
重要意義。筆者同意兩種病的見解。

　　X 線檢查的積極意義和重要作用，
無疑是早期診斷。待至脊椎韌帶骨化、
前縱韌帶及椎間纖維環鈣化、骨化（竹節
樣變），黃韌帶、棘間和棘上韌帶鈣化、
骨化，正位脊椎片呈所謂三條縱帶狀致
密影等 X 線徵象時都已成晚期改變（圖
40）。因此，針對兩病特點側重 X 線檢
查部位，以資鑒別。

　　強直性脊椎炎早期侵犯骶髂關節，
所見為骶髂關節邊緣骨皮質斷裂，呈斑
點狀或小塊狀骨質稀疏。受累的骨質常
見於骶髂關節中下份，開始多侵犯髂骨
側，進而侵及骶骨側，兩側骶髂關節同
時受波及。在起初中下份關節腔略顯增
寬，顯示模糊，漸漸關節邊緣出現鋸齒
狀不整齊現象，關節所在部位顯示高低
密度不一致改變。在胸腰椎，則為椎小
關節模糊，椎體骨小梁亦模糊，椎體呈
方形。

　　而類風濕性關節炎，早期侵犯四肢
小關節，X 線表現為受累骨關節邊緣骨
質侵蝕、關節部位微小囊狀脫鈣等。

　　因此分別早期攝取骶髂關節及四肢
小關節 X 線照片，應視為檢查常規。

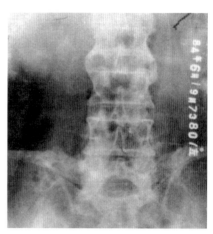

A　強直性脊椎炎腰骶正位片，各椎間韌帶鈣化呈
　　竹節狀。L5 橫突與髂嵴間呈骨性連接，骶髂
　　關節模糊不規則（左）。

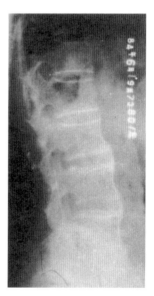

B　腰椎側位片，顯示腰椎椎體間前緣鈣化，與正
　　位片所見類似。

圖 40　強直性脊椎炎

（5）肥大性脊椎炎

　　肥大性脊椎炎，脊椎骨質增生（圖
41），是常見多發病，參考頸椎病的某些
X 線表現即能識別，故不再贅述。

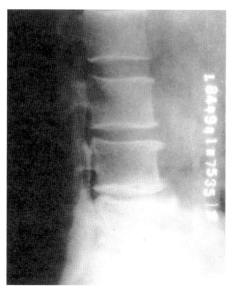

A　腰椎側位片，示腰椎生理曲度變直，L3～5椎體前緣骨質增生（並可見脊髓造影示L4、5椎間盤突出）。

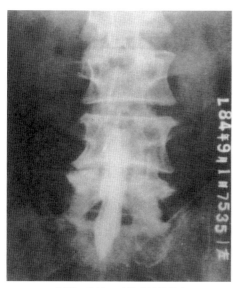

B　腰椎正位片，示椎體骨質增生。

圖41　肥大性脊椎炎

（二）特殊檢查

1. CT 檢查

　　CT 為 Computed Tomography 縮寫，即電子計算機斷層。它是英國電子計算機工程師 G. N. Hounsfield 於 1972 年設計成功並應用於臨床。一般 X 線成像條件要藉助於人體組織結構的自然對比、人工對比以及單向投照和各組織影像的相互重疊。密度低和密度差別很小的器官則很難顯示其形態。CT 成像完全不同於傳統的 X 線攝影，它不是 X 線直接投照在膠片上，而是用 X 線對被檢部進行掃描，應用和電子計算機相連的檢測器來測量透過人體 X 線的強度，再經電子計算機加工處理，重新構成被檢部位橫斷層的圖像。由於檢測器極為靈敏和計算機的高分辨力，所以被檢層面各組織或臟器的密度即使密度差別很小，也能形成對比，甚至不用注入造影劑，也能構成清晰的圖像。圖像可以通過監視器顯示，也可藉助照像機、打印機，行打和錄相機記錄保存。

　　CT 問世十餘年，臨床實踐證明，幾乎人體所有組織器官都可作 CT 掃描檢查，脊椎也不例外。各段脊椎通過 CT 檢查可以清楚地顯示椎管骨質增生、骨折片突入及椎間盤突出等。椎管內脊髓小病灶在發現和定性上目前尚有困難。

　　2. 磁共振成像

　　磁共振成像 (Magnetic Resonance Image，簡稱 MRI) 是一種物理現象。1973 年 Lauterbur 等首先報導了磁共振成像技術，近年來作為醫學影像學的一部分發展很快。MRI 影像的信號含有獨特的化學和結構信息，其發展前途具有更大的潛在優越性。

　　原理是：含單數質子的原子核如 ^1H、^7Li、^{13}C、^{19}F、^{23}Na 等，處於勻強磁場內，用特定頻率的無線電波使之激發，然後將它們吸收的能量再釋放出來，成為射電訊號，這種現象就稱為磁共振。80 年代後，MRI 在機械裝置和成像技術上，都有重大進展。目前，MRI 圖像已可與 CT 媲美。對於腦、脊髓、脊椎及椎間盤顯像則優於 CT。

(趙文勉)

(三) 脊椎關節錯位 X 線診斷標準

1. 建立椎關節錯位的 X 線診斷標準是建立臨床診斷標準的關鍵

在 CT 和 MRI 廣泛應用的今天，X 線平片對脊椎的檢查有其簡便、實用、費用低廉等特點，故仍為脊椎病檢查的首選方法。

一直以來，無論是放射科還是骨科，對脊椎 X 線平片的評判都是從以下五個方面進行：

(1) 椎體的增生：包括唇樣增生、骨刺形成、嚴重的上下椎體骨贅相連形成骨橋，鈎突肥大、變尖等。

(2) 椎體軟骨退行性改變，如椎體邊緣不規整及椎體變扁變形。

(3) 椎間盤退行性改變：椎間隙狹窄、鈎突關節狹窄。

(4) 韌帶鈣化：脊椎前後縱韌帶鈣化，棘上韌帶鈣化，項韌帶鈣化。

(5) 脊椎生理曲度改變：變直或反張。

然而，大量臨床實踐證實，僅僅依據以上退變徵象進行診斷，往往會產生漏診和誤診 (詳述於本書頁 184)。有的患者症狀明顯，卻無明顯 X 線徵象；反之，X 線徵象明顯者並非都有症狀；有些患者雖有症狀但與 X 線徵象無直接相關。譬如：患者上肢橈側麻木疼痛放射到拇指，但是，僅有 C7/T1 椎體增生或椎間隙變窄。這就給診治脊椎病帶來一些困擾和難題。

針對這個問題，我們在上世紀七十年代，進行了深入的研究，結果證明造成我們困擾和難題的根本原因，是以往過分強調脊椎的退變，而忽略了椎間關節錯位這個關鍵性的病理過程。骨折、脫位、半脫位目前都有統一的診斷標準，而椎關節錯位目前國內外還沒有一致認可的定義和診斷標準，我們在長期大量臨床實踐中，總結出一些規律，希望能起到拋磚引玉的效果，有助將來制定更科學的、被廣泛認可的標準。

2. 椎間錯位的類型

從觸診、運動功能檢查和 X 線平片徵象三方面綜合來判斷，依據脊椎的三種生理運動功能，總結出五種錯位類型：

(1) 在伸屈運動狀態發病，相鄰脊椎發生前後位移錯動，形成 "前後滑脫式錯位" (圖 42A)。觸診：在頸椎可觸到病椎左右側的橫突、關節突然後凸或前凹

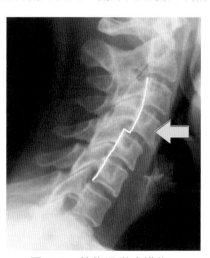

圖 42A   前後滑脫式錯位

並壓痛；在胸腰椎可觸到棘突後凸或前凹。功能活動：伸屈功能活動受限。X線側位片：顯示椎體後緣聯線中斷，或成角，或反張。斜位片顯示：同一節段的左右椎間孔都變窄。目前多份報告頸軸變直，反張。若尚無退變者，常將脊椎病排除（下同）。現行的頸軸、腰軸標準均易造成漏診。

(2)在側屈運動狀態發病，脊椎發生側向位移錯動，形成"側彎側擺式錯位"（圖42B）。單個脊椎側向錯動為側擺，連續兩節以上的脊椎向同一方向側擺為側彎。觸診：一側橫突側向隆凸，對側凹陷，若多節發病，脊椎呈C形或S形側彎，病椎旁有壓痛（此為水平側擺，垂直側擺觸診不夠清楚，需借助影像診斷來確定）（圖42C）。在胸腰椎的側彎都並有輕度旋轉，錯位椎體側擺時併發輕度旋轉，觸診棘突偏向一側呈弧線為側彎，單個棘突輕度偏歪伴壓痛（符合神經定位診斷和影像定位診斷）者為側擺。功能活動：側屈活動受限。X線正位片：若棘突、兩側椎弓根均偏離其上下聯線，若棘突與左右兩側椎弓根的距離等寬者，為水平側擺；若椎間隙左右不等寬，或棘突無偏移而椎體出現左右傾斜者，為垂直側擺錯位；頸椎的鈎椎關節左右不對稱，久病者鈎突變尖增生。側位片可見椎體上下緣雙邊徵；斜位片常可見椎間孔橫徑或縱徑變形變窄。張口位片可見側齒間距左右不等寬，環樞關節左右不對稱，或樞椎齒突中線偏離脊椎軸線；腰椎正位片或骨盆正位片：腰軸與骶軸不在同一垂線中，應分析其是腰椎側彎或骶椎側擺錯位（骨盆旋移綜合徵的一種

類型）（圖42D）。

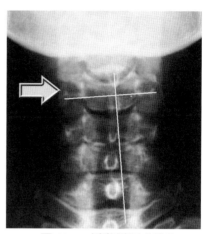

圖42B　側彎側擺式錯位

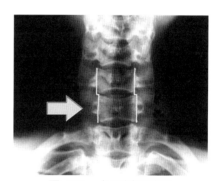

圖42C　水平側擺錯位

(3)在轉體運動狀態發病，脊椎發生旋轉位移錯動，形成"左右旋轉式錯位"。觸診：頸椎一側橫突、關節突後移隆起，而其上或下相鄰的頸椎或離病椎稍遠節段的對側橫突、關節突後移隆起，並有椎旁壓痛；胸腰椎則會觸到棘突偏向錯位的上下椎間，其棘突偏向相反。功能活動：脊椎轉體活動受限。X線側位片：椎體後緣雙邊徵或關節突雙突徵（平行型或連接型）（圖42E、42F）、環椎後弓呈三邊徵、四邊徵者（圖42G），觀察兩側下頜角影，排除投照誤差，如果是投照體位造成的雙邊、雙突，往往

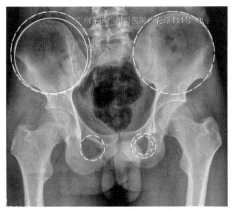

圖 42D1　骨盤旋移綜合徵

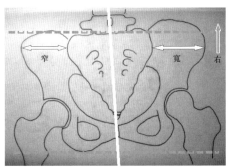

圖　42D2　骨盤旋移症 X 片線條圖顯示：左邊髂骨變窄並向下移（向前旋並向後移），右邊髂骨變寬並向上移（向後並向前移）。

呈系列性。而病理性者，是個別椎間有雙突徵，或上、下椎間出現不同形態的雙突（平行型或連接型）；若大部分為雙突，其中一個為單突者，可拍攝 45°斜位片，觀察椎間孔的形態以助確診。在雙突與單突之間，究竟哪個是錯位？需要結合觸診法來鑑別。正位片：錯位脊椎的棘突偏向一側，且與左右椎弓根之間的距離不等寬；斜位片：病變節段椎間孔變形變窄，且左右兩側改變的椎間孔不在同一椎間。目前多認為雙邊雙突徵屬投照時體位不正所致，或只報告關節功能紊亂。

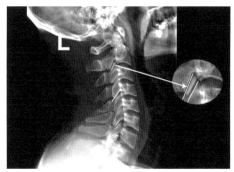

圖 42E　平行型雙突徵

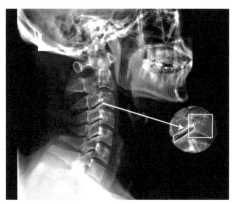

圖 42F　連接型雙突徵

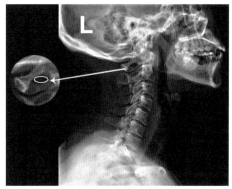

圖 42G　環椎四邊徵

（4）在伸屈運動時受暴力性損傷者，易造成椎體、椎間關節形成"傾位仰位式錯位"（圖 42H）。觸診與"滑脫式錯位"類似，不同點是壓痛在棘突間為重，病椎上下棘間距離改變，上寬下窄者，稱仰位式錯位；上窄下寬者，稱傾位式錯

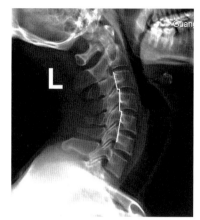

圖 42H　傾位仰位式錯位

位。功能活動：呈現明顯伸屈活動受限體徵。X 線側位片：除成角、反張外，可見椎體傾、變化，即相鄰三節椎體間的後緣聯線連續中斷，且方向一致，以下椎為基礎，其上椎依次連續向前移位者，其三椎的中間椎體為仰位式錯位；若上椎依次連續向後移位，為傾位式錯位。此類型錯位多見於車禍、跌撲或頭頸部撞擊傷，多與椎間盤突出併發。屬

臨床的重症（脊髓型）或疑難病人。我們創用牽引下正骨推拿法復位效果確切，常能免除手術而治癒。對椎管狹窄的病因，目前 CT、MRI 只診斷椎間盤突出和黃韌帶肥厚或韌帶鈣化，忽略了椎體錯位的病變，若未經復位而進行手術，療效常不理想甚至加重。

(5)混合式錯位：在同一椎間發生兩種以上的錯位改變者。

(龍層花　王廷臣)

二、電診斷

電診斷是從體外引入定量的脈衝電流刺激神經肌肉，藉以研究神經肌肉的興奮性特徵，從而了解神經肌肉的功能狀態，進而對神經肌肉系統的一些病損作出判斷的一項檢查技術。它對下運動神經元病患的輔助診斷有較大價值，對脊椎綜合徵特別是頸椎綜合徵和腰椎綜合徵能有所幫助。電診斷的方法頗多，

表24　變性反應的特點

反應	部位	感應電	直流電
正　常	神經	反應基強度與健側相近似	反應基強度與健側相近似，肌肉閃電樣收縮，通電時陰極刺激＞陽極刺激
	肌肉	同上	同上
部分變性	神經	基強度增高或降低	基強度增高或降低，收縮緩慢，通電時陰極刺激＜陽極刺激
	肌肉	基強度增高或降低	同上
完全變性	神經	無反應	無反應
	肌肉	無反應	基強度增高，蠕動樣收縮，通電時陰極刺激＜陽極刺激
絕對變性	神經	無反應	無反應
	肌肉	無反應	無反應

在此僅敍述目前常用的常規電診斷及強度——時間曲線測定兩種。這兩種電診斷方法雖不如肌電圖精確，但它不需要昂貴的專門儀器，使用一般直流——感應電療機或多形波治療機便可進行，在缺少肌電圖的情況下，它仍不失為一種有價值的輔助診斷方法。現分述於後。

(一) 常規電診斷

常規電診斷亦稱直流與感應電測定或變性反應試驗。它是用直流電與感應電分別刺激神經肌肉，根據刺激閾值的改變和肌肉收縮反應的特點，來判斷神經肌肉的功能狀態的一種電診斷方法。此法所需設備簡單，操作較容易。

1. 檢查方法

應用一般直流——感應電治療機，一個手柄帶有指按開關的點狀（直徑 1 厘米左右）刺激器和一塊面積約 80 平方厘米的板狀負極即可進行。

先用感應電，後用斷續直流電分別刺激神經及肌肉，方法是將點狀刺激器置於神經及肌肉的運動點上連接陰極，負極置放在肩背（檢查上肢時）或腰背（檢查下肢時）部連接陽極，緩慢地增加電流，找出電流引起該神經支配肌肉產生最弱收縮時的電流強度（基強度）；同時觀察肌肉收縮反應的特徵；直流電檢查時，最後將點狀刺激器改接陽極。觀察找出基強度，對預定要檢查的神經及肌肉逐一進行，並隨即作記錄。檢查時患者一般採用臥位，被檢查的肌肉要完全鬆弛，先檢查健側，後檢查患側。

2. 結果分析

常規電診斷可以判定神經有無變性反應及其程度，可根據表 24 列出的特點進行分析判斷。

3. 診斷意義

常規電診斷能鑒別上、下運動神經元病變；辨別器質性或功能性疾病；區別下運動神經元病變與原發性肌病。還可以根據變性的程度對周圍神經病損的預後作出粗略的估計，定期覆查觀察對比還可以對其歸轉作出大致的評價，對周圍神經病損的診斷有較大價值。

對脊椎綜合徵的診斷能有所幫助，當前角細胞或神經根受損時，所屬神經及其支配的肌肉會出現變性反應。因而對脊椎有關節段支配的神經與肌肉進行檢查，可有助於判定脊髓、神經根及神經叢是否受壓，特別是對頸椎及腰椎部位的診斷價值較大。

4. 注意事項

(1) 檢查要在神經發生變性後才能得到正確結果，一般需在發病後 2 ～ 3 週始可進行。

(2) 不能作出病因診斷，只能檢查判定變性反應。例如椎間盤突出、腫瘤、骨折等不同原因引起的神經根病損，其檢查結果相似，無法辨別，必須以臨床檢查為主，常規電診斷只能作為臨床診斷的一種輔助方法。

(3) 檢查室光線應充足，室溫維持在 25℃ 左右。電極應保持濕潤。

(4) 檢查者應熟悉神經、肌肉解剖和各運動點的位置。刺激肌肉時儘量達到肌肉最小收縮以求取閾值。

(5) 皮膚感覺異常、檢查局部水腫或有瘢痕時都會影響檢查的準確性，分析結果時必須考慮這些問題。

(6) 檢查當日不做其他檢查或物理治

療。空腹、安裝心臟起搏器、檢查局部皮下有金屬物、心肺功能衰竭、檢查局部皮膚破損或炎症均不宜進行檢查。

（二）強度——時間曲線（I/t curve）測定

強度——時間曲線是按照電流的不同持續時間以及不同的閾刺激強度（基強度）在圖上描畫出來的曲線（圖43）。圖中橫坐標為電流持續時間，也就是刺激的時間閾值。縱坐標為電流強度，也就是刺激的強度閾值。曲線表示刺激基強度與刺激時間閾值的關係。它是電診斷中比較精確的測定組織興奮性的一種定量檢查法。

1. 檢查方法

強度——時間曲線測定須用專門的測定儀器，儀器要求能輸出持續時間可調的脈衝波（波寬 0.01 ～ 300 毫秒以上），並能隨意調節脈衝強度及頻率。檢查所用的電極與常規電診斷相同。

檢查時患者一般採臥位，暴露檢查部位，選定好準備檢查肌肉的運動點。

一般不須作健側檢查，電極放置如同常規電診斷檢查。刺激電極接連陰極置於運動點上，常規採用 10 個不同脈衝時間，即 1000、300、100、30、10、3、1、0.3、0.1、0.03 毫秒，測定每個時間的基強度值。先用 1000 毫秒測得基強度值，繼而用 300 毫秒測得其基強度值，再用 100 毫秒，依次類推，最後用 0.03 毫秒測得其基強度值。如是將測得的 10 個不同時間的基強度值一一記錄在記錄圖紙上，即可繪畫出該肌肉的強度時間曲線。完成一塊肌肉測定後再進行另一塊肌肉的測定，可分別繪畫出各塊肌肉的曲線。

2. 結果分析

強度—時間曲線測定可以判定受檢肌肉有無失神經支配現象及其程度。主要根據下述標準進行判斷（如圖43）：

（1）正常神經支配曲線　如圖 43A 曲線，其特點是曲線的斜率少；上升部分偏左；基強度一般較低；0.03 毫秒脈衝有反應，是一條低平的等邊雙曲線。

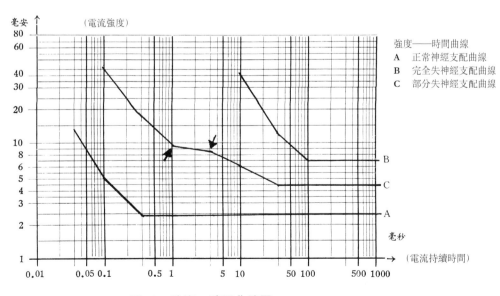

圖43　強度—時間曲線圖

(2) 部分失神經支配曲線　如圖 43C 曲線，其特點是斜率比 A 曲線大；與正常曲線比較位置向右上移；曲線不平整連續，中間出現扭結；基強度一般偏高；0.03 毫秒脈衝多無反應，是一條類似 "S" 形的曲線。

(3) 完全失神經支配曲線　如圖 43B 曲線，其特點是斜率較大；與正常及部分失神經支配曲線比較位置明顯向右上方移位；基強度明顯偏高；對短時間脈衝（< 1 毫秒）無反應。

(4) 肌肉對電刺激無反應，不能繪畫出曲線，這結果與常規電診斷的絕對變性反應相同。

3. 診斷意義

強度—時間曲線測定的診斷價值在於判斷下運動神經元病損的神經功能狀態，估計病損的程度及預示恢復和推測預後。其結果比常規電診斷精確。此法可以估計正常神經支配與失神經支配的肌纖維之比，可以大約指出其比例數字。例如圖 43C 曲線是一典型的 "S" 形曲線，其扭結位於 1 ～ 3 毫秒之間，據此可估計這塊肌肉中正常神經支配的肌纖維與失神經支配的肌纖維大約是各佔 50%。如果神經再生，完全失神經支配曲線可從右上向左下移動並可出現扭結，部分失神經支配曲線逐漸左下移，扭結逐漸消失。曲線可以表現神經肌肉的全部興奮性特徵，是一種比較精確的定量電診斷方法。

強度—時間曲線測定對脊椎綜合徵的診斷能有所幫助，如對某一特殊的神經根、神經叢，或按節段性分佈對受支配的肌肉進行檢查，即可確定受損的範圍，進一步可以對受損支配神經發源於脊髓的平面進行定位。

4. 注意事項

與常規電診斷中的注意事項 (1) ～ (6) 相同。對深在的肌肉測定不容易，難以畫出曲線。如同常規電診斷一樣，不能提供有關上運動神經元疾患及肌病的直接診斷數據。

(寧俊忠)

三、腦電圖檢查

腦電圖（electroencephalogram，EEG）檢查是通過置於頭皮上的電極，把大腦皮質的自發性生物電活動放大並記錄下來，然後結合臨床進行分析，最後對腦功能進行評定的一項檢測技術。其對腦部本身疾病（癲癇、腫瘤、炎症及變性病等）和腦外疾病（代謝和內分泌紊亂及中毒等）所引起的中樞神經系統變化都有重要的診斷價值。臨床上不僅用於疾病診斷，也用於腦功能監測。能為腦神經系統疾病的診斷及療效觀察提供可靠的依據。

（一）腦電圖檢查技術

1. 電極放置

常用的電極有：墊型銀管電極、針電極、黏連電極、銀絲蝶骨電極。另外還有皮質電極、深層電極、鼻咽電極、耳鼓電極、小腦電極、蝶骨電極等特殊電極。先清潔頭皮（去脂），然後按國際 10 ～ 20 系統分別在雙側額極、額、中央、頂、枕、前顳、中顳和後顳以及額中、中央中及頂中放置電極。

腦電描記導聯聯繫法主要為單極導

聯聯繫法（簡稱單極）及雙極導聯聯繫法（又稱頭皮—頭皮電極聯繫法）。前者描記的電活動波幅較高，異常電活動的表現亦較明顯。但易受干擾，定位受到一定影響。後者描記的電活動波幅較低，但不易受干擾，定位較為準確。另外也可通過直線導聯聯繫法、橫導導聯聯繫法、環導導聯聯繫法及三角定位聯繫法等進行定位。而用多導聯聯繫法能提高腦電圖診斷的陽性率。

2. 腦電記錄的方法

一般常規腦電記錄法以單極導聯或雙極導聯方式連接，在覺醒、安靜、閉目狀態下進行記錄，必要時加用適當的誘發方法。磁性記錄（Holter）法可連續記錄 24h 以上的腦電變化。先將腦電信號記錄於一個便攜式磁帶盒，然後再經醫生重放分析的一種方法，有助於癲癇的診斷。通過顱腦手術可將電極直接置於大腦皮質表面或插入皮質下及其深部結構可分別記錄到皮層電圖和深部電圖，主要用於立體定向手術及腦功能研究。

3. 腦電圖檢查誘發試驗

腦電圖檢查誘發試驗是指在安靜、閉目、覺醒狀態下描記的腦電圖未見異常時，給病人以某種刺激，使其潛在的異常腦電活動被引導出來或使已有的異常腦電活動更加明顯。腦電圖誘發試驗可以提高腦電圖異常的陽性率。現將各誘發試驗的方法及臨床意義分述如下。

（1）睜—閉眼誘發試驗：令受試者睜眼 3 ～ 5s 後閉眼 3 ～ 5s（閉眼後 α 波恢復再睜眼）。反覆 3 次，取 3 次潛伏期、3 次恢復期均值，為潛伏期、恢復期的腦電值。該試驗主要用於檢測病人的 α 節律對光的反應情況，正常反應是睜眼後出現 α 節律抑制代之以 β 節律，閉眼後 α 節律恢復。通過該試驗可了解大腦生理功能狀態、誘發癲癇波形及鑒別癔病、詐盲。

（2）過度換氣誘發試驗：受試者每分鐘深呼吸 20 ～ 30 次，共深呼吸 3min。該試驗主要是激活局部慢波，多用於激發原發性全身性癲癇的雙側同步性棘—慢複合波，尤其在失神發作者可以誘發出 3Hz 的棘—慢複合波。過度換氣能使癲癇患者的腦電圖出現抽搐放電，甚至發生搐搦。過度換氣是一種有效的活化試驗。

注意在急性顱內壓增高、腦血管意外、蛛網膜下腔出血史及顱腦外傷者，可不必作過度換氣誘發試驗。

（3）閃光刺激誘發試驗：該試驗是利用閃光刺激視網膜而引起腦電圖改變的一種方法，將閃光燈置於受試者眼前約 25cm 處，受試者閉目靜坐。先用較低頻率刺激，每次刺激時間為 10 ～ 30s，休息 10s，再用第 2 個頻率。用不同頻率無規律地刺激，以誘發異常波。該試驗是一種較好的誘發試驗。有助於癲癇的診斷，尤其失神發作病人可以誘發出 3Hz 的棘—慢複合波，光源性癲癇更易出現發作及臨床發作。

（4）睡眠誘發試驗：睡眠誘發試驗包括自然睡眠和藥物睡眠兩種誘發方法。疑有癲癇而常規腦電圖正常時，通過睡眠誘發試驗可明顯提高陽性率。對兒童良性癲癇、全身性癲癇、顳葉癲癇的確診有重要意義。對局灶或外傷性癲癇、器質性腦部疾病（腦瘤、腦血管病、外傷、血管畸形）等也有一定價值。如果剝奪睡眠誘發實驗陰性，隨即進行睡眠誘發試驗，可加強誘發效果。

（5）剝奪睡眠誘發試驗：受試者自然不睡眠 24 ～ 48h 後描記腦電圖。用於疑有癲癇而常規腦電圖正常者。其癲癇誘發的陽性率可達 56%。

（二）腦電圖的成分

腦電圖的基本成分為腦波的波幅、時間和位相等。分析腦電波，不能只看單獨一個腦電波，而是要連續、動態地去觀察它的過程和規律。腦電圖結果的分析是以腦電波的頻率、波幅、波形、位相和腦波出現的形式及分佈等為依據。

1. 頻率：一個波從離開基線到返回基線所需的時間稱週期，同一週期的腦波在 1s 中內重複出現的次數為頻率。腦波按頻率不同可以分為 4 類：α 波為 8 ～ 13Hz；β 波為 14 ～ 30Hz；δ 波為 0.5 ～ 3.5Hz；θ 波為 4 ～ 7Hz。

2. 波幅：從波峰到基線的垂直距離稱波幅，代表電壓的高低，用微伏（μV）表示。根據波幅的高度，腦波可分為 4 種：低波幅（< 25μV）；中波幅（25 ～ 75μV）；高波幅（75 ～ 150μV）；極高波幅（> 150μV）。

3. 波形：腦波形態取決於週期、波幅、時間、位相等因素，而其中不同組合又構成了不同的波形。包括：正弦波或類正弦波、半弧狀波、鋸齒狀波、雙峰波、棘波、棘慢波、尖波、尖慢波等。

4. 位相：指同一部位在同一導聯中所導出的腦波，於前後不同時間裏波的位置關係，或兩個不同部位在同一時間裏所導出的腦波的位置關係（時間關係）。向基線一側偏轉的腦波稱"單相波"，向上偏轉的為"負相波"，向下偏轉的是"正相波"。向基線兩側各偏轉 1 次的腦波為"雙相波"。一個波由基線反覆向兩側偏轉多次的腦波稱為"多相波"。兩個導程腦波出現的時間先後，極性和週期的長短完全一致時稱為同位相。如兩個導程腦波間的時間關係有差異，則稱為非同位相或有位相差。當位相差為 1/2 週期時腦波錯位 180°，即兩導程腦波同時向基線相反方向偏轉，稱為"位相倒轉"，可作為大腦病變的定位指徵。

5. 調節：調節指腦波的基本頻率（節律）的規律性與穩定性。在同一部位的腦波基本頻率是穩定的，前後相差不應超過 1 次 /s，2 次 /s 以上為調節差。不同部位的腦波基本頻率相差不應超過 2 次 /s。

6. 調幅：調幅指腦波基本頻率的波幅變化的規律性，正常呈梭形出現，即波幅有規律的由低漸高，又由高漸低，如紡錘狀，此稱調幅現象。一個調幅現象約 1 至數秒，呈有規律的波浪狀連續出現，如無此現象或波幅參差不齊失去規律性，為調幅不良。

7. 腦波出現形式及分佈：在腦電圖中的單個電位差稱"波"，連續出現的波為"活動"，具有比較恆定的週期和形狀，規律地反覆出現的活動稱"節律"。在腦電圖描記中，表現為或多或少彌漫的和持續的活動構成"背景活動"。正常成人腦電圖主要以 α 波為主，間有 β 波及少量低幅慢波（θ 波、δ 波）散在出現。較大兒童或青春期除 α 節律外，還可有一定的慢波，在病理情況下，可由慢波組成。腦電圖常由下述各種成分構成：

（1）α 波：頻率在 8 ～ 13Hz，以 10 ～ 11Hz 最常見；波幅為 10 ～ 100μV，平均 50μV 的正弦形節律。主要見於枕頂區，有明顯調幅現象。為正常成人的基本節律。

（2）β 波：頻率在 14 ～ 30Hz，波幅為 5 ～ 30μV，一般為 20μV。不超過 50μV，主要在額中央區，常不規則。一般認為 β 波增多是皮質張力增高所致。但約有 6% 正常人腦電圖以 β 波為主，此型腦電圖稱 β 型腦電圖。

（3）θ 波：頻率在 4 ～ 7Hz，波幅 20 ～ 40μV，見於頂區、額顳區。正常成人 θ 波的百分率一般不超過 10 ～ 15%。皮質下病變產生兩側爆發性 θ 節律。局灶性 θ 節律屬不正常表現。

（4）δ 波：頻率 4Hz 以下，波幅 10 ～ 200μV。δ 波出現於正常人睡眠時。在嬰兒和少年兒童出現 δ 波屬於正常現象。經常存在的局灶性 δ 波提示皮質病變。

θ 波與 δ 波均屬於慢波，在正常人見於嬰兒至兒童期以及成年人的睡眠期間。局限性慢波見於局限性癲癇及腦部器質性疾病，並有定位診斷價值。彌漫性慢活動見於某些感染、中毒、低血糖、顱內壓增高和昏迷等。慢活動反映了腦抑制過程，慢活動的波幅降低表示抑制加深。

（5）腦電圖其他成分：包括棘波、尖波（又稱銳波）、棘慢綜合波、多棘慢波、尖慢綜合波、κ 節律、κ 複合波、λ 波、μ 節律、頂尖波、σ 節律（又稱睡梭或睡波）、手套形波、高度失律、懶波、平坦活動（又稱電沉默現象）、爆發性抑制活動。

（三）正常腦電圖和異常腦電圖

1. 不同年齡組正常腦電圖的特點

不同年齡有不同的腦電節律。隨着年齡增長，小兒腦電圖變化呈一定規律性，即：頻率由慢變快；由不規則變規則；由不對稱變對稱；波幅由低變高，再由高變為正常成人波幅高度；由不穩定到穩定；對光從無反應到有反應，從有反應到有正常反應。

（1）新生兒期（出生後～1個月）：以雜亂、不規則的低波幅 δ 活動佔優勢，頻率小於 2Hz，波幅 20 ～ 50μV，出現散在性低波幅的 α 波和 β 波。

（2）嬰兒期（1個月～1歲）：慢波增加，逐漸出現規律性、對稱性，頻率 2 ～ 6Hz，波幅 20 ～ 50μV。背景活動表現為基線不穩。6個月以前以 δ 活動佔優勢，6個月以後以 θ 活動為主。

（3）幼兒期（1 ～ 3 歲）：慢波頻率逐漸增快，節律性和對稱性逐漸明顯，特點是 30 ～ 60μV 的 θ 活動，背景活動表現為基線不穩。1歲半以後有 13% 以 α 活動佔主導。此期 β 活動仍很少。開始出現個體差異，聲、光開始具有抑制作用。

（4）幼童期（4 ～ 6 歲）：以 θ 活動為主，δ 活動幾乎消失，特徵為 7 ～ 10Hz、波幅 40 ～ 120μV 的活動。背景活動表現為基線不穩。枕部開始出現 α 節律。

(5) 兒童期 (7 ～ 12 歲)：δ、θ 波逐漸消失，以 8 ～ 11Hz、40 ～ 120μV 的 α 活動佔優勢。背景活動表現為基線不穩或欠穩各佔一半左右。趨向成人的腦波，α 波優勢逐漸確立，但 10 歲以下時仍不夠穩定。

(6) 青少年期 (12 ～ 20 歲)：以 9 ～ 12Hz、20 ～ 100μV 的 α 節律佔優勢，2/3 表現為背景活動基線欠穩。與成人腦電圖相似，尤其 18 歲以後逐漸穩定。

(7) 成年期 (20 ～ 60 歲)：呈現特徵性 α 節律，特點是頻率 8 ～ 13Hz、平均 10.4Hz，波幅 10 ～ 100μV、調節調幅良好的 α 節律，枕、頂區明顯，α 指數約 80%。β 活動的頻率 14 ～ 25Hz，波幅 5 ～ 20μV，額、顳區佔優勢，β 指數約 15%。少數人可見低波幅慢波 (θ、δ) 散在出現，波幅多為 10 ～ 30μV，額、顳區易出現，指數不超過 5%，其中 δ 波指數不超過 2%。成人腦電圖具有穩定性、對稱性、反應性等特徵。同一機體腦電圖是恆定的，不同機體腦電圖可有相當大的差異。兩側對應部位腦波的頻率差小於 10%，波幅差小於 20%。視反應時 71% 的 α 節律完全抑制。過度換氣時，指數及波幅均有增高或呈短時間不規則腦電圖，有 11% 的人出現 40 ～ 60μV 的 θ 活動。正常成年人腦電圖分為下列四種類型：

① α 腦電圖：α 節律佔優勢，各區可有少數低幅 β 活動，θ 波不明顯，佔 79%。

② β 腦電圖：β 活動佔優勢，波幅可高達 50μV，佔據大腦各區，約為 4%。

③ 低波幅腦電圖：是指不超過 10μV 的節律或 20μV 的活動，表現為 α 波稀少，β 波少而難於計算。結果是低波幅的 θ 波反而清楚，視反應和過度換氣時常出現 α 節律，約佔 7%，瞬間波幅變平，見於疲勞狀態者。

④ 不規則腦電圖：α 節律不規則，基線欠穩，佔 10%。瞬間 α 節律不規則可發生於過度換氣或疲勞時。

(8) 老年期 (60 歲以上)：80 歲以前多為頻率 9 ～ 11Hz，波幅 10 ～ 60μV 的 α 波。80 歲以後多為頻率 8 ～ 10Hz，波幅 10 ～ 60μV 的 α 波，約 50% 基線欠平穩。視反應時 70% 的 α 節律完全抑制，30% 的 α 節律部分抑制。過度換氣時各區出現中波幅 θ 活動各佔 4%。

2. 異常腦電圖表現

異常腦電圖表現主要有：偏離正常範圍、慢波增多、波幅變化 (以波幅降低最有意義)、出現異常波等。一般來説腦電圖病理波形不是某種疾病的特異表現，而是疾病引起腦功能紊亂的表現。不同疾病的腦功能改變可以相似。病因相同，因腦功能受損的程度、範圍、病程等不同，腦電圖改變也可不同。

(1) 基本腦波的異常

① α 波的改變：包括頻率變慢、波幅變低或異常增高、位相紊亂及反應性消失等。

② β 波的改變：包括廣泛性或局限性波幅異常增高、波幅局限性減低等。

(2) 病理性腦波

① 陣發性異常波：包括慢波、棘波、棘—慢綜合波、尖波、尖—慢綜合波、

多棘複合波、三相波等。

② 非陣發性異常波：包括局限性或普遍性非陣發性異常波。多見於腦各種器質疾病，示神經元代謝低下。

根據腦電圖的不同表現，大致將成人異常腦電圖分為廣泛輕度異常、廣泛中度異常、廣泛重度異常、界限性腦電圖、界限性異常腦電圖等。兒童腦電圖異常的判斷比成人困難。凡與相同年齡組的腦電圖表現不符者即為異常腦電圖。

(四) 腦電圖的臨床應用

腦電圖檢查是一種無損傷、安全無痛的輔助檢查方法，對於了解大腦功能，協助診斷，指導治療，判斷預後，均有一定的實用價值。在一些神經系統疾病的診斷具有定位意義。

腦電圖檢查對癲癇的診斷價值最大：

(1) 能鑒別癲癇與非癲癇性質的發作性障礙。

(2) 明確癲癇發作類型。

(3) 評估藥物治療作用，並可為抗癲癇藥的應用或停藥提供客觀指標。

(4) 能為手術治療難治性癲癇進行定位。

腦電圖檢查還可應用於顱內佔位性病變 (腦腫瘤、腦膿腫等)、中樞神經系統感染性疾病；腦外傷、腦血管疾病或軀體性疾病引起中樞神經系統功能失調或損害；某些發作性疾病 (頭痛、腹痛、肢痛型癲癇、間腦發作等)。腦電圖檢查對器質性精神病與功能性精神病、意識障礙的原因能進行鑒別診斷。

為了提高腦電圖檢查的靈敏度，可採用一些誘發試驗方法，使不明顯的異常電活動誘發出來。而對一些特殊部位可使用特殊電極引導出異常腦波協助診斷，如使用鼻咽電極可描記中線結構深部病變的腦電活動。

然而，有時腦電圖的異常與臨床表現並非完全一致，腦電圖異常的程度不一定都能反映病變的程度，有 10 ～ 13% 的正常人腦電圖異常。因此腦電圖的臨床應用有一定的局限性，只能起輔助作用。總之，分析腦電圖結果時，一定要根據腦電圖的特點、異常程度、病變部位及疾病不同階段腦電圖的變化，並結合臨床資料全面分析，才能對疾病作出明確診斷和預後預測。

(五) 腦電圖檢查在脊椎綜合徵中的價值

脊椎綜合徵在臨床上表現複雜，可以引起全身出現各種臨床症狀甚至內臟器官病變。尤其頸椎病臨床上經常出現頭痛、頭暈、頭昏、耳鳴、眼花、失眠等。通過腦電圖檢查可以鑒別引起這些症狀的病因是頸性因素或是頭顱等其他因素。因此，應用腦電圖檢查不但可以協助脊椎綜合徵明確診斷；也可查明病因，排除脊椎綜合治療的禁忌症，使脊椎綜合徵的治療更安全、有效。

(寧俊忠)

四、神經電生理檢查

神經電生理檢查是記錄神經肌肉的生物電活動，藉以判斷神經肌肉的功能狀態，從而對神經肌肉病損作出判斷的一種檢查方法。它包括肌電圖、神經電圖及誘發電位檢查。是神經肌肉病損診斷的常規檢查方法之一，對下運動神經元病損的診斷價值較大。神經電生理檢查需用專門的精密的電子儀器，檢查操作技術也比電診斷複雜，現結合它在脊椎綜合徵中的應用簡要介紹。

(一) 肌電圖檢查：肌電圖是記錄觀察肌肉生理電活動的一種方法，能較精細地了解肌肉的功能狀態，從而作出判斷，對神經肌肉疾患的輔助診斷有較大價值。

1. 檢查方法

應用肌電圖機作檢查。肌電圖機是包括電極、前置放大器、功率放大器、顯示系統、刺激裝置以及記錄裝置等部分的電子儀器，電極採用同心狀電極。檢查一般患者取臥位，暴露檢查部位，縛上地極，皮膚經常規消毒後，將同心針電極插入受檢的肌肉肌腹，然後在肌肉中 20 點以上分別觀察記錄該肌肉在針電極插入時插入電位的情況；肌肉在鬆弛靜止時有無失神經波或其他自發性電活動；肌肉輕隨意用力收縮時出現動作電位的時限、幅度、波相及電位同步性等；以及肌肉最大隨意用力收縮時出現的型相。每次須按順序分別作多塊肌肉的檢查。

檢查目的如果僅是對脊椎綜合徵判定有無神經根受壓及其定位時，一般則只觀察記錄當肌肉鬆弛靜止時有無失神經波（纖顫電位或正尖波）即可。

2. 結果分析

(1) 正常肌電圖

① 針電極插入肌肉時出現時間不超過 0.3 秒的瞬間放電（插入電位）。

② 肌肉鬆弛靜止時無電位可見，出現電靜息。

③ 輕隨意收縮時出現正常運動單位動作電位，以雙相或三相電位為主，多相電位（4 相以上）不超過總電位數 10%。

④ 動作電位的平均時限一般為 7 ～ 12 毫秒，電壓幅度為 0.5 ～ 1mV。

⑤ 最大用力收縮時出現 "干擾相"。

⑥ 同一肌肉不同點動作電位同步率低於 30%。

⑦ 最大用力收縮時電位的平均電壓幅度為 1 ～ 5mV 左右。

(2) 異常肌電圖　異常肌電圖一般可分為周圍性、中樞性和肌性異常肌電圖，其異常所見及比較列表如下（表 25）。

表25　神經性與肌性異常肌電圖分析比較

	神 經 性		肌性
	周圍性	中樞性	
纖顫電位及正尖波	常見	少見	偶見
束顫電位	偶見	常見	少見
動作電位的平均時限	一般正常	增加	減短
動作電位的平均幅度	一般正常	增高	降低
最大隨意收縮時現的波相	單純相或混合相	單純相或混合相	干擾相
不同點引出的電位同步	罕見	常見	罕見
多相波發生率	增加	增加	增加
插入電位	延長或縮減	延長或縮減	延長或縮減

(3) 脊椎綜合徵

當脊椎、神經根或神經嚴重受壓時，相關的脊神經會部分變性，受其支配的肌肉會發生部分失神經支配，肌電圖出現異常，主要是電靜息受到破壞，當肌肉鬆弛靜止時可見發性電活動，出現纖顫電位及正尖波等失神經電位；多相波的發生率增多；或出現幅度高，時限長和波相多的"巨大電位"等改變，肌電圖所見可提供脊髓、神經根以及神經叢受壓的佐證。同時根據脊神經節段分佈的解剖位置，肌電圖還可以幫助定位診斷。例如右側 L4 ～ 5 神經根受壓，則在右側股四頭肌及脛前肌可能出現失神經電位及多相波增多，但檢查右腓腸肌則無此現象。如果出現"巨大電位"，並有多相電位增多或失神經波時，則可能是脊髓受壓的跡象。

3. 診斷意義

肌電圖對下運動神經元病損的診斷價值較大，對定性、定量和定位都有幫助，比電診斷更加精確和全面，對下運動神經元的脊髓病損、周圍神經性病損和肌性病損能加以區別，這是肌電圖獨到之處。對病損的程度，預後估計，預示恢復等方面也有較大價值。並可為臨床提供神經再生的客觀動態指標。

對脊椎綜合徵的診斷最主要的是能提供是否有脊髓、神經根及神經叢受壓的佐證，並可幫助定位診斷，其價值與椎管造影大致相同。

4. 注意事項

(1) 檢查一般在發病 2 ～ 3 週後進行，結果才可靠。

(2) 能區別下運動神經元中樞性病損、周圍神經性病損和肌性病損，但不能作出病因診斷。例如神經根受壓，無論是腫瘤、椎間盤突出或其他原因，其肌電圖發現是相同的，不能區別，必須密切結合臨床診斷。

(3) 對脊髓或神經根受壓的判斷，以在受檢肌肉中兩點以上發現失神經波等為準，不會出現假陽性，但可能出現假陰性。

(4) 檢查是否有脊髓或糖果經根受壓及其定位時，事前應根據臨床上認為受損的神經根所支配的肌肉，以及此根上下兩神經根所支配的肌肉中選擇多塊肌肉進行檢查。臨床上重要的神經根所支配的肌肉如 (表 26) 所列。

(二) 神經電圖檢查：神經電圖是診斷下運動神經疾病的可靠方法，能為神經功能或反射弧是否受損害提供客

表26　重要神經根所支配的肌肉

神經根	支配的肌肉
C5	三角肌、岡下肌、肱二頭肌
C6	肱二頭肌、肱橈肌、岡下肌、橈側腕伸肌
C7	橈側腕伸肌、指總伸肌、肱三頭肌
C8	小魚際肌、第一背側骨間肌（肱三頭肌、尺側腕伸肌）
L1	髂腰肌
L2	髂腰肌、股四頭肌、內收肌羣
L3	股四頭肌、內收肌羣（髂腰肌）
L4	股四頭肌、脛前肌、內收肌羣
L5	趾伸長肌、拇伸長肌、脛後肌、脛前肌、臀中肌（腓腸肌、半腱肌）
S1	腓腸肌、比目魚肌（臀大肌、股二頭肌）

觀依據，並能區分脫髓鞘性病變與軸索性病變，確定損害的節段。包括神經傳導速度檢查、遲發反應檢查、瞬目反射及重複神經刺激。

1. 神經傳導速度測定　神經傳導速度測定是用脈衝電刺激神經並記錄其支配肌肉的反應電位（運動神經）或神經電位（感覺神經）；從而計算神經衝動的傳播速度，是測定神經興奮性和傳導性的一種檢查方法。它分為運動神經傳導速度測定和感覺神經傳導速度測定兩種。

1）檢查方法

（1）運動神經傳導速度

用超強的寬度為 0.5 ～ 1ms，頻率為 1Hz 的方波脈衝電，分別刺激神經通路上兩點或多點，在神經支配的肌肉上記錄刺激的複合反應電位。按照下列公式即可計算出神經傳導速度。

$$\text{運動神經傳導速度(m/s)} = \frac{\text{兩個刺激點的距離(mm)}}{\text{近端刺激點潛伏期－遠端刺激點潛伏期(ms)}}$$

式中的刺激點潛伏期是指施加電刺激開始至肌肉產生複合反應電位所需的時間，以 ms 計算。

（2）感覺神經傳導速度

用超強的寬度為 0.1 ～ 0.2ms，頻率為 1 ～ 2Hz 的方法脈衝電，用環狀電極刺激手指或腳趾末端，在神經通路上一點記錄誘發的神經電位。按照下列公式即可計算出神經傳導速度。

$$\text{感覺神經傳導速度(m/s)} = \frac{\text{刺激點與記錄點的距離(mm)}}{\text{刺激潛伏期(ms)}}$$

式中的刺激潛伏期是指施加電刺激開始至誘發出現神經電位所需的時間，以 ms 計算。

2）結果分析　神經傳導速度的正常平均值可參考表 27。

神經傳導速度異常主要表現為速度減慢，傳導速度低於正常值（參看表 27）兩個標準差則表示減慢。有學者提出運動神經傳導速度減低 5m/s 為輕度減慢；低 10 ～ 30m/s 為中度減慢；低於 30m/s 以上者為最重減慢。

3）診斷意義

神經傳導速度減慢是周圍神經病損的確切指徵。它在鑒別診斷與定位診斷上有一定意義。測定同一神經不同點之間的傳導速度，則速度減慢部分提示為受損的部位，並可根據傳導速度減慢的程度來估計病損的輕重。感覺神經傳導速度的改變出現在周圍神經病變的早期，其測定在臨床早期具有重要診斷意義。

表27　健康成年人的神經傳導速度

神經名稱	運動神經傳導速度（m/s）	感覺神經傳導速度（m/s）
正中神經	肘—腕 56.9±5.8	指—腕 52.0±6.1
		指—肘 55.9±5.8
尺神經	肘—腕 59.9±5.7	指—肘 49.4±4.7
腓總神經	膕—踝 52.1±4.9	指—肘 55.2±3.5
脛神經	膕—踝 49.9±5.2	

前角細胞病損，根性病損及肌性疾患時，神經傳導速度是正常的，這有助於對下運動神經元疾患的鑒別和定位診斷。

脊椎綜合徵中常見的頸椎綜合徵及腰椎間盤突出症，脊髓或神經根受壓損害，神經傳導速度大致都是正常的。結合肌電圖檢查結果可作出定性和定位診斷。

4) 注意事項

神經傳導速度是否正常，是與正常值比較，但正常值的範圍較寬，有時就難以判定。如是則可測定健側比較，能較明確地得出判斷。正常的神經傳導速度也有一些變化規律，例如上肢快於下肢；近端快於遠端；內側快於外側；成人快於老人及兒童；室溫或肢體溫度高時快於溫度低時等，檢查和分析時皆應加注意。

2. F 波檢查

用超強電刺激神經引起神經產生衝動、衝動沿該神經向中心和離中心（神經的雙向傳導性）傳導，離中心傳導的衝動經神經肌接頭引出肌肉的反應電位（即M波）。另外向中心傳導的衝動沿該神經軸索逆向地傳至運動神經細胞體，興奮該神經細胞發生衝動，復經軸索離中心地經前根傳向外周，再經神經肌接頭引出另一肌肉的反應電位，這個電位就是F

波。從 F 波可以算出神經近心段的傳導速度，了解神經近心端和脊髓前角的功能狀態。F 波檢查與肌電圖、運動神經傳導速度測定等聯合運用，可以更全面地了解神經各段的功能狀態。

1) 檢查方法

F 波的檢查方法與運動神經傳導速度測定方法相似，不同的是只在神經通路上一點刺激，在神經支配的肌肉上除記錄M波（離中心衝動的複合反應電位）外，還記錄出 F 波。按照下列公式算出 F 波傳導速度。

$$\text{F 波傳導速度(m/s)} = \frac{\text{刺激點至 } C_7\text{（上肢）或 } L_5\text{（下肢）棘突距離(mm)} \times 2}{\text{F 波潛伏期(ms)} - \text{M波潛伏期(ms)} - 1^*}$$

* 此一毫秒算作中樞延擱

2) 結果分析

F 波傳導速度的正常平均值可參考表 28。

測得數值超過正常平均值加 2 個標準差時可認為異常。異常表現主要是傳導時間減慢。

3) 診斷意義

F 波檢查可以測定得神經近心端的傳導速度，這在運動神經傳導速度測定法是無法取得的。還可判別神經根及前

表28　F波傳導速度正常平均值

神經	傳導速度（m/s）				
	腕—脊髓	肘—脊髓	腋—脊髓	踝—脊髓	膕—脊髓
正中神經	59.2±3.9	62.2±5.2	64.3±6.4		
尺 神 經	56.7±2.9	59.4±4.7	63.1±5.9		
腓 神 經				53.3±3.8	56.3±4.9
脛 神 經				51.3±2.9	54.4±3.6

潛伏期短於男性；年齡、肢體長短、室溫等因素對潛伏期也有影響，分析結果時應結合臨床症狀、體徵和各種因素全面分析。

（寧俊忠）

脊椎綜合徵是臨床常見病、多發病，症狀十分複雜。同時還有多種脊椎疾病與本徵有類似症狀，而其中有不少是牽引、正骨推拿的禁忌症。因此，作好鑒別診斷極為重要。

第一節　脊椎腫瘤、脊髓腫瘤

脊椎骨腫瘤發生骨質破壞，發展到一定程度後可對脊髓、神經根等造成壓迫症狀。脊髓腫瘤不論是髓內或髓外腫瘤均可造成壓迫症狀。本症多隨腫瘤的發展而逐漸加重，不似脊椎綜合徵有時輕時重的改變。惡性腫瘤者血沉增快、貧血、全身情況可能日漸下降。脊椎腫瘤作 X 線照片可見有骨質破壞，也可出現椎體病理性骨折，但椎間隙多能存在，以此可與脊椎結核相鑒別。

脊髓腫瘤分為髓內腫瘤及髓外（硬膜內）腫瘤，其症狀及體徵不同，現將其鑒別重點敍述如下：

一、後根痛：髓外腫瘤多見，髓內腫瘤罕見。

二、感覺障礙（痛、溫覺障礙）：在髓內腫瘤時，感覺障礙在病灶水平開始自上而下發展，如腫瘤位於頸髓上段，則感覺障礙的發展順次為頸、胸、腰、骶。在病程後期，骶尾部方出現感覺障礙。且多半是雙側對稱性的，而在髓外腫瘤時，感覺障礙自病灶對側的骶尾部開始，自下向上的發展，如腫瘤位於上頸段，其發展次序為骶、腰、胸、頸。這兩種感覺障礙的發展方式截然不同。

三、脊髓外腫瘤，尤其在脊髓外側者，常出現脊髓半邊損害綜合徵（Brown-Sequard 氏綜合徵），而脊髓內腫瘤則不出現這種綜合徵。

四、膀胱和直腸括約肌障礙：在脊髓內腫瘤常早期出現，而髓外腫瘤出現較晚，在骶髓部除外。

五、髓內腫瘤時，常出現病變處節段性肌萎縮，這是因為前角細胞損傷之故。而髓外腫瘤多不出現。

六、脊髓腔梗阻情況：在髓外腫瘤多見，腰穿之後，症狀加重，化驗腦脊液蛋白增多；而髓內腫瘤少見，腰穿之後，症狀變化不大，蛋白量變化不多。

七、作脊髓碘油造影、碘水造影、CT 檢查對診斷極有幫助。

痛、溫覺障礙；病灶在胸段的側面損害，稱為 Brown-Sequard 氏綜合徵：表現為同側中樞性癱瘓及深部感覺障礙，對側出現痛覺及溫覺障礙。病灶在馬尾神經根廣泛黏連，臨床表現為進行性的坐骨神經痛，可因病變位於一側或二側而出現不同的症狀，有較明顯的下肢肌萎縮、肌無力，腱反射降低或消失及感覺缺失，括約肌功能障礙。由於黏連廣泛不規則，囊腫形成大小不一，壓迫脊髓部位和受壓的程度不同，而臨床症狀較複雜，體徵較彌散，常表現為多個病灶的特點。

本病早期已多有椎管腔不完全性或完全性阻塞，腦脊液蛋白增加，細胞數增多或正常，也常表現蛋白細胞分離徵，部分病例腦脊液呈淡黃色，有自行凝固的傾向。如糖和氯化物降低，提示病因可能為結核。

診斷要點為詳細詢問病史及其有關的誘因，尤其是感染及外傷病史，急性或亞急性起病，一般病程較長，可轉為慢性過程，常有緩解及再發，多在感冒、受涼、勞累後加重；如為囊腫性，可有緩解期；彌漫性黏連性脊髓蛛網膜炎，往往不只侵犯一個神經根，症狀可為散在性或節段性；腰椎穿刺可見部分或全部堵塞；蛛網膜下腔狹窄，造影劑分佈不規則和局限。

第六節　脊髓空洞症

本病被認為是一種先天性發育異常性脊髓疾患即在脊髓內有空洞形成，與一定程度的神經膠質增殖。進展大都極為緩慢，臨床上有相應節段的痛、溫覺

消失，肢體癱瘓及營養障礙等特點。至於因脊髓外傷等所引起的繼發性脊髓內空洞形成，則不屬於本病範圍。起病多在青壯年，以男性病人居多。

病因一般認為是在脊髓背中縫發育畸形的結果。此種病人常合併頸肋、脊柱側彎、脊柱裂等，先天性發育不正常，或謂是胚細胞團殘留於脊髓內，以後增殖形成空洞。亦有人認為本病是膠質細胞增殖，以後中心部分壞死形成空洞。與良性膠質瘤難於區別。如果單純為脊髓中央管膨大的空洞，其腔壁為室管膜覆蓋，此種脊髓空洞或稱"脊髓積水"。有謂腦脊液沖擊中央管擴大形成空洞。

病理變化為病灶最常見於頸下段及胸上段的中央管附近，尤其是一側脊髓後角基底部，病變緩慢向周圍擴大，向上、下延伸，空洞亦可能多發性，彼此互不通聯，其次病灶亦可能在延髓，故稱為延髓空洞症。

肉眼可見脊髓有空洞的節段腫大，切面可見空腔，其形狀多不規則，邊緣常為半透明的膠樣組織，腔內含有淡黃色液體。鏡下可見空洞壁為膠質疤痕組織，而非室管膜，但當空洞與脊髓中央管通聯時，則其部分洞壁可能為室管膜細胞所覆蓋，空洞周圍的神經組織呈現退行變性，如前角神經細胞的消退及消失，上升的及下降的神經纖維退變等。

臨床表現為起病及進展較緩慢，隨病變擴展，症狀複雜多樣。(1) 節段性感覺分離：一側或二側的節段性分離性感覺障礙，即受損節段痛溫覺消失，觸覺及深感覺存在。因脊髓空洞常發生在頸髓下部及胸髓上部的中央管或後角附

近，故臨床上表現為半側短上衣或短上衣樣分離性感覺障礙。常出現自發性疼痛，可能是由於慢性擴張性空洞刺激附近的脊髓視丘束所致，產生鑽痛、切痛、撕裂樣疼痛。此外，痛溫覺消失區域內，其他觸痛皆消失者較少見，可能是由於病變累及後根進入帶所致。(2) 運動改變：侵及前角，出現節段性下運動神經元癱瘓，頸膨大處最易受損，出現上肢肌萎縮性麻痹，手呈鷹爪樣，常於一側先出現，有時可為本病的最初症狀，病變多先累及 C8 和 T1，故受其支配的骨間肌先受累，手掌的大小魚際肌多變平且萎縮，繼之則累及前臂肌肉，首先開始於肩胛帶者少見，軀幹諸肌尤其是肋間肌受累者為常見，有時肌萎縮亦可始於下肢，主要在大腿及臀部肌羣，始於膝下肌肉者較少，部分未損傷前角細胞受刺激時出現肌束震顫；侵及錐體束，出現病變以下痙攣性不全癱瘓，伴有排尿困難，進而呈現尿失禁。(3) 反射改變：因病理改變多在頸髓下部及胸髓上部，故上肢深反射常常消失，下肢深反射亢進，有病理徵。若腰髓受累時下肢深反射消失，無病理反射。(4) 營養障礙：侵及側角，感覺障礙相應節段內出現植物神經障礙，有皮膚發硬、變厚、粗糙、指甲粗、脆，並常常停止生長，患區皮膚痛溫覺消失，常常易被灼傷或切傷，與形成無痛性頑固性潰瘍，有的可有夏科氏關節，有的出現血管運動、汗腺分泌等障礙。(5) 腦神經改變：原發性視神經萎縮，當合併腦水腫時，可出現視乳頭水腫；三叉神經主核運動核、面神經核、聽神經較少受累；面神經麻

痹僅 3%；三叉神經脊束以下部延髓諸核受累則較常見，以一側為多，三叉神經脊束受累時，顏面分離性感覺障礙呈節段性，軟腭運動麻痹、聲帶麻痹，有時外展神經麻痹出現複視，前庭神經受累可見眼球震顫。

臨床類型分為：(1) 延髓型：病變僅限於延髓者較少，多在頸髓改變而侵及延髓，故臨床上常見頸髓與延髓受累，本型主要臨床表現有病變側的舌肌萎縮、顏面分離性感覺障礙、眼球震顫、軟腭麻痹、聲帶麻痹。(2) 頸胸型：本型多見，病變累及頸髓下部及胸髓上部，臨床主要表現為病變側頸下部及胸髓上部呈節段性分離性感覺障礙，上肢呈肌萎縮性麻痹、Horner 氏徵及其他血管功能障礙，病變侵入錐體束，出現病變以下痙攣性不完全癱瘓。(3) 腰髓型：可單獨腰段受累，然多與胸段合併，臨床主要表現為病側腰段呈分離性感覺障礙、膀胱直腸障礙、下肢肌肉萎縮、運動障礙及植物神經功能障礙等。

腰椎穿刺：腦脊液檢查通常在正常範圍之內，奎肯氏試驗偶可出現部分梗阻，此時腦脊液內蛋白含量亦可增高。

診斷與鑑別診斷：本病進展緩慢，有一側或兩側對稱性、節段性、分離性感覺障礙(痛、溫覺消失，而觸覺存在)，或伴有上肢肌肉萎縮、麻痹、植物神經障礙、夏科氏關節等。其診斷一般並不困難，對不典型的病例，必需作腦脊液、X 線照片、CT 等檢查，以排除其他疾病。

(姚榮尹)

第六章

脊椎綜合徵的物理綜合療法

脊椎病與脊椎病因相關性疾病的療法——治脊療法

脊椎病的治療，臨床上分為手術治療和非手術治療（又稱保守治療）兩類，通常是先用非手術治療和藥物治療，非手術療效差或已有脊髓損害難以康復者，將改用手術治療。西醫骨科除手術療法外，非手術治療是以牽引療法為主，配以 1～3 項物理治療和藥物治療；中醫骨傷科、軟傷科，多用推拿（按摩）、傷科正骨等手法治療為主，配以中藥外敷或內服等。中醫外治法：推拿、針灸、拔火罐、挑治、括痧、中藥外敷或熏療等。西醫的醫療體育，中醫的氣功、太極拳等療法，對脊椎病的康復和預防復發均有良好效果。

治脊療法是現代醫學中具有中國特色的、中西醫結合的康復醫學的一門創新技術。脊椎病的康復，由於其病理變化的特點，某些療法具有特效的治療作用，經優選法篩選，採用 2～3 種療法的聯合應用，能發揮這些療法的協同作用，以加速脊椎綜合徵的康復過程。

植物神經功能紊亂，是臨床多種疾病和疑難病的病因之一，以往對植物神經功能紊亂（各臟器的神經官能症、神經過敏性病症）的進一步病因，仍未十分明確。本研究所經臨床研究和動物實驗研究，發現和證明了脊椎關節錯位，能導致椎間孔變形變窄，損害了交感神經的節前纖維，或因關節錯位，使椎體滑移和橫凸位移而牽張／擠壓／刺激椎旁交感神經節（或幹、支），是臨床上植物神經功能紊亂的重要病因之一，故稱之為脊椎病因。用脊椎病因理論指導治療，以正骨推拿、牽引正骨法為主治法的中西醫物理綜合療法方案，稱為治脊療法。誠然，植物神經功能紊亂的病因是複雜的，脊椎病因只是病因學中的一個新課題，為臨床上多發病和疑難病開闢一條新的診治途徑。實踐證明，用治脊療法治療脊椎病和脊椎相關疾病，取得了良好的臨床療效。

治脊療法包括主治法、輔治法和預防復發三部分。牽引療法和正骨推拿法，這兩種療法均能解除或改善骨性壓迫或刺激，故稱為主治法。各種理療、針灸、拔罐、小針刀或中西結合的微形外科鬆解術，和藥物治療，具有良好的消炎鎮痛，改善局部血液循環、通經活絡，治療椎周軟組織損傷和炎症，鬆解軟組織黏連，既能增強主治法的治療作用，又能促進脊柱力學平衡失調的康復和恢復脊柱功能的穩定，故在脊椎病急性期的治脊療法方案中稱為輔治法。由於椎旁軟組織損傷／退變，是脊椎病的重要病理基礎，脊椎病患者其病椎旁軟組織損害佔 100%。各型脊椎病在骨性損害消除後，即急性期過後進入康復期，各種有效的輔治法即成為主治法，而牽引／正骨推拿療法（原主治法），反成為"保駕護航"的輔治法。關節失穩使病情仍有反覆，故仍需用牽引／正骨推拿維護骨關節復原狀態，以待軟組織的完善康復。脊椎病的病理，主要隨慢性退行性變的病理變化而發展的，與年齡增長相關的病理過程。青少年期凡受外傷的椎間，多提前發生退變，青壯年期遇外傷的椎間，退變加速或急性發病，老年期退變脊椎因外傷，多引發椎間盤突出和椎體滑脫式錯位，導致椎管狹窄，發生脊髓型脊椎病。或因此導致椎間失穩，成為脊椎病反覆發作的主要原因。針對每例病者的病因和誘因，定出預防復發的方案，是設定治脊療法方案中的預防復發部分（詳見以下各章節）。

（龍層花）

第一節 牽引療法

牽引療法是藉助機械力（包括醫生的拔伸、牽抖手法）將人體頭部或下肢向上或向下牽拉，利用椎間連接的各組韌帶、關節囊的彈力及被牽長時的拉壓力，使椎間隙輕微增寬（圖44），各椎間關節對位改善，椎間盤髓核突出部得以還納，從而達到解除因椎間盤變性或突出及骨質增生造成對神經根、脊髓、血管的"縱向"壓迫／刺激。是骨關節損變型的主治法。

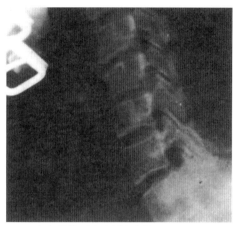

A 未牽引前，圖示頸軸反張 C4、5 及 C5、6 椎間隙變狹窄。

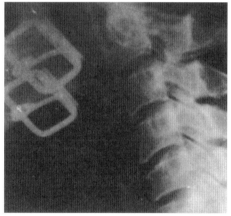

B 用 12 公斤牽引 5 分鐘後，C4、5 椎間隙已增寬。

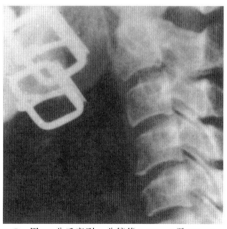

C 用 18 公斤牽引 5 分鐘後，C4、5 及 C5、6 椎間隙均已增寬，頸軸反張也得到改善。

圖44 頸椎牽引圖

第二節　正骨推拿療法

正骨推拿屬手法治療，是關節功能紊亂型的主治法。正骨推拿是以中國傳統醫學中的傷科正骨、內科推拿與現代脊柱生理解剖學、生物力學相結合，進行革新形成的一套治療脊柱軟組織損傷、脊椎關節錯位、關節滑膜嵌頓、椎間盤突出及肥大性脊椎炎等病症的手法。這套手法既治骨亦治軟組織，具有準確、輕巧、無痛、安全而有效的特點。

正骨推拿法分四步進行：第一步放鬆手法，第二步正骨手法，第三步強壯手法，第四步痛區手法。病情輕者，只作第一、二步手法即可。無關節錯位者，或關節錯位、椎間盤突出已復正還納者，可不作第二步正骨手法。急性期一、二、四步為重點，恢復期二、三步為重點。放鬆手法是為正骨手法作準備，在患部將緊張的軟組織充分放鬆，保證正骨手法順利進行而免發生副損傷。現將四步手法分述如下。

一、放鬆手法

以掌揉法、拇指揉法交替進行。一般範圍以患椎為中心，包括其上、下六個椎間以內的軟組織，沿椎旁以線或片進行揉捏法，對棘突、橫突附着的肌腱疼痛敏感區用按法或震法，重點處亦可用掌根、掌緣或前臂揉或撥法，手法要柔和、輕鬆。

二、正骨手法

正骨手法分為快速復位法和緩慢復位法。快速復位法用於青壯年和健壯的老年患者，緩慢復位法用於兒童及有骨質疏鬆的老年患者、體質十分虛弱或急性期疼痛劇烈不能接受快速復位手法者。緩慢復位法是用正骨手法的動作，只是不應用"閃動力"，使"定點"與"動點"之間的椎間關節以多次生理性運動形式在"動中求正"而復位。

正骨推拿口訣：

關節錯位需正骨，動中求正是要訣，
肌肉放鬆勿對抗，切忌粗暴傷病人。
"定點""動點"選得準，椎間狹窄加牽引，
關節開合要充分，輕巧"閃動"定成功。

正骨手法包括搖正法、搬正法、推正法、拔伸法和反向運動法。按不同的錯位類型、部位、方向，選用其中一種或多種正骨法。一次能完全復正，以後可不必再作正骨手法。如復位不完全，或因脊椎失穩，復正後再錯位，可每日或隔日進行 1 次，10 ～ 20 次為一個療程。急性期，正骨手法用臥位進行較易成功。各段脊椎的正骨手法分述如下。

三、強壯手法

包括捏拿法、彈撥法、拍打法和點穴法。根據病情選用。捏拿彈撥，主要作用於正骨後患椎旁仍存在的軟組織硬結，索狀硬結多為痙攣的肌肉（肌腱），背部最長肌、頸夾肌等能拿起者可作提彈法；對不能提拿的（如多裂肌、斜角肌、菱形肌、腰方肌等）可用拇指彈撥法

或捏按法。此手法多略有痛感，但手法使痙攣或黏連得到鬆解後，即有輕鬆舒適感覺。拍打法作用於脊柱深部軟組織，尤其椎前方的深肌及韌帶筋膜等一般手法難起作用的組織，且有一定正骨作用。拍打時根據部位和作用深度，可選用拳叩、掌叩、掌緣叩打、雙手重疊指叩打或指叩打法，用力強度因人而定，以深透、輕鬆為好。錯位椎體按其棘突偏向作定向捶正法。此法對肥大性脊柱炎者尤感痛中舒適。點穴法，可根據經絡要求循經取穴，亦可在局部取穴和痛處為穴（阿是穴）。常用取穴法可參閱針灸學，並在各節中舉例說明。點穴與針刺不同，拇指點於穴位上，要向骨面靠擠，才能"得氣"而有經氣傳導感。一般用指揉、點壓交替，可重複 3～5 次。點穴法作用：（1）通經活絡，改善血循和臟器功能；（2）止痛；（3）興奮局部神經和肌肉組織。

四、痛區手法

是推拿的傳統手法，即在疼痛麻木的局部施以手法，在脊椎綜合徵的治療中，由於病變主要在脊椎部，而四肢、頭部、肩部、胸腹部疼痛麻木區，是神經、血管繼發性損害而出現症狀的部位，因此正骨推拿治療重點在脊柱部，痛區手法作為結束手法。痛區手法可根據不同症狀選用興奮的或鎮靜的手法。輕鬆、鎮痛的手法：撫摩、揉捏、按壓、震顫、叩打等。例如頸椎病引起頭昏頭痛者，在頸部正骨推拿後，第四步，患者仰臥，術者撫摩前額，指揉頭部痛區，點按印堂、攢竹、太陽、風池、百會等穴位，指叩及掌震頭部結束治療。對感覺減退麻木不適者，用刺激、興奮手法：彈撥、拿捏、搓捻、捶拍、重力點穴等。例如腰椎間盤突出症引起小腿外側麻木無力。患者側臥位，患肢在上，術者沿下肢分前側、外側、後側三線，由上而下拇指與四指拿捏 2～4 遍，彈撥腓總神經及足跟部，指捻麻木區皮膚，術者屈右肘重力點按環跳、拇指點按承扶、承山、陽陵泉、太衝、崑崙等穴，用捶拍法或搓法及關節運動法結束治療。對內臟功能障礙者，痛區手法應根據內臟功能而定。屬興奮過度者用鎮靜手法，如心律失常、哮喘、腹瀉、消化性潰瘍等，可在胸部、腹部用撫摩法和按痛點法，配遠端點穴法，如內關、手三里、合谷、足三里、三陰交、崑崙等。對功能低下者，如消化不良、支氣管擴張症、內臟下垂等病症，可用興奮、強壯手法，如提拿肩井穴，重力（三指或五指點叩法）點腰背部俞穴，拍打胸部及雙手重疊揉按腹部，拇指推關元、氣海穴等。總之，痛區手法作為治脊後的輔助手法或結束手法，在時間安排上，一般 2～5 分鐘即可。

正骨推拿的要領在正骨，其他手法可隨症變通選用，在時間分配上，正骨手法是短而快速的。揉法貫串在整個治療過程，第一步以揉法為主，各步中重手法後都用揉法予以調理為宜。以下作具體分述。

五、頸椎正骨手法

　　根據頸椎的生理解剖特點和關節錯位的五種類型，常用的有 10 種正骨手法，分述如下：

1. 仰頭搖正法：用於枕環、環樞關節錯位。患者仰臥，低枕，術者一手托其下頜，另一手托枕部，將其頭作上仰，（仰頭可使 2 ～ 7 椎後關節緊閉成“定點”）側轉，緩慢搖動 2 ～ 3 下，囑患者放鬆頸部後，將頭轉達較大幅度時稍加有限度的“閃動力”，多可聽到關節復位時彈響“咯噠”聲。（圖 47）此法亦可於坐位下進行。

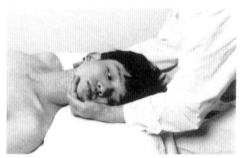

A 左搖

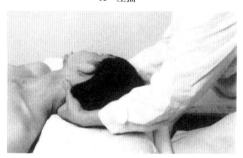

B 右搖

圖47 仰頭搖正法

　　枕環關節以伸屈功能為主，復位時的手法要點是：應仰頭 ≥ 30°，轉頭 ≤ 30° 姿勢，閃動力方向應向上，即作伸屈動作 2 ～ 3 下；環樞關節以轉頭功能為主，復位時的手法要點是：仰頭 ≤ 20°，轉頭 ≥ 30° 的姿勢，閃動力方向是外上方作轉頭動作 2 ～ 3 下。復位標準是症狀好轉、消除，觸診對位正常。千萬不要追求響聲，甚至以響聲為復位標準，以避免發生矯形過正而致手法傷害。

2. 低頭搖正法：用於 2 ～ 6 頸椎後關節旋轉式錯位。患者側臥，平枕、低頭位（中段頸椎，前屈約 20°，下段頸椎，前屈大於 30°），術者一手輕拿後頸，拇指按於錯位橫突，關節突隆起處下方作為“定點”，另手托其面頰部作為“動點”，以枕部作支點，將頭轉動至最大角度時，托面頰之手用有限度的“閃動力”，按壓“定點”的拇指同時加力阻力，使關節在動中因“定點”有壓力而復位，可重復 2 ～ 3 次。（圖 48）

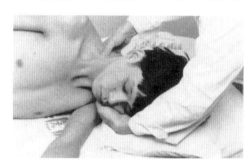

A 定點、預備式

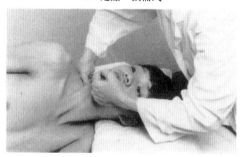

B 搖正

圖48 低頭搖正法

其頭作前屈後仰活動，當仰頭時，"定點"之手稍加力向前推動，使之在運動中推正。有滑脫錯位者，推正時雙手加力將頭向上牽引，復位效果更好。（圖 54）本法可改為仰臥位進行。

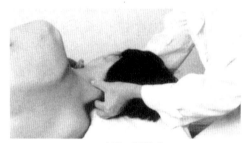

A 定點、預備式

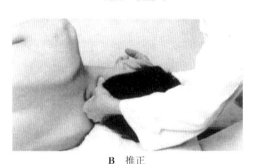

B 推正

圖 54　側臥推正法

9. 牽引下正骨法：用於頸椎椎間盤突出、椎間盤變性併發椎體及關節各類型錯位。利用牽引時椎間隙相應增寬後進行手法復位，對小關節有交鎖現象時更為安全。牽引使前後縱韌帶和項韌帶拉直，故牽引下推正法能復正椎體和後關節前後滑脫式錯位。並能使黃韌帶皺褶舒緩復原；有利於前後滑脫式錯位關節的復正；牽引能使早期變窄（尚未硬化前）的椎間隙增寬。故對椎間盤變性合併多關節各類型錯位易於復正；中下段頸椎多關節旋轉式錯位時，徒手復位常因錯位方向複雜而

復位不滿意，牽引使全部頸椎被拉直，有利於手法逐個進行左右不同方向的復位，不會引起錯位方向相反的關節加重錯位而出現不良反應，故多關節錯位者用手法將 $C_{1/2}$ 頸椎錯位復正後，可採用牽引下正骨法治療中下段頸椎；對椎間盤突出者牽引時椎間隙被拉寬，有利於髓核的還納，故有較好的整復作用。牽引下正骨與徒手正骨手法原理相同。根據治療需要，"動點"用動頭或動肩，"定點"選棘突或橫突均可。

　　患者坐於 QY － 7 型牽引椅上。牽引力成人 16 ～ 20kg，頸椎牽引角度，由垂直至前屈 30°，搬按法在垂直位，搖正法：中段頸椎 ≤ 20°下段頸椎 ≥ 20° 為宜。術者站於其後，雙手扶其雙肩緩慢向後拉至一定角度，再緩慢向前推至垂直位，囑患者雙上肢隨身體擺動而前後擺動，頸肌要放鬆。約 1 ～ 2 分鐘後進行正骨手法：

　　（1）推正法：用於前後滑脫式錯位者，術者雙拇指按於後凸的棘突兩側作"定點"；左右旋轉式錯位者，術者雙拇指分別按於不同偏向的棘突旁椎板至後關節部，即棘突向左偏，按右側，棘右偏，按左側"定點"。術者雙手掌握扶其雙肩，先將患者向後拉，在向前推動時拇指稍加力推正之。復位點可重複推正 3 ～ 5 下，若只為調整變直的頸軸時，可由上而下地在 $C_{3\sim5}$ 兩旁各推 1 下，重複推 1 ～ 3 遍，手法完成。（圖 55）

　　（2）搖正法：用於中、下段頸椎左右旋轉式錯位者，與徒手低頭搖正法及搖肩法同。選用復位角度時，先將患者向

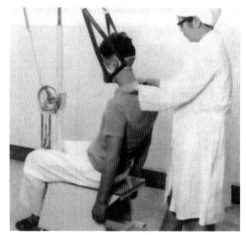

A　定點

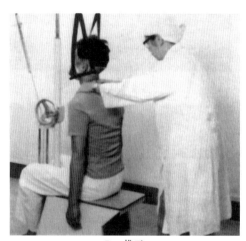

B　推正

圖55　牽引下推正法

後拉至某一角度，囑患者雙手抓住牽引
椅後腳上，以保持頸椎前屈角度，選好
"定點"，進行搖頸或搖肩手法復位。以
C_4、5 椎間關節旋轉錯位為例，觸診橫
突，C_4 橫突右側後旋，C_5 橫突左側後
旋，取牽引角度 30°，術者左拇指按其 C_4
右側隆起之橫突，右手推其右肩向後，
使下頸上胸部作轉體運動，與 C_4 右橫突
"定點"共同作用，而使 $C_{4/5}$ 關節復位，
重複 2～3次。再以右拇指點按 C_5 左後
隆起之橫突，左手推其左肩向後，重複 2

～3次，以調整 $C_{5/6}$ 關節的輕度位移。
術者仍以右拇指"定點"於 C_5 左橫突後，
左手托扶其下頜部，將頭先右轉，繼而
左轉至最大角度時，按需要可加一有限
度而短促的"閃動力"，與"定點"拇指
的阻力共同作用下，使 $C_{4/5}$ 關節復正。
（圖 56）

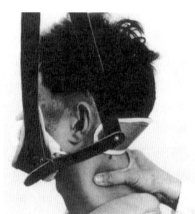

A　定點

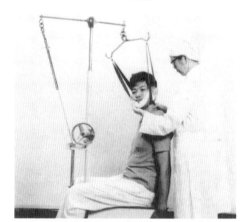

B　將頭重複搖動 2～5次最後一次加閃動力搖正

圖56　牽引下搖正法

　（3）搬按法：適用於側彎側擺式錯
位者。術者一手虎口（用第二指掌關節）
扶於患者錯位頸椎旁隆起處作"定點"，
另一手握患者對側手腕，徐徐用力向下
推（拉）使患者頸部側屈約 20°左右，然

114

後輕輕還原。重複上述動作 2 ～ 3 次。一般先作健側（"定點"於病椎健側略凹處），使交鎖的關節易於鬆解，然後作患側復正較易成功。（圖 57）

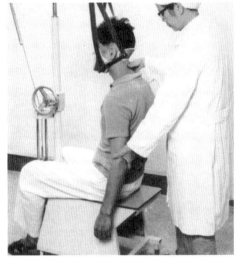

A 定點、預備式

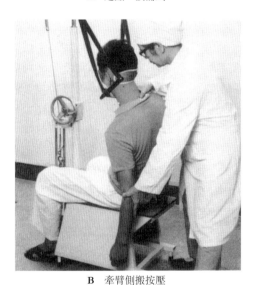

B 牽臂側搬按壓

圖 57 牽引下搬按法

10.反向運動法：用於鬆解肌痙攣和肌性牽涉性痛。例如斜角肌（鎖骨上窩處可觸到索狀硬結）痙攣多為鈎椎關節錯位的體徵之一。可在正骨後進行反向

運動法而解除痙攣。手法：（圖 58C、D）術者左手食中二指按於其左鎖骨上窩的斜角肌緊張肌腱處，讓患者轉頭向左，術者加力按壓同時囑患者用力將頭轉向右；重複上述動作 2 ～ 3 次即可。又如正骨後患者仍感頸連背有一處牽拉性痛者，多因頸椎關節錯位，引發最長肌（痛點距病椎 6 個椎間）長期痙攣所致。患者坐於凳上，術者站其背後，囑患者頭略仰，術者一手扶其肩，另手拇指或屈肘按於其背部痛點上，開始加力按壓同時囑患者用力屈頸低頭，重複 2 ～ 3 次即可。此法解除肌痙攣所造成的牽拉痛可立即收效（圖 58A、B）。"對頂法"屬復位手法，對鈎椎關節前移錯位有簡易整復作用（圖 58E、F、G）。

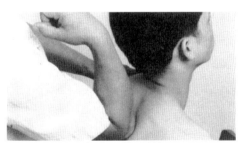

A 定點、預備（最長肌）

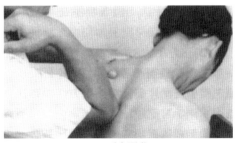

B 反向運動

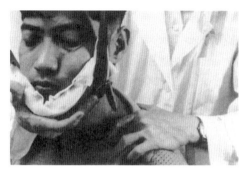

C 定點、預備（斜角肌）

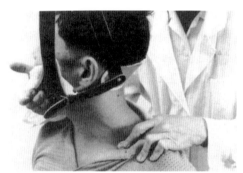

D 牽引下反向運動

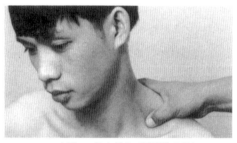

E 定點 C7 橫突前方（頸肩綜合徵）

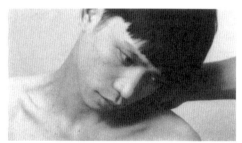

F 頭手對抗

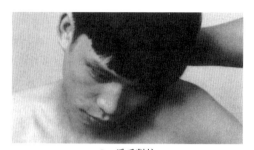

G 肩手對抗

圖 58 反向運動法

頸部正骨推拿手法程序舉例：

劉××，女，47 歲，主訴：頭昏頭痛，右頸背痛，右前臂至拇指麻痛無力已 1 年。觸診：C$_{1}$～$_{3}$ 橫突向左側彎伴腫脹壓痛，C$_{4}$～$_{5}$ 橫突偏右後伴壓痛。檢診及 X 線片符合頸椎病關節功能紊亂型（C$_{3}$～$_{4}$ 旋轉式錯位為主）（參閱下篇第一章）。急性期手法程序如下：

1. 左側臥位

（1）放鬆手法：平枕略低頭，術者立於床頭。拇指揉法及掌揉捏法，從左肩胛區至左頸達枕乳突區，分棘突右旁線（椎旁第一側線）及橫突後側線（椎旁第二側線），下位頸椎橫突前側斜角肌緊張部（椎旁第三側線）。往返各 3～5 次，約 2～3 分鐘。

（2）正骨手法：（重點：C$_{4}$、$_{5}$ 右偏錯位）

① 側臥搖肩法：術者左手拇指按於其右側 C$_{4}$、$_{5}$ 橫突後側隆凸偏上處作"定點"，左手扶其肩向前、後推搖，達最大幅度時稍加"閃動力"1～3 次，使 C$_{4}$～$_{6}$ 椎間關節復位。

② 低頭搖正法：患者低頭位約 25°，術者右手拇指按於 C$_{4}$、$_{5}$ 隆凸偏下處作"定點"，右手托其左面頰部，將其

頭作左右轉動，當活動 1 ～ 2 次，感其頸肌放鬆後，將頭向右轉至最大限度時，稍加有限制的"閃動力"，"定點"阻力同時加大，使 $C_{3 \cdot 4}$ 椎間關節復位。正骨手法約 1 ～ 2 分鐘內完成。

(3) 強壯手法：雙手拇指在 $C_{4 \sim 7}$ 橫突後方至肩胛內上角區作彈筋撥筋手法，對索狀硬結可作提彈或拿法，頸最長肌在背部可提拿 1 ～ 2 次。

2. 右側臥位：

(1) 放鬆手法（同上）

(2) 正骨手法：（重點：$C_{1 \sim 3}$ 左彎錯位）

① 側搬加側頭搖正法：患者平枕頭略低約 $10°$。術者左手拇指按於其 C_3 橫突左後下方作"定點"，右手托其右側頭部將其緩慢抬起、放下 1 ～ 3 次，感其頸肌放鬆後，抬頭使頸左側屈並作搖頭活勤，當頭左轉達最大限度時，作有限制的"閃動力"，同時"定點"加阻力，可重複 2 ～ 3 次。

② 挎角搬按法：低枕，低頭位，術者左拇指置其 C_3 後下方作"定點"，右手托其右面頰部，將其頭稍右轉同時略托起後仰並左側屈，使其頭從右前方搬向左後方，活勤中"定點"稍加力按壓。

(3) 強壯手法：術者右手反掌拿捏其後頸部上至下往返 2 ～ 3 次，將其頭仰起，用拇食二指同時點按風池穴、天柱穴，1 ～ 3 次。

3. 仰睡、低枕。

(1) 放鬆手法：術者雙手在其頸後外側作四指揉法 1 ～ 3 次。

(2) 正骨手法：

① 手法拔伸牽引：術者一手托其下

頜，另手托枕骨部，雙手用力作頭頸拔伸牽引，兩手可交換 1 ～ 2 次，牽引 2 ～ 4 下。

② 仰頭搖正法：術者左手托其枕部，右手托下頜部，將患者頭仰位、向右仰旋重複活勤 2 ～ 3 下，囑患者放鬆頸肌，當右轉達最大限度時，術者右手加有限制的右轉"閃動力"，如法向左方重做一次，復位時，多有"咯嘚"響聲，但無不適感覺。

(3) 強壯手法：提拿雙肩部斜方肌、岡上肌，點穴：肩井穴。

(4) 痛區手法：

① 頭部按摩：額部指揉法，頭部分五條線指揉法，開天門法。點穴：太陽、率谷、百會、風池、耳穴。指叩打法結束。約 2 ～ 3 分鐘。

② 右上肢按摩：從肩至手分內、前、後三線由上而下指揉捏法各 3 次。搓上臂、前臂。痛點按揉法。點穴：缺盆、手三里、合谷。

整個手法約 15 ～ 20 分鐘完成。

根據病情選用正骨手法，治療前後，以觸診作為正骨成功與否的客觀指標，結合症狀減輕及消失為手法驗證指標。當復位完成後，即可囑病人開始頸保健功練習。

六、胸椎正骨手法

胸椎後關節呈冠狀面，胸肋關節和肋橫突關節與胸椎後關節相聯結，胸椎椎間盤前後等高，且較薄，加上胸廓的保護作用，故胸椎不易作旋轉動作。胸椎棘突細長並向下方重疊如蓋瓦狀，故在定位時棘突與椎體約差一節。正骨手法的施治時要注意這些生理特點。

胸椎正骨推拿常用手法：

放鬆手法以掌揉法、揉法、平推法為主，與棘突旁拇指揉法結合使用。

強壯手法以雙拇指棘旁撥筋法，最長肌提彈法，穴位根據病情選配，以背部俞穴為主。胸腹內臟病者，加用捏脊療法。

痛區手法：腰背痛以外的痛區按胸部或腹部症狀選用鎮靜手法或興奮手法。

正骨手法常用的有五式：俯臥衝壓法三式；捶正法二式。

1. 單向衝壓法：適用於單椎後凸滑脫式錯位和側彎側擺式錯位。患者俯臥，胸前平放於薄枕上，術者單手或雙手重疊，掌根置於後凸棘突上（如向右側彎側擺者，術者站於患者右側，雙手用力方向偏左前方），囑其作深呼吸，呼氣時，術者用有限度的衝壓力，重複 2～4 次。衝壓法亦可在坐位下進行。患者騎坐於木椅上，面向椅靠背，術者立其後，用右膝關節屈曲頂按於其後凸的棘突下方，術者雙手扶患者雙肩向後拉，同時右膝適當用力向前頂按。滑脫較重者，加牽引力，患者雙手對抱，術者雙手從其腋下伸出抓住其前臂，復位時將患者向上端起並向後拉，右膝同時頂按。對合併旋轉式錯位者，頂按後，將患者大幅度向左，右旋轉上體復位。此動作由於術者前臂經患者腋下伸出，向左轉時將右手向上抬，左手向下，使患者同時作左側屈體位，較易成功。如法向右復位。（圖 59）

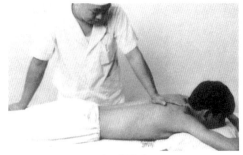

A　俯臥式

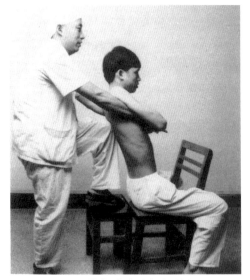

B　預備式（加牽引力膝頂法）

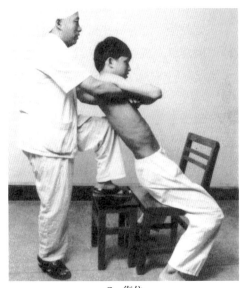

C　復位

圖 59　單向衝壓法

2. 俯臥雙向分壓法（亦稱間接衝壓法）：
適用於某椎向前滑脫或傾位仰位式錯
位。患者俯臥，胸前墊高枕使成駝背
狀，術者站其左側，雙手交叉以掌根
部分置凹陷病椎其上下二椎棘突處，
配合呼吸作由輕漸重的多次適度衝
壓，由於術者雙手交叉用力方向相反，
與胸前高枕聯合作用，常可將凹陷的
胸椎撬起。（圖 60）。

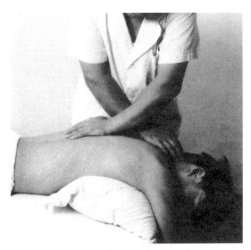

圖60　俯臥雙向分壓法

3. 俯臥旋轉分壓法：適用於胸椎左右旋
轉式錯位。以 T6 棘突偏左、T7 棘突
偏右為例，患者俯臥，胸前墊薄枕，
雙手放在軀幹兩側，背部放鬆。術者
立其右側，右掌根置其 T7 棘突右旁，
左手掌根置其 T6 棘突左旁，配合呼
吸，當其呼氣時，術者雙手用適度的
衝壓力，由於雙手用力方向不同，使
T6、7 受到旋轉力而復位。術者緊接
着轉體將左手下移定點於 T7 棘突右
旁，右手移至 T8 棘突左旁，重複上述
復位動作。如此將各椎間調整達到全
部復正為止（見後圖 68）。

4. 肋骨平推法：胸椎錯位，尤以向前滑
脫者，其有關肋骨多見隆起或合併肋
軟骨炎，復位時亦可借助肋骨的槓桿
作用，術者用掌平推法和按壓法，將
隆起的肋骨下按，按時囑患者深吸氣，
有利於胸肋骨小頭關節的復位。並注
意整個胸廓變形的矯正（見後圖 74）。

5. 俯臥定向捶正法：此法比衝壓法安全、
柔和些，適用於體質虛弱的老人和兒
童。患者俯臥，肩背放鬆，術者右手
握拳，左食指或拇指置於偏歪的棘突
旁，用拳捶於食指末節而震動其錯位
棘突。亦可用器械（或用一特製指形
小棒）代替手指捶正。

　　捶棘突與捶橫突交替進行效更
佳，以 T3 棘左旋，T4 棘右旋為例：
術者立其右側，以左食指"定點"於 T3
棘左旁，右手握拳捶擊左食指末關節
部，以向右 45°拳擊椎板與棘突根部
使其向右旋移，繼而"定點"於 T2 棘
突右旁外 1 橫指處，即 T3 右橫突後
側，右拳捶擊方向垂直，使後旋的橫
突受力前旋而達復位，此兩定點可交
替重複 2 ～ 3 次。對錯位重的患者（如
傾位仰位式錯位），本手法作為微量
調正，最好在牽抖衝壓法後進行，椎
體傾位或仰位錯位時，因關節突的擠
壓，常致其上、下方的椎體向後隆凸，
當左右偏歪捶正後，還以捶正法糾正，
會加強療效。同例，先調正患椎上方
椎體，術者站於右側，左手食、中二
指，分別"定點"於 T1 ～ 3 棘突兩旁，
右拳由上向下斜擊雙指，每椎捶 1 ～
2 下，1 ～ 3 椎捶擊 2 ～ 5 遍，由輕漸
重，繼而站其左側，以同法將 T7、6、5

椎隆凸部，由下而上捶正，經上下捶
正後，能使棘突間原增寬和變窄的棘
間調正，使復位完善。配合背部拍打
法進行。此種病情，脊柱失穩較重者，
應配合練保健功才能鞏固療效（後圖
71）。

6. 懸吊牽引推按捶正法：適用於混合式
   錯位者。完成第一步放鬆手法後，囑
   患者雙手抓住單槓或肋木（無此裝置
   可在門框上或由助手將患者背起）使
   身體懸吊起來，術者用掌按壓推動其
   錯位胸椎和肋骨隆起處，或以拳捶正
   之。術畢，將患者緩慢放下，（不能
   跳下）以免發生新的創傷（圖 61）。此
   法旨在於缺乏治療床環境時，可利用
   門頭、樹木、鐵架等作懸吊工具，以
   替作"牽抖衝壓法"進行正骨復位。

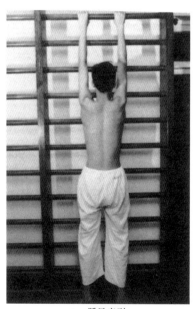

A 懸吊牽引

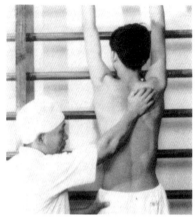

B 推按

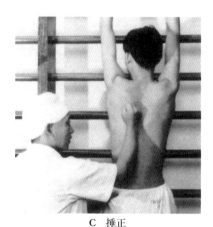

C 捶正

圖61 懸吊牽引推按捶正法

其他復位法可參閱腰椎及頸椎復位
法。例如搖腿揉腰（胸）法、坐位旋轉復
位法、提肩側擺推正法等。

七、腰椎正骨手法

腰椎綜合徵的生理解剖及病理特
點，決定腰部正骨手法。腰椎椎體粗大，
腰椎椎間只有一對後關節，其關節面呈
矢狀面，有利於負重及作前屈後伸、左
右旋轉，但不利於側屈。腰椎在胸廓和
骨盆之間，是人體活動的中點，且腰椎

負重大，活動頻繁，故腰部易發生慢性
勞損，尤以在側屈姿勢下用力不當時，
極易發生小關節錯位而出現急性腰扭傷
症狀。嚴重損傷還易致椎間盤纖維環破
裂而髓核突出。針對這些好發病症，腰
部的正骨手法常用的有如下十法：即俯
臥衝壓法四式；旋轉搖正法二式；搬按
復位法二式；抱膝滾動法與揹揉法。

1. 雙手重疊直接衝壓法：適用於腰椎後
   凸及側彎者。手法操作與胸椎相同，
   亦可用兩個枕頭把衝壓處懸空，腰部
   所需衝壓力大些，術者雙肘垂直，利
   用上身重量垂直按壓，當患者腰肌放
   鬆時加上衝壓閃動力，重複 2 ～ 4 次
   （圖 62）。

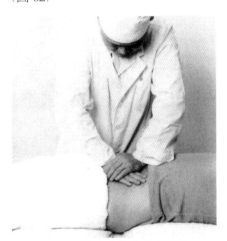

圖62　雙手重疊直接衝壓法

2. 雙手間接分壓法：適用於腰椎前滑脫
   或傾位仰位者。患者俯臥，於腰椎棘
   突凹陷處的腹部墊一個 10 ～ 20 公分
   高的稍硬枕頭。術者兩手交叉掌根分
   置於凹陷棘突之上方和下方稍隆起的
   棘突上，兩手同時向下按壓，由於交
   叉後，其力量方向相反，與墊枕上頂
   作用，可間接地迫使前凹的椎關節

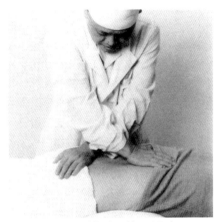

圖63　雙手間接分壓法

向上還納復位，故稱間接分壓法（圖
63）。

3. 俯臥牽抖衝壓法：適用於胸、腰、骶
   椎的椎間關節各類型錯位。屬正骨手
   法與牽引相結合的術式，對新創傷引
   起的椎間盤突出症，能促其還納復位，
   對椎間盤退變、骨質增生，和椎間盤
   突出（已硬化）、後縱韌帶鈣化、黃韌
   帶皺褶等較重患者，併發各類型椎間
   錯位的復位治療，較單人施術效佳。
   實施時，術者根據病情，決定“定點”
   的方法（參閱本節內的：雙手重疊直
   接衝壓法、雙手間接分壓法、雙手旋
   轉分壓法）。

   患者俯臥於治療床的軟枕上，囑
   其雙臂伸直上舉（防止牽抖時胸肋骨
   因擦動而挫傷，引發胸痛），用手抓
   緊治療床頭邊緣（因故不能雙手抓床
   者，由第二助手協助用手抓緊其雙側
   腋窩部），對 $T_{3 \sim 10}$ 椎間復位者，術
   者術前指導患者配合作深呼吸（口令
   1 － 2 時吸氣，口令 3 時呼氣），在糾
   正腰椎滑脫症者，指導他配合咳嗽（口
   令 1 － 2 時吸氣，口令 3 時咳嗽）。助

手站其下方，檢查患者雙足長度（後圖70A），作好牽抖準備。術者按復位主要病椎的棘突偏向，決定站其左側或右側，面向其對側肩部站立，以靠床的手掌根部作衝壓（棘突偏左站左側，用右手衝壓），另手為輔助：（1）直接衝壓法時，重疊在主衝手背上；（2）間接分壓法時，按於病椎下方後隆的椎棘突上；（3）旋轉分壓法時，與主衝手分置"定點"於對應的棘突或橫突上。囑患者腰肌放鬆，術者口令1－2－3。1－2時，第一助手將其下肢牽拉並上下抖動1～2次，當口令三發出的瞬間，三人同時發出暴發力，術者雙手向前上方衝壓；第一助手向下用力牽引抖動；第二助手用力拉住患者。助手雙手緊握患者踝關節上部，先牽抖"長腳"，輕力牽抖2～3下，以鬆解病椎錯位的"交鎖"，再牽抖短腳，以較重力牽抖3～4下，促使椎間"復位"完善（根據病情量力，用力寧輕勿重，先輕後重，切忌追求響聲，以保安全），繼而仍以稍重力牽抖雙腳2～3下（滑脫式、傾仰式、混合式錯位者3～5下）。手法完成後，再將患者雙下肢比較其長短之差是否改善或已正常。

4. 俯臥牽引兜肚法（已革新為仰臥提臀衝壓法，詳見本段後附文）：適用於第五腰椎 I ～ II° 滑脫症。患者俯臥於治療床上，腹及骨盆部墊一薄棉軟枕，第一、二助手如俯臥牽抖衝壓法，但第一助手同時握其雙踝部，術者面向患者頭部雙腳分開跨站於患者臀部左右兩側床上，彎腰將兩手從患者腹側

伸向前方，十指交叉挾緊將患者抱住患椎前腹部，當口令三發出的瞬間，一、二助手用最大力向兩頭牽拉；患者同時用力咳嗽一聲，術者突然將患者下腹部兜抱起抖動一下。若手法後症狀改善，可重複3～5次（圖64）。若無助手，此法可改下式進行，患者仰臥，雙下肢並攏伸直，術者面向患者，雙手握住患者雙踝立於其足部床上，把患者雙下肢屈髖90°並將其臀部提起放下碰擊床上，此震擊法若有效果，可重複2～4次（後圖75）。

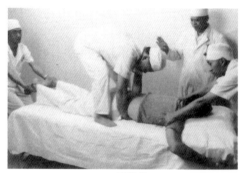

A　預備式

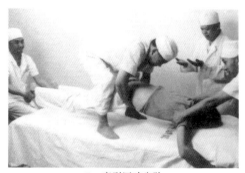

B　牽引同時兜肚

圖64　俯臥牽引兜肚法

　　附：仰臥提臀衝壓法：適用於腰椎滑脫症。以 L4 向前滑脫 II° 為例。術前請患者排清小便後，仰臥治療床上，雙手分別抓緊兩側床緣；術者站

立於其右側，右手握拳以深按"定點"於滑脫椎體前方；第一助手站在患者雙腳之間的床上，雙手握緊患者雙踝上部，將其雙下肢向上提起離床 60°～ 70°；第二助手站床頭側邊，用手抓緊其雙側腋窩部。施術時，術者口令 1 － 2 － 3。當口令 3 時，第一助手順 60° 方向，用短速的閃動力，提起患者臀部離床約 5 ～ 10 cm，以衝撞術者"定點"握拳。患者和第二助手穩定患體的同時，與在提臀向下牽引力使患椎間隙被拉寬的瞬間，與滑脫椎體受拳頭碰擊力的共同作用下，促使椎體向後還納復位。II° 滑脫者，多有先天性峽部不連，極易復發，我（廣州醫學院）研究所在手法復位後，以椎體融合手術治療，療效很好。≧ I° 的腰椎滑脫症，採用治脊療法，即以正骨復位為主治法，以微波和水針（或小針刀）為輔治法，加強預防復發的指導，多可不用手術治療而獲理想的遠期療效。（可參考圖 64 和後圖 75）

5. 俯臥搖腿揉腰（背）法：適用於全部胸腰椎綜合徵各骨關節損害者，是胸腰椎後關節左右旋轉式錯位的常規手法。尤其適用於胸、腰、骶椎的脊柱側彎的調正，和老年人的肥大性脊椎炎，是個有效而安全的手法。此法用力柔和，胸腰椎後關節順軸心搖動而逐漸復位。患者俯臥治療床上，一助手馬步，雙手分別抓住患者雙足部，將患者雙小腿抬起屈膝成 150°～ 160°，膝關節以上平置床上，囑其腰腿部放鬆，同時將其雙足向左右方向成 ∞ 字形往返擺動，使其腰、臀、小腿成波

浪式左右弧形搖擺，此時術者站於患椎棘突偏歪方向的床邊，以一手掌根部按壓於患椎後旋的橫突後側，另手以拇指按壓於患椎棘突偏側至椎板部作"定點"，與助手兩人動作要協調，用力相一致。如無助手時，用枕頭將患者足踝部墊起，術者一手"定點"於橫突或棘突部，另手搖動其臀部使其左右搖擺活動。每次約 5 ～ 8 分鐘。此法還可作為放鬆手法，常配合其他正骨法進行復位（後圖 66）。

6. 坐式旋轉搖搬法：適用於左右旋轉式腰椎後關節錯位者，胸腰椎其他錯位類型作輔助手法。以 L3 棘突偏左，L4 棘突偏右為例。患者坐於方凳上，助手立於患者左前方，用雙膝雙手挾持患者左大腿，術者坐於患者背後，囑患者雙手互抱，術者右手從患者右肩側伸出，抓住患者左肩臂部，左手扶按於患者左側腰骶關節右側，拇指按住 L4 棘突右旁，囑患者腰背放鬆，徐徐將患者拉動向前彎腰並向右轉，先左右搖動 2 ～ 3 下，使患者適應後，將其轉至右側達最大角度時，再加一閃動力轉動，左拇"定點"處同時加力撥動棘突，促使 L4 復位。按如上方式作左轉方向復位。助手固定患者右腿，術者右拇指"定點"於患者 L3 棘突左旁固定，其餘操作同上述程序，將 L3、4 後關節復正。此法如無助手可令患者騎坐於床上或低靠背木椅上而將其下肢固定即可（後圖 69）。

7. 側臥搖按法：適用於胸腰椎左右旋轉式和混合式錯位。例如 L4 棘突偏右為例（棘 3 左、棘 4 右、棘 5 左）。患者

體位：右側臥位（先做健側），右下肢伸直，左下肢屈髖屈膝，放於右大腿內側上，右手放於枕上，左手屈肘放於身旁，頭略後仰。術者面對患者立於床邊，左手伸直抓扶患者左肩鎖骨部，右手掌按扶於患者 L3、4 棘突處，右肘稍屈按壓於其左臀部，囑其全身放鬆，術者雙手同時輕鬆地將患者左肩，左臀部作前後扭轉推搖 2～3 次，待感到患者已放鬆腰背部後，左手將其肩推向後固定，右肘用力將其臀部向前搬按至最大角度，術者緊收右肘，加上身按壓的閃動力，常可聽到腰後關節 "咯嘚" 響聲或在右手掌觸及其 L3、4 後關節還納時的彈跳感。患者轉為左側臥位，重複上述搖按法，此時術者以左手按扶其 L4、5 棘突上，復位方法相同（後圖 67）。

8. 俯臥按腰搬腿法（二式）：一式適用於旋轉並反張（後突）的腰後關節錯位、腰椎間盤突出症。以 L4 棘突偏左後突為例（棘 3 右、棘 4 左後突、棘 5 右）。患者俯臥，雙下肢伸直，術者立其左側，左手掌按於 L4 後突的棘突左旁，右手將患者右膝及大腿托起後伸，並漸搬向左後方，術者兩手同時徐徐用力，並抬起放下往返 2～4 次，待其適應，腰部放鬆後，將其右下肢搬至左後方最大角度時，左掌加大按壓力，右前臂加 "閃動力" 將其右下肢再加大而有限制的搬動一下，復位動作完成。其餘類型錯位可參閱此法類推（後圖 73）。

二式適用於腰骶椎側彎側擺式錯位。例如頑固性腰痛者，伸屈、

轉體功能正常，側屈功能受限者，觸診 L3 棘突輕度偏左，相關後關節有深壓痛，其上下椎棘突序列正常。患者俯臥於治療床上，術者站其右側，以右掌根部 "定點" 於 L2 棘突右旁，以左手前臂托住其雙膝大腿部，順床面將雙下肢向左側擺約 30°，繼將雙下肢搬向右側至側屈角度 ≧ 45°，與 "定點" 手同時發力，完成搬按動作，此為 "解鎖"。繼而術者站到其左側，用左手掌根部 "定點" 於 L3 棘突左旁，右手前臂托住其雙膝大腿部，順床面將雙下肢向右側擺約 40°，緊接托起雙下肢向左側擺至最大角度 ≧ 60°，與 "定點" 手作 1～2 下 "閃動力"，完成側向搬按復位手法。本手法完成後，要加雙下肢牽抖法 2～3 下，作為手法的 "整理" 為佳。此法復位時應注意保持側屈搬按動作，而不作向後抬腿的旋扳動作。

9. 抱膝滾動法（二式）：一式適用於胸、腰、骶椎向前滑脫式錯位，脊軸過伸者。患者仰臥，以軟枕護頭部，雙手交叉將雙膝緊抱（屈髖屈膝），術者站其右側，左手托其頸部，右手抱其雙膝，將患者作仰臥起坐─坐後而又臥下，往返滾動，且每次臥下時將患者用力抬起臀部，臀部一次比一次抬得更高些，使過伸成角的胸腰骶椎間在運動中漸次復位。二式適用於骶椎點頭導致腰骶成角者。患者預備姿勢同一式，術者右手及前臂抓按在其緊抱的膝部，左手托住其臀下部（骶尾椎部），施術時，只讓腰骶椎間作過屈滾動（後圖 72）。

10. 揹提法：屬民間傳統療法，具有自身
牽引（雙下肢）及搖正作用，但無"定
點"，方法簡單易行，適用於無助手、
無牽引器械時採用。患者與術者背靠
背站立，術者雙肘與患者雙肘交叉扣
緊，術者彎腰將患者揹起雙足離地，
然後作左右晃動、上下顫抖等動作，
約 2 ～ 5 分鐘結束（圖 65）。

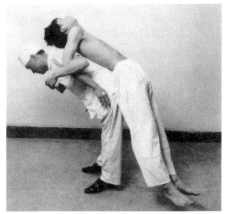

C 揹擺
圖 65 揹擺法

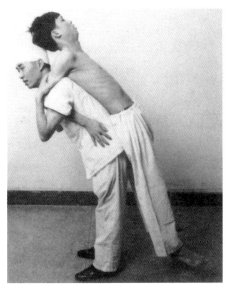

A 預備式

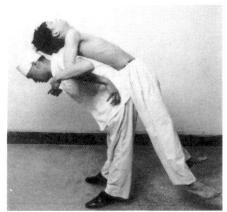

B 揹提

腰椎間盤突出症正骨推拿法舉例：

病例：男，26 歲，一年前有外傷史，
一月前因搬抬重物扭傷腰部，出現右下
肢串痛，右小腿前外側麻痛，咳嗽、大
便時疼痛加劇。經骨科檢查，確診 $L_{4\cdot5}$
椎間盤突出。曾作重力牽引未能改善。
觸診腰部板硬，第 4 腰椎右旁壓痛 L_4 棘
突偏左（餘在右）並後突。治療以正骨推
拿加牽引為主，配以腰部熱療法，每日 1
次，10 次後加水針治療椎旁軟組織勞損
點，改為隔日 1 次，20 次為一個療程。

正骨推拿操作程序：

患者俯臥治療床上，術者站其左側
（棘 4 偏左）。

（1）放鬆手法：掌揉法並拇指揉法，
以脊椎兩旁軟組織部為重點，上至第 10
胸椎，下至雙側臀部，遇疼痛敏感區，
以掌按壓約 10 ～ 20 秒鐘，約需 3 ～ 10
分鐘，可充分放鬆腰部板硬的軟組織。

（2）正骨手法：

① 搖腿揉腰法：術者左掌根定點於
L_4 棘突左旁，約 2 分鐘；

② 側臥搬按法（先健側、後患側）；

③俯臥牽抖衝壓法（重點手法）；

④俯臥按腰搬腿法。

（3）強壯手法：雙拇指彈撥 L3～5 椎旁硬結，重力點壓第四腰椎椎旁兩側及腎俞、環跳、委中、崑崙等穴位。

（4）痛區手法：右下肢掌揉、指揉、搓法、關節運動法、麻木區指捻捏法、扣打腰背部。加潤滑油平推掌擦法至有熱感時為止。

治療結束，可以覆查直腿抬高試驗，以檢驗手法是否有療效。

一般先作腰部熱療 20 分鐘，緊接手法治療。手法後如症狀明顯減輕，或直腿抬高能提高至 60° 以上，不必加牽引治療；若手法療效較差，手法後加重力牽引 15 分鐘。

附：胸腰椎正骨實操舉例

本書原著出版二十年來，由於教學需要，已將胸腰椎正骨推拿法，歸納為四步十法。胸椎和腰椎通用手法較多，實施時，要注意椎間關節解剖生理和病理的不同，正骨手法的"定點"不同，例如腰椎的棘突與橫突基本上在同一水平上，而胸椎的橫突在上一節胸椎的棘突旁。現將常規的正骨十法簡述如下：

1. 搖腿揉腰（背）法，糾正胸腰骶段脊柱側彎並旋轉式錯位（圖 66）；

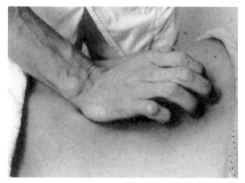

A 定點

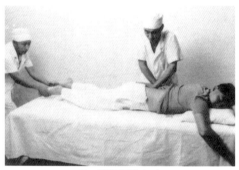

B 搖腿揉腰（一）

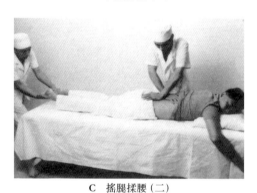

C 搖腿揉腰（二）

圖 66 搖腿揉腰法

2. 側臥搖按法，糾正旋轉式錯位，腰椎
比胸椎效佳（圖 67）。

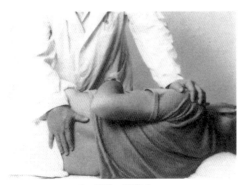

A 定點、預備式

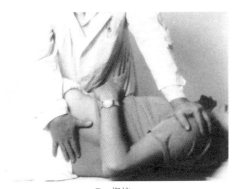

B 搬按

圖67 側臥搖按法

3. 旋轉分壓法，糾正旋轉式錯位，胸椎
比腰椎效佳（圖 68）。

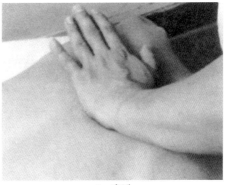

A 定點

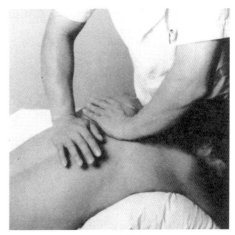

B 預備式

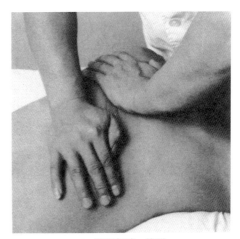

C 深呼氣時，衝壓

圖68 旋轉分壓法

4. 坐式旋轉復位法，糾正腰椎旋轉式錯位（圖 69），胸椎混合式錯位（原著書封面圖）。

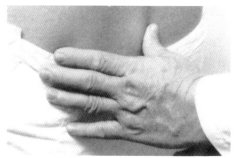

A　定點、預備式

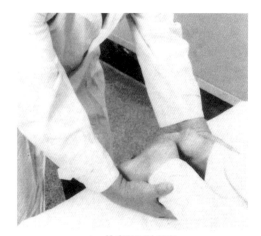

A　檢查雙下肢長度

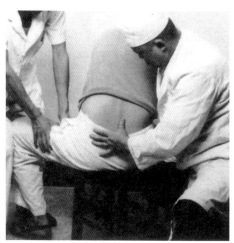

B　搖搬

圖 69　坐式旋轉復位法

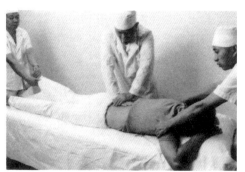

B　預備式

5. 俯臥牽抖衝壓法（直接衝壓法、雙向分壓法、旋轉分壓法），糾正脊椎退變併發各類型錯位和椎間盤突出症（圖 70）。

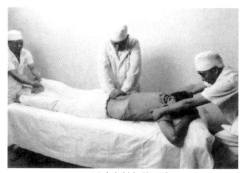

C　同時牽抖加衝壓力

圖 70　俯臥牽抖衝壓法

6. 俯臥定向捶正法，糾正各類型錯位，多在牽抖衝壓法後作精細調正施術（圖 71）。

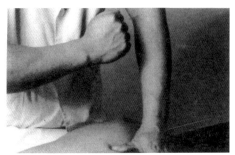

A　定點、預備式

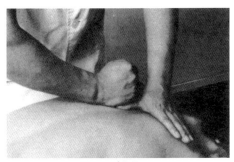

B　捶正

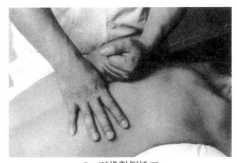

C　下椎對側捶正

圖71　俯臥定向捶正法

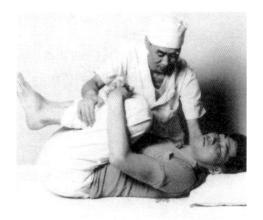

A　預備式

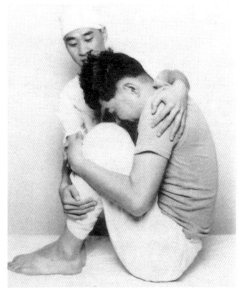

B　起坐

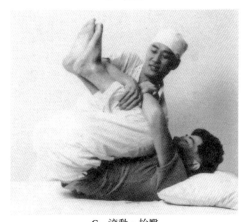

C　滾動、抬臀

圖72　仰臥抱膝滾動法

7. 仰臥抱膝滾動法，糾正滑脫式錯位，
　 腰弓過伸、腰骶成角（圖 72）。

8. 俯臥按腰側向搬腿法（按胸搬肩法），
　糾正胸腰椎側擺式錯位（圖73）。

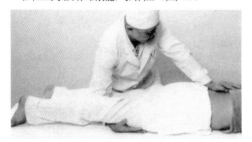

A　定點、預備式

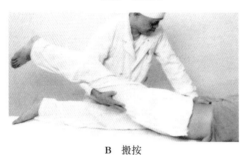

B　搬按

圖73　俯臥按腰側向搬腿法

9. 肋骨平推法，胸椎復位後糾正肋骨隆
　凸變形、肋橫突關節錯位（圖74）。

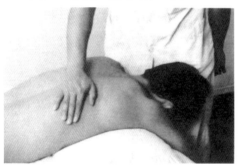

A　順向推肋

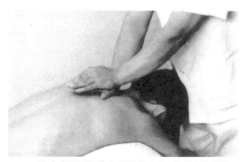

B　雙手重疊壓推肋小頭關節由上而下順列平推

圖74　肋骨平推法

10.仰臥提臀衝壓法（由俯臥牽抖兜肚法
　改進），糾正腰椎滑脫症（圖75）。

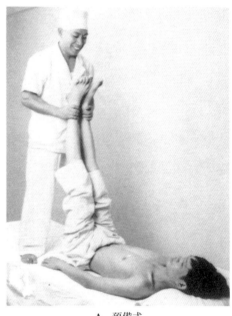

A　預備式

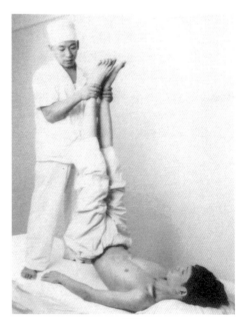

B　提臀

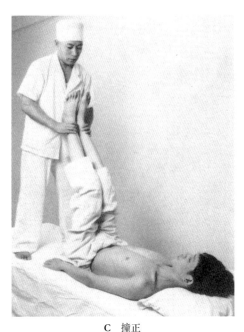

C　撞正

圖75　仰臥提臀衝壓法

八、骶髂關節正骨手法

骶髂關節呈耳狀面，周圍有較穩固的韌帶連接，是屬微動關節，一般較穩固不易發生錯位。但有嚴重外傷史的頑固性腰痛患者也可發生錯位，應重視骶髂關節的檢查，以防漏診。經產婦因懷孕多致骨盆韌帶鬆弛，也較易患骶髂關節錯位。常用的骶髂關節正骨手法有如下6法：

1. 按骶搬髂法：適用於骶椎向後髂骨前旋的骶髂關節旋轉式錯位者。患者側臥位，貼床一側下肢屈髖屈膝，離床一側下肢向後伸直，術者立於其後，一手抓扶其髂前上棘部，另一手掌根按於其骶椎中部，囑患者放鬆腰臀部，術者用爆發力，雙手同時一推一拉進行搬按，可重複 2～4 次。此法亦可

於俯臥位進行（圖76）。

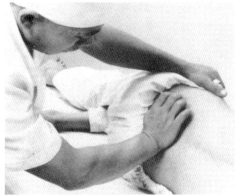

A　定點、預備式

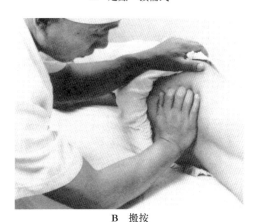

B　搬按

圖76　按骶搬髂法

2. 提臀撞正法：適用於骶椎向後骶椎點頭的滑脫式錯位者。患者仰臥，雙下肢並攏伸直，術者站於其足部床上，雙手同時握住其雙踝部，將其雙髖屈曲 90° 從床上提起，使其臀部離床約 10 公分，急速放下，使骶椎在床上發生撞擊，先輕擊，適應後可加大撞擊力。此法不宜用於有骨質疏鬆的老年患者（前圖 75）。

3. 仰臥旋髖按壓法：適用於骶髂關節旋轉式錯位，糾正"陰陽腳"。術者一手握緊"陰腳"踝部，另手托扶膝部，將

此下肢作屈髖屈膝位的旋髖動作，"陰腳"旋髖由內向外，活動 2 ～ 3 下，將髖旋向外屈位時（將膝關節轉向同側肩部外側），助手固定"陽腳"髂骨及大腿部，術者雙手同時將其"陰腳"大腿向外上方用力按壓 2 ～ 3 下（衝壓使髂骨後旋復位），隨即將其腿向下牽抖 1 ～ 3 下；"陽腳"復位時，不用作內收肌羣手法，屈髖屈膝和牽抖法同"陰腳"，但旋髖方向不同，而是由外向內旋，衝壓方向，將患者膝部屈向對側肩部按壓 2 ～ 3 下（衝壓使髂骨前旋復位），隨即向下牽抖，此法可重複 2 ～ 3 遍。（圖77）

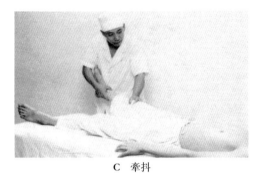

C 牽抖

圖77 仰臥旋髖按壓法

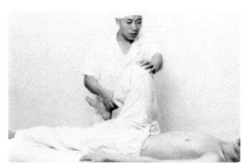

A 預備式

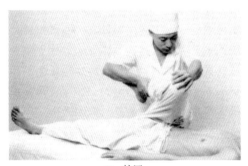

B 按壓

4. 仰臥內收肌鬆解手法：將"陰腳"屈曲作4字狀（4字試驗陽性），術者將拇指按壓於內收肌羣的恥骨附麗處（可免彈撥時，骨膜牽張劇痛），另手揉捏、彈撥其痙攣的內收肌羣，由上而下，3 ～ 5 遍，緩解肌痙攣。此法適宜於仰臥旋髖按壓法之前施術。

5. 側臥牽抖復位法：同時糾正"長短腳"和"陰陽腳"。患者取側臥位，"陽腳"在上，"陰腳"屈髖屈膝平放床上，患者雙手緊握床沿以固定上身，術者站其背側。以右下肢是長腳又屬陽腳者為例，術者立於患者背側，左手按在髂脊上（發力時促使髂骨下移），右手按臀部偏髂脊前部（發力時促使髂骨旋前），助手作好牽抖姿勢（雙手握緊右踝上部）準備，術者口令"1 － 2 － 3"時，二人同時用力完成牽抖衝壓法，術者雙手方向不同，將使髂骨既向下，又向前旋，而達鬆動錯位關節，助手發力向下牽抖 1 ～ 3 下，使關節在動中復位；患者翻身（體位同上述），術者站其前側，雙手放置其髂脊上方、前方，牽抖衝壓時，術者雙手用較強的推力，將髂骨既向下，又向後旋而達"復位"。"長腳"用力輕，牽抖 1 ～ 3 下；"短腳"手法力重，牽抖 3 ～ 5 下。

其他手法參閱胸腰椎正骨手法。

骨盆旋移症的混合式錯位者（同時兼有"陰陽腳"、"長短腳"和"點、仰頭"者）上述手法可綜合應用，由於骶髂關節內面的凹凸不平狀，尤在急性外傷後關節內的無菌性炎症重，或錯位後已有軟組織黏連時，復位難度增大，必要時，可先作局部封閉後，用較重的牽抖衝壓力，才能達到完全性復位。此時，手法後應臥床休息 2 ～ 3 天。

1987 年以前，我們診斷骨盤旋移症為骶髂關節錯位（或損傷），以正骨推拿法為主治法的治脊療法，有良好療效。1988 年後在國際學術交流中，才以骨盆旋移綜合徵作診斷。由於骨盆旋移症包含了三組關節錯位，即腰／骶椎間關節、骶髂關節和耻骨聯合部，故診斷和治療都比以前有改進。研究結果：（1）前兩組關節正骨復位後，耻骨間的錯動可自然還納康復。故正骨推拿手法，是以骶髂關節正骨推拿手法，和胸腰椎的正骨推拿手法兩部分綜合應用；（2）骶椎錯位類型亦與頸、胸、腰椎類同，包括腰／骶關節和骶／髂關節的"前後滑脫式錯位"，"左右旋轉式錯位"，"側彎側擺式錯位"和"混合式錯位"。骶椎的"傾位（點頭）仰位（昂頭）式錯位"既是腰骶關節錯位，又有骶髂關節錯位。

骨盆旋移症的正骨推拿手法：又稱四步手法，四步是手法操作程序：第一步：放鬆手法；第二步：正骨手法；第三步：強壯手法；第四步：痛區手法。

放鬆手法（重點在腰臀部，有脊柱側彎者加胸椎部）為正骨做準備，可選搖腿揉腰法既能有效放鬆腰臀部緊張的肌肉和筋膜，又能調整脊柱側彎；強壯手法（腰臀部分筋理筋、辯證點穴調理或捏脊療法），是治療病部軟組織病變和調理整體功能，有助預防復發；痛區手法（腰臀下肢部或腹部），根據肢體受損情況處理，加速脊椎病的全面康復過程。

常用的正骨手法（順序：① 腰椎 ② 骶髂 ③ 全脊，按錯位類型選用如下手法）：

1. 搖腿揉腰法：糾正胸腰椎的脊柱側彎（前圖 66）；
2. 側臥搖按法：糾正腰骶關節旋轉式錯位（前圖 67）；
3. 側臥（俯臥）牽抖衝壓法：糾正骶髂關節側擺式錯位和旋轉式錯位（前圖 70）；
4. 仰臥內收肌鬆解手法：解除肌痙攣，為復位手法作準備；
5. 仰臥旋髖按壓法：糾正髂骨旋轉式錯位（前圖 77）；
6. 俯臥（側臥）按骶搬髂法：糾正髂骨前旋錯位（前圖 76）；
7. 俯臥按腰側搬法：糾正腰骶關節（腰椎間關節）側擺式錯位（前圖 73）；
8. 抱膝滾動法：糾正腰骶關節滑脫式（骶椎點頭）錯位（前圖 72）；
9. 俯臥牽抖衝壓法：糾正腰骶關節滑脫式（骶椎仰頭）錯位及腰椎退變、椎間盤突出併發關節各類型錯位（前圖 70）；
10. 俯臥屈膝按壓法：調理腰骶關節滑脫式（骶椎仰頭）錯位。

附錄：正骨推拿手法革新機理圖

生理功能	病理變化（觸診、X線片）	正骨手法
伸屈運動　→	前後滑脫式錯位（C6：/T3↓4↑） （側位片：椎體後緣聯線中斷、成角、反張）	←　推正法
側屈運動　→	側彎側擺式錯位（C1346/T11‧12） （正位片：椎體、棘突、勾突排列側彎擺）	←　搬正法
旋轉運動　→	左右旋轉式錯位（C4、5/T12、L4‧） （側位片：雙邊徵、雙突徵； 正位片：棘突左、右旋轉）	←　搖正法
伸屈運動時暴力損傷　→	傾位仰位式錯位（L3←4‧5） （側位片：除中斷、成角、反張外，可見椎體傾、仰變化）	←　牽引下推正法 （牽抖衝壓法等）

圖例說明：

1. 圖中粗箭頭：表示其相關性。例如：伸屈運動後的箭頭，指向"前後滑脫式錯位"，表示在脊椎處於伸／屈姿勢下的損害（不良姿勢／外傷），會發生此類型的錯位。推正法前的箭頭，表示：
   (1) 推正法適用於治療"前後滑脫式錯位"；
   (2) 正骨時手法的動作："定點"於患椎，"動點"讓該節段脊椎作伸屈運動，使錯位處在動中求正。因此正骨推拿法又稱為生理運動復位法。其下各項類同。

2. 圖中括弧：三步定位診斷法包括神經定位診斷、觸診定位診斷、X線照片定位診斷。後兩項記錄見括弧內，前一括弧是觸診定位診斷簡法記錄，後一括弧是脊椎X線照片定位診斷記錄。

3. "前後滑脫式錯位"觸診括弧內舉例的標點，頸椎橫突觸診C6後的兩點，表示在C6的關節突／橫突均後移位而隆凸，兩點代表上（右）下（左），C5前凹，即確定為C5前C6後滑脫式錯位；胸腰椎棘突觸診，在錯位椎以箭頭表示，箭頭向下（前移），箭頭向上（後移），兩椎間呈現"前後滑脫式錯位"體徵。"側彎側擺式錯位"觸診括弧內C13上方小弧表示1-3頸軸右側彎，隨後46下方小弧表示4-6頸軸左側彎，即1-6頸椎呈S形側彎；T11/12間的一點表示椎間向右側擺錯位。"左右旋轉式錯位"觸診括弧內C4/5、T12/L4之間的點，表示C4、T12左旋，C5、L4右旋，即C4/5和T12/L4椎間是左右旋轉式錯位，前者是兩鄰椎間扭轉錯位，後者是兩個相隔較遠的椎間扭轉錯位。"傾位仰位開式錯位"觸診括弧內L34之間的雙向箭頭，表示L3/L4的棘突間距變寬，L45之間有一點，表示L4與L5的棘突間距變窄。胸腰椎觸診如發現棘突間距變寬、凹陷，要查明其上或下方的棘突間距變窄，圖例的L3/4/5椎間距是上寬下突變化，可初診為L4仰位式錯位，如三個椎間出現上窄下寬，其中間的椎體是傾位式錯位。

4. 各段的括弧內的X線片顯示記錄，是各種錯位類型顯示有其特徵性的椎間位移變化，目前放射診斷標準中多以關節功能紊亂報告。應結合神經定位診斷和觸診定位診斷，三者相符者即可確診。

(龍層花)

第三節　熱療、磁療、超聲療法

　　脊椎綜合徵由於骨關節損害，繼發引起椎間和椎周軟組織無菌性炎症過程，臨床上表現出各部位的疼痛。神經根炎引起某支神經痛，滑膜嵌頓損傷關節內膜，滲出引起關節炎症，出現該段脊椎活動受限，局部痛覺十分敏感。神經根受骨性壓迫／刺激，其後支配的背肌出現緊張狀態，常見局部板硬，壓痛明顯，交感神經的損害可引起內臟功能紊亂和血管痙攣而致臨床出現肢體冷厥感。內臟功能紊亂，例如胃痙攣、腸痙攣等。故綜合療法中，除了針對病因設法改善或去除骨關節病損外，應用各種物理因子消除無菌性炎症，解除肌痙攣，血管痙攣，改善組織血液和淋巴循環，減輕或消除疼痛，可加速病情好轉。現將常用的幾種物理療法介紹如下：

一、熱療法

　　溫熱作用能使局部組織及皮膚血管擴張，血流加速，排汗增多，使局部組織新陳代謝旺盛，組織水腫吸收，促進創傷修復過程，具有良好的消除無菌性炎症及消腫作用。熱能使肌緊張度反射性地降低，無論是局部炎症刺激或因神經根受壓迫／刺激而引起的肌痙攣，特別是平滑肌痙攣，均有良好的解痙、鎮痛作用。

1. 石蠟療法：屬傳導熱療法。適用於腰骶部脊椎綜合徵。石蠟具有較大的熱容量和較小的導熱性，是一種簡易的熱療法。

　　蠟餅敷法：主要治療作用是溫熱作用和機械壓迫作用。（急性扭挫傷局部常用刷蠟法，利用石蠟冷卻過程中的凝縮作用，能防止組織中的淋巴及血液的滲出。）

　　將熔點 50 ～ 60℃ 的石蠟熔化後（間接加溫法），倒入方形搪瓷盆中，待其凝固成餅狀，溫度 45 ～ 50℃ 時取出。治療部位裸露，敷上蠟餅，外加塑料布和保溫毛巾。持續 20 ～ 30 分鐘，每日 1 次，10 ～ 20 次為一個療程。

　　無蠟療條件時，亦可改用熱水袋敷。

2. 紅光療法及紅外線療法：屬光輻射熱療法，其主要治療作用亦為溫熱作用。紅外線是波長 760 ～ 400 毫微米的輻射線，具有一定的穿透能力，在人體照射約能穿透組織 2 ～ 3 厘米，故比傳導熱——蠟療作用深透些。脊椎綜合徵的治療中，頸椎病常選用紅光照射頸肩背部，紅外線照射四肢痛區或腰背部。每次 15 ～ 20 分鐘，每日一次，根據病情酌定療程 10 ～ 20 次。

3. 微波療法：微波是應用波長 100 ～ 1 厘米的超高頻電磁波治療疾病的電療法，屬內生熱療法。我們應用的微波波長為 12.4 厘米。微波具有很好的溫熱作用，人體組織吸收微波能量後，引起組織中的離子、偶極子和水分子發生振蕩，分子運動互相摩擦而使電能轉換成熱能，故稱熱效應。由於微波的熱效應是在深層組織中能量轉換而發生的，故不同於傳導熱和輻射熱。組織吸收微波的能量與波長及組織介質常數有關，例如脂肪組織因傳導性差，含水量少，故吸收微波少；肌肉組織含水量多，所以吸收微波能量多，熱作用則強。微波的熱作用產生於深部組織，有明顯的擴張深部動、靜脈作用，血流量顯著增加。由於微波具有集束傳導特性，故其治療作用範圍較局限，能集中於治療局部，這是與短波和超短波不同的特點。微波除了熱效應作用外，還具有熱外效應作用。因脊椎綜合徵主要應用其熱效應作用，故在此不再贅述。

微波作用深，對肥大性脊椎炎有良好的消炎、解痙及止痛作用，故凡有骨質增生和椎間盤變性的脊椎綜合徵患者均可選用。尤其對較深部的腰肌勞損和坐骨神經痛者，微波比其他熱療療效較佳。無微波時，亦可應用短波治療。

二、磁療法

中國古代早已應用天然磁石治病，有云"益眠者，無如磁石，以為益枕可老而不昏"。近年來，中國磁療法發展較快，採用稀土元素製成永磁體，有鋇鐵氧體、鍶鐵氧體、鋁鎳鈷、鈰鈷銅、釤鈷永磁等品種，常用的磁場強度為300 ～ 3000 高斯。

磁療具有良好的鎮靜止痛作用和消炎消腫作用，還有良好的降血壓作用，故對頸椎病併發高血壓、失眠、頭昏頭痛的患者，急性期配合牽引或正骨推拿治療，能加速症狀的緩解。對急性腰扭傷所致的腰後關節錯位患者只要一次復位後，配合交流磁療機治療，可收到立竿見影的療效。

磁療法分靜磁場療法和動磁場療法。最常用的磁穴療法是根據針灸經絡學說，對各種疾病在穴位上敷貼磁片。脊椎綜合徵多用動磁療法。可在病椎旁疼痛區作旋磁治療，每次 20 分鐘，每日1 次，10 次為一個療程。

三、超聲療法

超聲作用主要是機械振盪作用，亦有一定的熱作用。能使堅硬的結締組織延長、變軟，對攣縮、緊張的肌肉可使其纖維鬆弛而解痙，因而對增殖性脊柱炎有良好的治療作用。超聲能使神經興奮性降低，減弱神經興奮衝動，障低神經傳導速度，因而具有明顯的鎮痛作用，在脊椎綜合徵伴有各種神經痛和慢性關節腫脹的局部，可應用超聲作局部治療。

移動法：在治療部位上塗上接觸劑，聲頭平按於治療部位上，緩慢往復移動或作圓圈移動，劑量：$1.0 \sim 2.0$ w/cm^2。6 ～ 10 分鐘 / 次，每日 1 次，10 次為一個療程。頸椎治療時，劑量減少至 $0.8 \sim 1.5$ w/cm^2，每側 5 ～ 7 分鐘。

(李維禮)

四、物理療法

物理療法（Physical therapy，PT）是現代醫學治療方法中，除藥物治療和手術治療外，常用的康復治療方法，簡稱理療。它是研究 / 應用各種物理因子：包括力、電、光、聲、磁、熱等，用來防治疾病與促使傷病康復的一門醫學學科。

脊椎病康復理療的應用原則：在脊椎病早中期及康復期，應用物理療法均可以獲得很好的治療效果，治療方法要選擇適當，因脊椎病是由於骨關節損害，繼發引起椎間和椎周軟組織無菌性炎症過程，臨床上表現出各部位的疼痛。神經根炎引起某支神經痛、滑膜嵌頓損傷關節內膜，滲出引起關節炎症，出現相應脊椎活動受限，局部痛覺十分敏感。神經根受骨性壓迫／刺激，其支配的脊肌出現緊張狀態，常見局部僵硬，壓痛明顯，交感神經的損害可引起內臟功能紊亂，和血管痙攣而出現肌體冷厥感或內臟功能紊亂。例如胃痙攣、腸痙攣等。所以，綜合治療很重要，除了針對病因設法改善或去除骨關節病損外（力療中的正骨推拿和牽引療法），應用各種物理因子消除無菌性炎症，解除肌痙攣、血管痙攣，改善組織血液循環，促進淋巴回流，減輕或消除疼痛，可加速病情好轉，故要掌握好應用原則，現分述如下：

(一) 掌握好應用時機：脊椎病早中期應用物理療法應獲得更好療效，大量臨床實踐已經證實，在脊椎病早期或急性期早期應用物理治療，對病人康復結果常常有決定性的影響。如頸椎急性滑膜嵌頓患者往往疼痛難忍，頸部呈強迫體位，活動明顯受限，局部腫脹，壓痛明顯，此時若採用適合的物理療法，適當劑量，如採用超短波、微波、激光，或紅光治療消除局部水腫及無菌性炎症，為手法復位完善提供良好基礎，往往可以收到事半功倍之療效。

(二) 掌握好治療劑量：物理治療劑量對脊椎病康復治療效果有直接影響，如小劑量的直流電或超短波作用均可促進周圍神經的再生，而大劑量作用則抑制之，無熱量或微熱量超短波治療對急性脊椎病滲出性水腫可以有消腫止痛之功能，大劑量則增加滲出起反作用。另外，對於嬰幼兒頸椎病、青年型頸椎病、老年型頸椎病在手法應用強度方面應有所區別。應用劑量方面應考慮以下幾點： (1) 不同劑量物理因子對機體作用的基本規律； (2) 脊椎病的性質和分型、分期； (3) 病人的個體差異； (4) 受作用的組織器官； (5) 物理治療方法的作用機制。

(三) 綜合治療：為了最大限度地提高療效，物理因子的科學綜合應用，也是物理治療中的重要原則之一。

1. 同時應用兩種或兩種以上物理因子的協同作用：現代科學技術的發展促進了新型理療儀器層出不窮，同時應用兩種物理因子產生協同作用，以提高療效是此類儀器的代表，如低頻電＋磁療法，中頻電＋熱療法，中頻電＋直流電療法，對脊椎病人可採用溫熱療法和中頻電療法聯合應用，能收到較好療效。

2. 連續應用兩種或兩種以上物理因子進行綜合治療，在第一種物理因子作用後，改變了受作用組織器官乃至整個機體的功能狀態，有利於連續應用後續物理因子的作用發揮。如胸椎病、腰椎病的患者，先用高頻電進行局部透熱治療，以促進血液循環，消除水腫，並且降低皮膚電阻，有利於後續低、中頻電療的止痛、刺激神經肌肉韌帶的作用發揮，再配合手法治療，能收到較好的療效。

3. 多種物理因子的交替聯合應用，如頸椎間盤突出症，合併周圍神經病損的病人，可以一天作針灸治療，另一天作超短波或短波透熱治療，並且每天配合練頸保健功，這種隔天交替應用不同物理因子治療的方法，不僅可以發揮每種療法的特異性治療作用，而且可延緩機體對物理因子多次應用後所產生的適應現象。

(四) 最優選擇：在脊椎病人的治療中，所選擇的物理治療應能發揮最佳的治療作用，取得最好的治療效果，即最優選擇原則。最優選擇的內容包括：物理因子的最優治療參數，最優作用時間，最優生物同步，最優生物共振等。如混合型頸椎病人，頭痛頭暈偶發性暈厥伴有肢體麻木，應先糾正上位頸椎問題再糾正下位頸椎問題，物理療法以熱療及中頻電為主，而不宜應用超短波或短波治療。與頸椎病相關的高血壓病人，用間動電療與心率同步作用於頸動脈竇區治療高血壓，比不同步的間動電作用更明顯更持久。在臨床治療中確立物理因子的最優選擇原則有助於提高療效，針對具體疾病選用具體的最優物理治療方案，應是追求的共同目的。

(劉鳳雲)

第四節　水針療法

水針療法是治療軟組織勞損的有效療法，是脊椎綜合徵康復期的重要療法之一，配合牽引、正骨推拿治療，常能收到事半功倍的療效。

一、治療作用

1. 促進勞損組織重新修復作用：椎周軟組織勞損是脊椎失穩的病理基礎。軟組織勞損是因軟組織損傷後，創傷修復不完全，屆部纖維性變或機化、鈣化。勞損點水針注射，針刺能激發局部創傷修復機能，注入 10% 葡萄糖和複合維生素 B 液，補給組織營養、熱量，有利於創傷的重新修復。對機化黏連的軟組織，注入 10% 葡萄糖和 30% 胎盤注射液能軟化黏連，促使機化逆轉而達到重新修復。

2. 內固定作用：利用快速注射法，對失穩的椎間或椎旁注射——人為水腫區——利用在椎間失穩處達到一時性的內固定作用，是牽引、手法的有效輔助療法。此項注射法，包括半環形注射法能使椎間盤早期變性的椎間隙牽引增寬後，保持牽引療效的作用。棘突間注射法——能對傾仰位錯位的椎體在手法治療後起輔助復位作用。棘突旁分層注射法，對椎體旋轉式或側擺式錯位者，手法治療後起椎旁穩定作用。

二、注射點選擇

(一) 勞損點觸診法：術者拇指與肌纖維
　　垂直觸診有摩擦音、筋結滑動感
　　處。病椎上下棘上韌帶 (中心線)，
　　椎旁 1 ～ 2 公分處 (第一側線) 的多
　　裂肌、夾肌、半棘肌、大小菱形肌
　　附着點，椎旁 3 ～ 5 公分處 (第二
　　側線) 的最長肌。頸椎橫突後緣各
　　肌附着點。
(二) 與脊椎連接的中深層肌肉的遠端附
　　着點：
　　1. 肩胛提肌——肩胛內上角處；
　　2. 大小菱形肌——肩胛內緣處；
　　3. 腰方肌—— L_1 ～ 4 橫突處，尤以
　　　 L_3 橫突即腎俞穴處多用；
　　4. 背闊肌—— T_7 以下至骶骨髂嵴
　　　處與肱骨小結節下方；
　　5. 前、中、後斜角肌——頸椎橫突
　　　處。
(三) 人為水腫區選點詳見本節 "治療作
　　用" 部分。

三、藥物及用量

　　我們經篩選 30 餘種藥物，選定如下
配方療效好、無痛感、無副作用。
　　勞損點：10% 葡萄糖注射液 10 毫
升，加入複合維生素 B 注射液 2 毫升，
分注椎旁雙側勞損點，每點 6 毫升為宜
(腰部水針 10% 葡萄糖液 20 毫升，每點
10 ～ 12 毫升)。
　　軟組織黏連、硬結點：10% 葡萄糖
注射液 10 毫升，加入 30% 胎盤注射液 2
毫升，每點注射 6 ～ 12 毫升。

　　半環形注射點：10% 葡萄糖注射液
20 毫升，加入複合維生素 B 注射液 2 毫
升，在棘突間注於棘間韌帶部 8 毫升，
注入椎板後側 (後關節後方) 左右各 7 毫
升。

四、無痛注射法

　　水針常因患者畏懼疼痛而不願接受
治療，應用無痛注射法，不但易於開展，
且可避免暈針反應。
1. 針具：用長而細的 5 號針頭 (牙科局
　部麻醉用) 或短 5 號皮內注射用針頭。
　10、20 毫升注射器。
2. 選注射點：以直刺能達到勞損的位置，
　避免傷害大血管、脊髓、交感、副交
　感神經及內臟。在進針點作一標記。
3. 按無菌操作要求作皮膚常規消毒。
4. "無痛" 進針要領：
　　① 快速直刺通過皮膚。
　　② 慢進針：過皮膚後，改為緩慢加
　力將針壓下至所需達到的軟組織勞損點
　的深度，如此，無痛感，且能避免穿入
　血管或傷害較大的神經。
　　③ 注入 0.2 毫升藥物，詢問患者有
　無痛感，若有，稍調整一下針尖深度或
　方向，再試注 0.2 毫升，若無痛感，即快
　速將藥液注入完畢。此時，多有脹感或
　酸脹感屬正常針感為佳。(圖 78)
　　水針療法，一般在脊椎綜合徵經牽
　引或手法治療 3 ～ 5 次後開始配合此療
　法。因急性期局部尚有無菌性炎症，水
　針在炎症局部注射後，多有不良反應 (疼
　痛加劇)。故應在症狀減輕後開始應用可
　避免不適反應。

療程：水針療法以隔日 1 次或每週
2 次為宜，若患者對水針療效較佳，亦可
每日 1 次，但應更換注射點。根據勞損
範圍大小，10 ～ 20 次為一個療程。勞損
點以摩擦音的消除為治癒。硬結以軟化
為治癒。水針主要作用是輔助正骨推拿
治療，促使失穩的脊椎恢復其穩定性，
故一般不作單獨療效觀察。

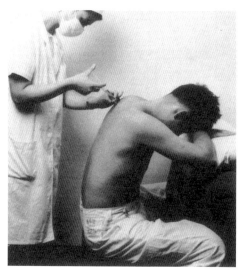

圖78　水針注射點（肩胛提肌勞損點）

五、注意事項

(一) 必須熟悉針刺部位解剖情況，避免
刺傷腦部、肺部、腎臟、脊髓、大
血管等重要臟器。

(二) 注意防止暈針發生，事先應與患者
解釋好，操作時避免粗暴及疼痛。
若發生暈針或過敏反應，立即停止
注射，按暈針或過敏反應進行緊急
處理。

(三) 同一注射點，盡量不作連續注射，
避免引起局部注射過多而發生吸收

不良，對人為水腫區注射最多連續
三次。

第五節　醫療體育

醫療體育是綜合療法中的一個組成
部分，能發揮患者的主觀積極性。它與
普通體育運動不同，更不能把日常工作、
勞動代替醫療體育。

脊椎綜合徵治療中固定休息與鍛煉
的問題，以往較強調靜養為主，頸椎及
腰椎病症，還採用石膏或皮圍固定。我
們認為，固定有利於創傷的修復，對急
性損傷或反覆發作的患者，在復位後，
應用短時期1～ 2 週的頸圍或腰圍固定或
臥床靜養是容易收效的。固定不利於各
組肌羣的鍛煉，長期固定還會使有關肌
肉出現廢用性肌萎縮，對脊柱的穩定性
帶來危害。因此，我們主張採用動靜結
合，以動為主的治則。一般在急性期，
勸告患者注意休息，重症患者必要時用
頸托或腰圍作短期固定。康復期，則應
鼓勵患者進行醫療體育，為各種不同疾
病，不同年齡，不同體質的患者作出鍛
煉方案，指導其體療方式和掌握好運動
劑量。防止鍛煉不當而出偏差。一般鍛
煉以 3 個月至半年為一個療程。此後仍
應適當選擇一些保健運動作為強身健
體、預防復發的鍛煉項目。

醫療體育能改善血液循環，促進新
陳代謝，通過神經和體液的調節，可改
善呼吸和血循環功能，排除內臟鬱血現
象，增強食慾，改善睡眠，有利於疾病
和體質的康復。

醫療體育能使組織、器官保持正常的機能活動。傷病會使肢體活動量減少，導致組織、器官在形態學上出現退行性變化，尤其脊椎綜合徵，常見的如肌萎縮，椎間盤退變和骨質增生加速，椎旁軟組織結締組織增生硬變或韌帶縮短、鈣化等。醫療體育能改善血液和淋巴循環，活躍組織的氧化還原過程，改善組織營養，使組織、器官形態和機能恢復正常。特定的動作還能有利於脊椎小關節的自我復位，糾正脊柱側彎變形，長期堅持鍛煉，增強脊柱有關肌肉和韌帶的彈性，促使脊柱穩定性的康復。

脊椎綜合徵的醫療體育，要掌握好按病情選用運動方式和運動量。在急性期過後開始進行，醫療體育作為預防復發的主要措施。運動方式或運動量不當，易加重病情。運動量不足，療效亦差。原則上運動量應由小漸加大，循序漸進的方法為好。現介紹常用的幾種治療方法。

一、頸保健功

適用於頸椎綜合徵及胸椎綜合徵患者康復期鍛煉。於每天睡醒後在床上練功，對未恢復穩定的頸椎在睡眠中發生的輕微錯位有自我復位作用。（見附錄）

二、腰背保健功

適用於腰腿痛疾病康復期鍛煉。（見附錄）。

三、坐式頸肩操

適用於低頭工作者的工間活動：
① 頭前屈、後伸 3～5 次；
② 頭左右轉看肩背 3～5 次；
③ 左手拉椅邊，頭用力向右側屈，如法向左側屈各 3～5 次；
④ 伸腰挺胸，雙上肢向上、後方用力伸出（俗稱伸懶腰）1～2 次；
⑤ 雙手交替拿捏後頸，同時頭向後方輕微活動。

四、鬆背強腹鍛煉

適用於矯正腰椎過度前凸（婦女產後或肥胖者）。因腹部負重過大致體重的重力線不經腰椎間盤，而在腰後關節部，引起後關節損傷，而成慢性腰痛。腹腔重量不由骨盆承擔，而由腹肌承擔，使腹肌過分牽扯，造成背肌代償性緊張，亦可形成背痛。故其鍛煉重點應加強腹肌收縮力而放鬆腰背肌。

① 仰臥位，雙手抱膝，向腹部靠攏，把臀部翹起離床。年輕患者可作不倒翁式的抱膝起坐。
② 仰臥，雙下肢伸直，慢慢抬起至 90°屈髖位，慢慢放下。
③ 仰臥，左右蹬腿（踏自行車式）。
④ 仰臥，雙手抱頸作仰臥起坐。
⑤ 側臥，收腹，屈膝屈髖，將腰向後推，還原，重複 2～5 次，左右側均做。
⑥ 立於桌邊，一手扶桌面，另一腳盡力抬高放下，外展、放下，後伸放下，重複幾次，轉身作另側。

⑦ 在門頭或單槓或肋木上作懸吊法，雙下肢作左右擺動和向前踢腿運動，亦可利用兩張桌子（等高）作雙槓式懸吊練習。每日 1 次。至腰椎過度前凸基本好轉後仍應適當堅持活動，每週 1 ～ 3 次。

五、床上矯正操

適用於脊柱側彎的患者。作此矯正操時是在床上進行，故名床上矯正操。共分 8 節，鍛煉時要注意堅持向脊柱側凸的相反的方向用力矯正。床上矯正操的具體操作如下：

① 勾腳挺腰運動。仰臥位，兩手握拳置於軀幹兩側，然後作屈肘同時勾腳（屈踝）挺腰運動。

② 展臂挺腰運動。仰臥位，兩臂伸直並從體側上舉過頭，同時盡量作挺腰運動。

③ 屈雙腿挺腰運動。仰臥位，屈雙膝，兩手握拳並屈肘置於軀幹兩側，盡力挺胸挺腰作矯正側彎運動。

④ 仰頭挺胸運動。仰臥位，兩手握拳屈肘置於軀幹兩側，盡力將頭後仰挺胸作矯正側彎運動。

⑤ 俯臥撐運動。俯臥位，兩肘屈曲，雙手掌平置於胸前按在床上，然後用兩上肢用力伸肘使軀體撐高，盡力挺胸仰頭作矯正側彎運動。

⑥ 飛燕式運動。俯臥位，兩臂及兩腿取伸直位，然後使腰背部肌肉用力收縮，盡量使胸部及四肢離開床面作矯正側彎的運動。

⑦ 挺胸後坐。屈雙膝跪坐於足跟上，雙手握拳分別置於兩側肩關節前方，拳心向前，兩肩向後用力後伸挺胸作矯正側彎的運動。

⑧ 反握手仰頭。屈雙膝跪坐於足跟上，雙手反握於背後，直臂並用力後伸，使雙肩關節盡量後伸，擴胸仰頭並盡力作矯正側彎的運動。

六、醫療運動

（一）簡化太極拳、八段錦及醫療步行：適用於老年患者和合併神經衰弱、高血壓的患者。

（二）廣播體操及慢跑：中青年患者可選用。

（三）游泳：蛙式和自由式均是脊椎綜合徵的適宜運動。注意：脊椎綜合徵不宜作跳高、跳遠及球類、投擲等運動。

七、氣功療法

氣功是中國人民幾千年強身健體、延年益壽行之有效的傳統療法，脊椎綜合徵康復期，選用氣功以增強體質，對預防復發是有效的。氣功古稱導引或吐納法，其流派及功法甚多，內容十分豐富，但其共同要領主要是三練。

（一）氣功療法的主要要領

1. 練氣或稱調息：分外氣和內氣。外氣是練呼吸，呼吸法古稱吐納法。各流派都強調呼吸法，各有特色。

呼吸方式：有鼻吸鼻呼的，但多為鼻吸口呼法。又分為胸式呼吸法和腹式呼吸法。腹式呼吸法多用於靜功，吸氣時膈肌下移，小腹漸凸起，呼氣時腹部內縮凹陷。

呼吸強度：靜功多用氣呼吸法，即呼吸時無聲響，自然、均勻、細長（慢、長、細、勻）。這種呼吸法，呼時全身放鬆，有利於入靜。動功有用風呼吸法的，即自己能夠聽到呼吸時鼻口氣流聲，各派各具特色。這種呼吸，增強肺活量，有利於適應動功中全身循環加快，新陳代謝旺盛的需要。還有些更具特色的呼吸法，如閉氣法，即吸氣後，暫不呼氣，閉氣片刻才緩慢呼出；或呼氣後，暫不吸氣，閉氣片刻再行吸氣。還有練六氣法的，即六字訣呼吸法，用鼻吸氣，用口呼氣，呼氣時按需要選用吹、呼、唏、呵、噓、呬六個字，默唸或微聲。古人認為六字訣與四季及五臟配屬，即噓屬春治肝，呵屬夏治心，呬屬秋治肺，吹屬冬治腎，呼屬四季治脾，唏治三焦。從現代醫學觀點看，六氣治病法只是一種特定的加強呼氣法，有助於延長呼氣和加強內呼吸導引作用，治屬臟腑仍未能定論。

內呼吸法屬內功，是以意識引導內氣運行的方法，是氣功中的最高階段。在心境達到高度寧靜時，用鼻呼吸，自感有氣貫注丹田，降至會陰，這股熱氣隨吸氣而上升，衝尾閭，沿夾脊上升衝達頭頂，按各種氣功要求，使氣在身上循一定線路運行。呼氣時全身毛髮漲起，又隨吸氣時縮落，稱為"毛髮如戟生鈎，氣血鼓蕩能聞"。久練能強身治病。

2. 練意或稱調心：練功時把意識（思想）集中到一處，或一事，或某一動作。各種氣功方法不同。總之，以排除雜念，達到入靜為目的。常用的有意守"丹田"（上丹田——兩眉之間〔印堂穴〕；中丹田——胸骨中部〔膻中穴〕；下丹田——有謂臍後〔命門穴〕、有謂臍下〔氣海穴〕等。意守"丹田"，一般指下丹田。）有用意守某種物件，動的如拋球，自定某處為目標，將手中虛設的球拋出（手無動作，只有思維運動），球返回仍接手中。如此往來不斷，漸入虛無而靜。靜的可選身旁一物，例如在花園練氣功，選某一朵您喜愛的花（並不去看此花，只默記此花，在思維中似在觀看此花）、或某片樹葉均可。

意守不是強制，而是利用這種方法把思想集中，逐漸排除雜念，練時應似想非想，用意不用力地把思想從"意馬心猿"或煩心事中收攏到一點上，配合呼吸中呼氣時全身放鬆，久練自能入靜而達到以意導氣的境界。

3. 練形或稱調身：靜功取某種坐姿、臥姿或站姿；動功體形各派各異，總之，每種氣功都要求一定的練形功法，選練氣功，應根據病情的需要和體力的允許而定，患者體質弱者，應先選靜功，由臥式開始，待體質好轉後改練坐功、站功，最後選些動功，由簡到繁為宜。

(二) 脊椎綜合徵患者常用的氣功功法：

1. 放鬆功：適用於併發失眠及疼痛者。

2. 內養功：適用於併發頭昏、頭痛、高血壓、冠心病、胃腸功能紊亂等症者。

3. 站椿功：適用於體力差，脊椎失穩者。

4. 新氣功療法初級功法：適用於脊椎病相關的內臟疾病（參閱“治脊療法”章節）。

5. 新氣功療法的防治癌症基礎功：適用於癌症手術後的脊椎綜合徵患者。

各種功法在此不詳述，請參閱氣功專著或《氣功精選》。

(龍層花)

第一節　頸椎病的手術療法

　　頸椎手術的途徑較多，但用於頸椎病的主要手術方法
有椎管後路減壓術、椎管前路減壓術及側前方減壓術三種。
椎管後路減壓術視減壓的範圍不同而區分為椎板切除術和椎
板廣泛切除術兩種（圖79）。該兩種手術的目的在於解除來
自脊髓後方的壓迫，如椎管狹窄症和黃韌帶肥厚等。而對於
來自椎管前方的壓迫物——椎體後緣的骨刺或椎間盤突出，
即使切開硬膜，切斷齒狀韌帶，牽拉脊髓於一側，也不易徹
底清除這些壓迫物。過分強拉脊髓，常常誤傷脊髓而造成嚴
重後果。椎管前路減壓術是從頸前入口通過椎體前方，切除
椎間盤，刮除椎體後緣增生的骨刺達到椎管減壓的目的（圖
80）。

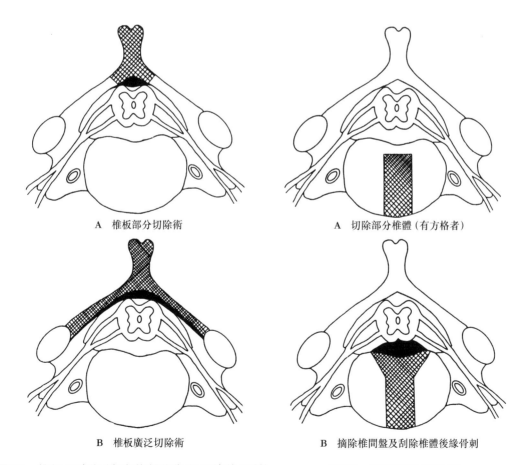

A　椎板部分切除術

A　切除部分椎體（有方格者）

B　椎板廣泛切除術

B　摘除椎間盤及刮除椎體後緣骨刺

圖79　椎板切除術（有方格部位為須切除的骨質）　　**圖80　頸椎間盤切除術**

側前方減壓術是對因鈎椎關節增生明顯，嚴重壓迫神經根、椎動脈，患者有相應的神經根和椎動脈受壓症狀與體徵，經正確之非手術療法治療無效，而通過頸前方入口，暴露椎體側前方，在充分保護椎動脈和神經根的情況下，切開橫突孔，依次切除鈎突側前方和側後方骨質，擴大神經根管和橫突孔，以達解除神經根和椎動脈之壓迫（圖81）。該手術因視野小，操作困難，危險性大，且應備有特製之手術器械，目前未能廣泛應用。

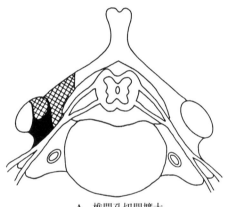

A 椎間孔切開擴大

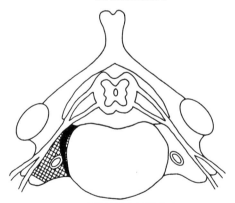

B 頸椎側前方切除減壓

圖81 頸椎側前方減壓術

前述三種手術方式各有其適應症。應根據患者的症狀、體徵、X線平片或脊髓造影所見而嚴格選擇，效果則優，反之不但療效不佳，甚至可加重病情，應值得注意。

一、手術適應證與禁忌證

（一）手術適應證

頸椎病一經確診之後，經過積極而正確的物理綜合治療，絕大部分患者是可以痊癒或有不同程度的緩解。只有下列情況方可考慮手術治療。

1. 症狀嚴重的頸椎病患者，雖經長期積極而正確的非手術治療仍反覆發作，影響學習和工作者。

2. 有嚴重的神經根受壓症狀，且上肢肌肉萎縮明顯者。

3. 有脊髓受壓，四肢出現錐體束症狀並進行性加重，脊髓造影證實有梗阻或部分梗阻能排除脊髓腫瘤者。

4. 有經常眩暈、猝倒，經檢查證實鈎狀突增生、椎動脈供血不良的頸椎病患者久經醫治無效者。

（二）手術禁忌證

1. 頸椎病患者未經半年以上有系統而正確之非手術治療者。

2. 有嚴重的心血管疾患或肝腎功能障礙者。

3. 年邁體衰的輕型頸椎病患者。

4. 有精神病或嚴重神經官能症患者。

5. 局部或全身有感染性疾患者。

二、手術前準備

手術前準備工作充分與否與手術成敗均有密切的關係。術前工作的內容應包括進一步研究患者有否出現新的手術禁忌症；確定手術目的；討論手術具體方案；進一步查閱各種化驗檢查和特殊檢查資料；選擇合適的手術器械。內容如下：

有關手術前各種訓練：

1. 推移氣管訓練

頸椎前路手術常在暴露椎體前面時需要用拉鈎拉開內臟鞘（甲狀腺、氣管、食道），此時患者因氣管受過分牽拉刺激而引起嗆咳和難受感，以致妨礙手術的順利進行。為了避免或減少此弊病，在確定手術前一週讓患者自己用 2～5 四個手指插入胸鎖乳突肌內側緣用適當力量把內臟鞘推移至對側（右側入路向左側推移，左側入路向右側推）。每次 10～20 分鐘，可逐漸延長推移時間至每次半小時。此訓練一方面使患者適應於這種刺激又可達到鬆弛局部組織，手術時利於暴露椎體側前方。

2. 訓練臥床解大、小便

在床上臥位解大、小便，多數患者常不習慣，特別術後患者處於要求的特殊位置，加上疼痛，帶輸液管，引流管，尤其是患者精神緊張的情況下，解便更為困難。如果患者於術前曾進行多次認真的訓練，除少數患者須插導尿管和灌腸外，多數是能在床上自己解便的。

3. 床上肢體功能鍛煉

床上肢體功能鍛煉，除了避免頸部不正常活動外，術後早期患者每天應堅持舒縮股四頭肌鍛煉，屈伸膝髖關節，踝部和足趾的屈伸活動，交替抬舉下肢，雙上肢做擴胸動作鍛煉和屈伸各關節活動。床上功能鍛煉利於術後功能恢復，也有利於促進全身的血循環，增加食慾，疏通二便。

三、麻醉

選擇麻醉應根據手術的途徑，複雜性，各種麻醉的優缺點，患者的具體情況等作決定。乙醚插管全麻適應於手術難度較大，手術範圍廣泛，需多處手術，手術需時長和患者思想顧慮大，精神緊張，同時要求術區肌組織充分鬆弛的病例。如對後路高位的頸椎手術同時需植骨融合；後路廣泛減壓術須做脊髓探查和徹底清除脊髓前方的致壓物（椎間盤、骨贅等）；前路側前方減壓術須擴大神經根管和椎動脈孔者。全麻雖有利於呼吸管理和上述的優點，但在清醒期易躁動、噁心、嘔吐，不利於植骨的穩定，並常有咽喉不適，甚或喉頭水腫和術後護理工作繁多等缺點。硬膜外阻滯麻醉因頸椎棘突下斜，棘間隙狹小，頸椎病所致的局限性椎管狹窄不易穿刺成功，且麻醉部位正好是手術所在部位，因此一般不常採用。針麻加局麻是目前首選的方法，它適應於手術減壓範圍不大，手術操作簡單，需時較短的，且患者願意合作的病例，如單純後路椎板切除減壓術和前路減壓術。此種麻醉是在患者清醒狀態下進行手術，可防止損傷喉返神經，術後護理也簡單。針刺穴位以雙側扶突，右側合谷和外關等穴位較為穩定。因針麻常存在鎮痛不全，故可在切口皮內和椎前筋膜輔以局麻，必要時可加用 100 毫克杜冷丁，麻醉效果更確切。

四、體位

(一) 前路手術

前路手術取仰臥位，兩肩胛骨間墊薄枕，使頸略呈後伸位，但不要過分後伸，以免使摺疊之黃韌帶壓迫脊髓。頭略偏向對側並用繃帶或寬長條膠布固定好頭部。

(二) 後路手術

按術者習慣採用側臥或俯臥位，側臥位患側在上，用軟圈墊墊妥。俯臥位多採用頭架，但應防止雙眼受壓。如果患者術前已行顱骨牽引，術時仍應給予牽引。

五、手術器械

頸椎手術常用的器械有：① 骨刀：1.2 及 1 厘米寬各 1 個。② 特製的直角鑿：應備有不同型號。③ 環鋸：應備有不同型號。④ 蛾眉鑿：2 個，寬約 0.5 ～ 0.7 厘米。⑤ 特製的帶有不同角度的刮匙。⑥ 特製的衝擊式咬骨鉗 (有銳角、直角和鈍角)。⑦ 長柄形、鈍頭的骨膜剝離器。⑧ 神經根拉鈎和硬膜剝離器。⑨ 嵌骨器。⑩ 骨錘。⑪ 自動牽開器。⑫ 吸引器。⑬ 注射器與腰椎穿刺針頭。⑭ 60％ 醋碘苯酸鈉 1 毫升 2 支。⑮ 取髂骨器械一套。⑯ 其他骨科手術常用器械。根據不同途徑和手術方法選擇其中部分器械即可。

六、手術途徑

(一) 頸椎病前路手術途徑

1. 手術切口

前路手術切口常用橫切口或經胸鎖乳突肌前緣的斜切口。橫切口：於鎖骨上緣二橫指自胸鎖乳突肌內緣至頸前中線對側 1 厘米作長約 5 厘米的橫形切口。該切口可暴露頸 5 ～ 6 和頸 6 ～ 7，如若病變在 C4 ～ 5，切口水平可相應提高。斜切口：沿胸鎖乳突肌內側緣作長約 6 ～ 8 厘米的斜形切口。該切口可暴露頸椎大部分椎節。切口的側別按術者習慣而定，常用右側切口，因左側切口易損傷乳糜管 (圖82)。

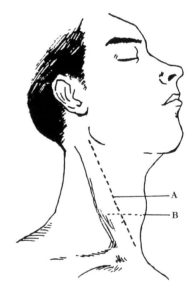

A 斜切口　　**B** 橫切口
圖82 手術切口圖

2. 暴露椎體前方

按切口方向切開皮膚，皮下組織，鉗夾止血。縫合手術巾保護創口。如遇頸外靜脈分支妨礙入路可剪斷結紮。沿切口方向切開頸闊肌，作肌瓣下剝離，顯露內側的甲狀腺前肌及外側的胸鎖乳突肌，從此肌間隔銳性分離可見深面有從內上向外下走行的肩胛舌骨肌。切斷該肌並在兩斷端縫線予以牽開（圖83），如不影響入路可不切斷。

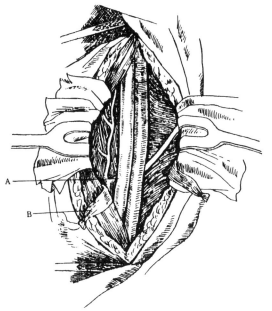

A 甲狀腺下動脈　　**B** 肩胛舌骨肌

圖83　切斷肩胛舌骨肌露出甲狀腺下動脈

切斷肩胛舌骨肌後可觸摸到下面搏動的頸動脈鞘（鞘內有頸動脈、靜脈及迷走神經）。該鞘的內後方常可分斷出位於第6頸椎水平的甲狀腺下動脈，其遠端分叉，喉返神經常在分叉處經過，在結紮甲狀腺下動脈時，應在甲狀腺下動脈幹部位作結紮，並應作雙重結紮後方予以切斷，這樣才不至於損傷喉返神經。如不妨礙病灶手術可不費力去尋找它。繼續分離後將胸鎖乳突肌和動脈鞘牽向外側，將甲狀腺前肌和內臟鞘（內含甲狀腺、氣管、食道）拉向內側，此時椎前筋膜已顯露。縱行切開椎前筋膜，如有橫

行的小靜脈被切斷，用乾紗布壓迫即可止血。分離椎前筋膜後，可見發白、隆起、有彈性的椎間盤。低於椎間盤、色深且硬實的是椎體（圖84）。椎體的兩側面是頸長肌，此肌可做為清除病灶的界線標誌。若超出此範圍，有損傷椎動脈的危險。

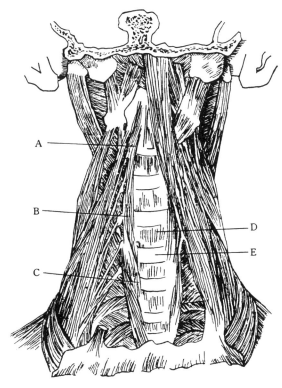

A 上斜部　　　**D** 椎體
B 垂直部　　　**E** 椎間盤
C 下斜部

圖84　頸長肌與頸柱

3.病變定位

椎體前側面暴露後，單靠直視所見和手指觸摸來判斷病變所在是比較困難的。為了不致於把正常組織清除而把有病變間隙留下的手術錯誤，應行手術台旁 X 線照片定位。方法是將腰穿針斜向

上後紮在可疑病變的間盤上,深度為 1.5 厘米左右,接上吸有 60% 醋碘苯酸鈉的注射器,在針頭周圍填上鹽水紗布保護術野,緩慢注入造影劑,若為有病變間盤,可推入 0.3 ～ 1 毫升左右,且阻力不大;若為正常間盤,注入阻力很大,只能容 0.1 ～ 0.2 毫升。用手術巾保護創面後,手術台旁拍攝 X 線正側位片。如果沒有造影劑,注入生理鹽水,觀察注入量和阻力,留針照片作定位亦可。

4. 清除病變與椎間植骨

(1) 清除病變

切開和分離前縱韌帶,用骨膜起子

向兩側分離至頸長肌內側緣。在明確有病變的椎間盤軟骨板上下緣,用寬 1 ～ 1.2 厘米的骨刀鑿入骨鬆質,深度控制在 1.5 厘米以內,兩側再用狹窄或蛾眉鑿鑿開後,小心將鑿透的方形骨塊(包含有間盤組織)撬出(圖 85)。此時骨洞多有滲血,用乾紗布填塞即可止血。取出紗布後用小刮匙將後壁殘留的間盤和骨質逐一刮除清理。如果椎體後緣有骨贅壓迫脊髓,用狹長鈍頭的骨膜剝離器或硬脊膜剝離器小心地將其與後縱韌帶分離開,然後用有不同角度的刮匙將骨贅逐一刮出(圖 86)。如果手術視野許可,後

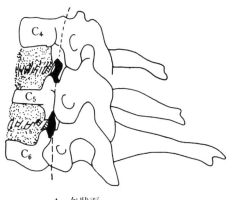

A 矢狀面

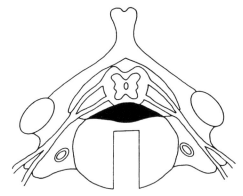

B 橫斷面

圖 85 取出骨塊後外觀

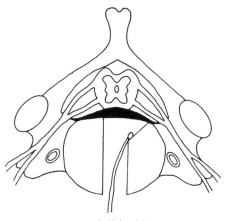

A 先刮除一側

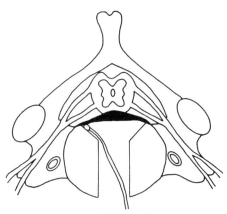

B 再刮除另一側

圖 86 刮除椎間盤和椎體後緣骨贅

縱韌帶與椎體分離較充分，也可用特製的薄頭衝擊式咬骨鉗咬除骨贅，但此操作應特別細心，否則會隨時損傷脊髓和造成大出血。將殘存的間盤組織和骨碎片取淨後，檢查認為減壓徹底，用生理鹽水沖洗，明膠海棉或乾紗布填塞止血準備植骨（圖87）。如若單一間盤病變，植骨後則手術結束。如若相鄰的1個或2個間盤均有病變，應以同樣做法逐一清除病變並行植骨。如果上下兩個有病變的間盤中間隔有一個正常的間盤，為了防止術後加速該正常間盤退變而形成新的脊髓壓迫，這三個間盤均應同時進行植骨融合（圖88）。在截取間盤和骨質時，也有人用直角鑿、三面骨刀或用環鋸法，不論採用何種器械，均以簡單、安全為原則。

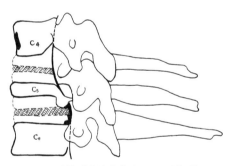

A 刮除椎體後緣骨贅（C₄、5已完成）

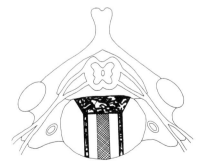

B 椎體後緣骨贅刮除後空腔用明膠
海綿填塞（橫斷面觀）

圖87　清除病變組織

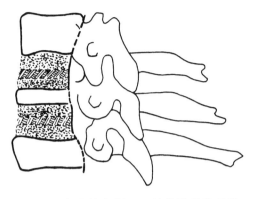

圖88　多椎節病變已切除椎體後緣骨贅

（2）惟體間植骨融合

用探針或兩腳規測量椎間骨洞或骨槽（相鄰多個間盤病變清除後切除去中間殘留的椎體骨形或骨槽）的大小後，在預先消毒準備好的髂崤，局部浸潤麻醉後暴露髂骨翼。用骨刀截取略高於骨洞或骨槽的完整骨塊，切除上面附着的軟組織並進一步修整成所需形狀。取去填塞止血的紗布，再次檢查無誤，請麻醉師協助牽引患者頭部，使骨洞或骨槽增寬，用持骨器將骨塊準確放於其中（注意硬骨質面放在前面，即外面），此時植骨塊常一半露在外面，借助嵌骨器輕輕叩擊骨塊，將骨塊叩至略低於椎體骨面為止（圖89）。此步操作應以骨塊填入後穩定為度，叩擊太入易損傷脊髓或造成新的致壓物，太鬆會使植骨塊易滑脫，達不到融合目的，且有可能壓迫食道和氣管而產生相應症狀，如果已嵌緊的植骨塊露出椎體外3毫米以內，日後可逐漸吸收。嵌緊骨塊後，請麻醉師輕輕活動患者頭頸部，在直視下觀察植骨塊是否穩妥，如已穩妥，用生理鹽水沖洗傷口，徹底止血，創口內放青黴素80萬單位，鏈霉素 0.5 克，防椎間隙和創口感染。

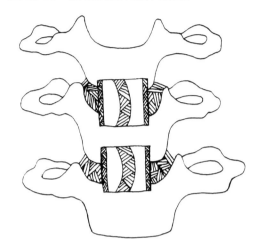

圖89　植骨塊嵌入後（正面觀）

5. 縫合創口

　　清點紗布和檢查創口無異物遺留後，按層次閉合創口，創口內放置橡皮引流條，24 小時拔除，用寬膠布固定敷料，套上預製好的石膏領。

（二）頸椎病側前方減壓術途徑

　　頸椎側前方減壓術是通過頸前入口，暴露椎體側前面，然後小心切除椎體側前方骨質，尤其是切除鈎突，以擴大橫突孔和神經根管，從而解除椎動脈和神經根受壓。本術式適應於鈎突嚴重增生的頸椎病。由於該手術術野細小，暴露困難，且術部血管神經極為豐富，如若操作不當或粗心失手，將會造成嚴重後果。本手術的主要程序為：頸椎前方暴露，橫突孔切開，椎體前外側及鈎椎突切除。

1. 手術切口與椎體暴露

　　依據病變所在部位，取同側頸前橫切口或胸鎖乳突肌前緣斜切口。操作步驟已前述，依次切開皮膚、皮下組織。

沿切口方向切開頸闊肌，分離肌瓣。從胸鎖乳突肌與甲狀腺前肌之肌間隙銳性分離進入。切斷肩胛舌骨肌，將其牽拉開。觸摸到跳動的頸動脈鞘，沿其內側繼續分離，可發現下方橫行的甲狀腺下動脈，伴行靜脈往往缺如，該動脈常於第六頸椎水平，遠端分叉。喉返神經常在分叉部通過。如果有必要切斷該動脈時，應盡量靠近主幹，先行雙重結紮，防止鬆脫後出血而在忙亂止血中損傷喉返神經。把頸動脈鞘和胸鎖乳突肌向外側牽拉，內臟鞘和甲狀腺前肌向內側牽拉，椎前筋膜已暴露。從中線切開筋膜，可能切斷橫行在下面的小血管而致出血，用鹽水紗布壓迫可止血。用骨膜起子向兩側剝離至前縱韌帶和頸長肌清楚露出，此時，椎體側前方已可得到充分顯露。

2. 切斷頸長肌

　　頸長肌屬縱行肌羣，沿橫突前方和椎體側面行走。外側為起附於諸椎體橫突前結節的上斜、下斜與長頭肌羣，較細長；內側為闊而長的縱行肌組。在病變所在節段，將該肌分束縫合，結紮、切斷，並用長而鈍頭的骨膜起子將其從附麗處游離。注意勿超過橫突前結節外側，以防損傷脊神經根和血管叢。該區血管極為豐富，在處理頸長肌時，操作要仔細，如若出血，較兇猛，量亦多，應鎮靜壓迫止血，若慌亂鉗夾止血，一旦損傷椎動脈，更增加止血的難度，故在手術操作時應慎之又慎。

3. 鬆解椎動脈

　　椎動脈多數從頸 6 進入橫突孔，繼續上行。切斷頸長肌並分離至橫突側前方時，橫突孔前方骨質可暴露，再小心分離即可找到橫突孔和椎動脈。用細長神經剝離器將動脈與椎動脈管壁分開，認清解剖位置後用尖頭咬骨鉗分次咬除橫突孔前壁，沿動脈上下逐一擴大管壁，使椎動脈呈敞開狀，徹底解除壓迫（圖90）。

5. 縫合創口

　　徹底減壓後，用生理鹽水反覆沖洗手術野，吸淨骨碎屑，檢查無活動性出血和異物存留後，創口放膠片引流條1條，24小時後取出。用寬長膠布固定好敷料，套好預製石膏領。

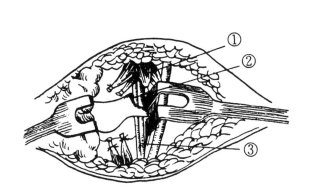 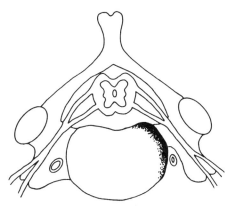

A　暴露橫突孔前壁
①頸長肌斷端 ②增生的鉤突 ③椎動、靜脈

B　切除橫突孔前壁，游離椎動、靜脈

圖90　頸椎側前方減壓術

4. 切除椎體外側緣與鉤狀突

　　椎動脈暴露後將其向外側拉開，沿椎間隙下緣橫行切開前縱韌帶，剝離擴大後顯露椎體外側緣骨質，用小平鑿或蛾眉鑿將其分次鑿除，使椎動脈和神經根顯露範圍擴大。至此可顯露後側方的鉤狀突。鉤狀突的後內側為脊髓，後外側為脊神經根，前外力為椎動脈。鑿除鉤狀突不了解解剖關係，沒有一定的操作經驗是很困難的。操作時應用小刮匙分次小量刮除較用小平鑿鑿除安全可靠。如若粗心失手，後果不堪設想，應特別提高警惕，此步既要徹底減壓，又要適可而止（圖91）。

（三）頸椎病後路手術途徑

　　經後側入路解除來自脊髓後方的壓迫，各種脊髓探查術仍是目前骨科醫生、神經外科醫生喜用的手術途徑。該手術適應於骨源性椎管狹窄、黃韌帶肥厚症，疑有椎管內佔位性病變，也有通過這一手術途徑經硬膜內或硬膜外切除椎管前方的致壓物，達到脊髓和神經根減壓之目的。手術分為單純椎弓切除和椎弓廣泛切除術兩種。

1. 手術切口

　　一般起始於 C_2 ～ C_7 棘突的縱形切口。如若病變在上段頸椎，切口可從枕骨粗隆部開始；在下位頸椎者，可適當向下延長至 $T_{1～2}$ 棘突止。

2. 顯露椎板

　　切開皮膚、皮下組織，電灼或結紮止血。手術巾保護創口，縱行切開項韌帶，向兩側游離皮瓣，至棘突尖清楚顯露。根據 C₂ 棘突最大、C₇ 棘突最長、C₆ 以上棘突有分叉的特點定好位後，緊貼棘突旁切開韌帶和肌肉附麗處，用骨膜起子將肌肉從棘突和椎板上分開，此時創口滲血較多，快速用乾紗布填塞。按同法逐一顯露所需的棘突和椎板。放置自動牽開器，繼續剝離清除椎板表面的破碎肌筋膜組織，至此，椎板已全部顯露完畢。

3. 切除椎弓顯露脊髓

　　在規定切除的椎節處先切除棘間韌帶，用直頭三關節咬骨鉗咬除包括病變節在內的三個棘突（若病變範圍小，只咬除 1～2 個棘突即可）。用長柄尖頭手術刀切開黃韌帶後以硬膜剝離器插入黃韌帶下藉以剝離黃韌帶和硬脊膜之黏連，同時在保護硬脊膜的情況下提起黃韌帶並沿椎板緣把此韌帶切除。交替使用尖頭和衝擊式咬骨鉗把病節的椎弓咬除。受壓的脊髓常於該部椎板切除後向後側膨出 2～3 毫米，如仍沒脊髓搏動，表示脊髓尚未徹底解除壓迫，必須繼續向上下咬除椎板，擴大開窗面積。減壓徹底的標誌有：脊髓向後側膨隆消失；上下開窗骨緣已無受壓現象；硬脊膜色澤轉為正常（有光澤）；恢復脊髓搏動；用小號導尿管或探條試探上下管腔通暢；用手指輕輕觸摸脊髓呈鬆軟感。若單純解除來自脊髓後方的壓迫，手術至此可告結束。

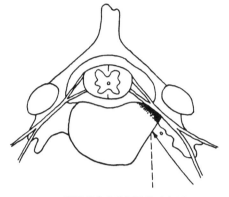

A　鑿除鈎突後外側骨贅示意圖

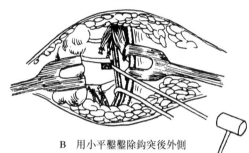

B　用小平鑿鑿除鈎突後外側

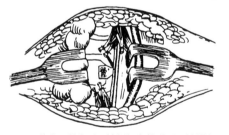

C　鈎突已被鑿除，神經根與椎動脈已被鬆解

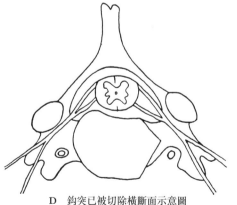

D　鈎突已被切除橫斷面示意圖

圖91　切除鈎狀突

4. 椎弓廣泛切除

如若患者既有脊髓受壓又有椎間孔狹窄壓迫神經根的症狀和體徵，從 X 線照片發現既有從後方的壓迫，也有椎管前方的壓迫，單純椎弓切除仍不能達到徹底減壓的目的者，應在椎弓切除暴露脊髓的基礎上進一步向側方咬除骨質至可顯露椎管側壁，再把側方的黃韌帶切除並小心用硬膜剝離器充分游離硬膜側方，切斷黏連組織，用神經拉鈎把脊髓輕輕拉向對側，神經根袖可以暴露，用細小剝離器游離神經根並明確走行方向後咬除部分關節突（最好不要把關節突全切除，保持頸椎的穩定性），以擴大椎間孔。在椎管前方存在致壓物時，如若椎弓廣泛切除仍不能切除致壓物，可縱行切開硬脊膜，切斷齒狀韌帶，把脊髓十分小心地撥向一側，切開前壁硬膜和後縱韌帶，剝離露出致壓物（骨贅和變性的間盤），用小刮匙或小蛾眉鑿清除之。此步手術操作十分困難，應細心操作，防止損傷脊髓、神經根或椎靜脈叢。切開硬膜時頭部應放低，用零號線於硬膜兩側各縫一針做固定和牽拉用，再從兩固定線中間用長柄尖刀先切小口，將其提起，以小硬膜剝離器伸入使與脊髓分開後再縱形擴大切口範圍。清除前方致壓物後，前側硬膜和後縱韌帶一般不能縫合，如有出血可用明膠海棉壓迫止血。後側硬膜切口必須縫合，以免日後形成腦脊液漏。如果椎弓廣泛切除包括雙側小關節突也切除時應考慮同時植骨融合，否則頸椎不穩。若單純椎弓切除，可不行融合。

5. 縫合切口

反覆用生理鹽水沖洗術野，檢查無活動性出血和異物存留後，分層縫合切口，創口放置膠片引流條 1 條，24 小時拔除。用無菌紗布覆蓋切口，長寬膠布加壓固定。外套預製石膏領。

七、手術後處理

頸椎手術後處理也極為重要，手術做得再好，術後處理不恰當，仍可導致手術失敗。

1. 早期處理

（1）全麻手術應看護至患者清醒為止，並防止甦醒過程中因躁動致植骨塊脫出，在此期間應注意觀察生命體徵，做好急救準備．

（2）注意創口出血情況。其前路手術如有因血腫壓迫氣管，患者呼吸困難，應及時拆除縫線去除血腫，必要時重新止血．

（3）防止脊髓水腫。無論前路或後路手術，對脊髓刺激明顯，特別是切開硬膜清除脊髓前面致壓物時，更應採用脫水療法。即術後三天用 50% 葡萄糖 60 毫升靜注，每日 2 ～ 3 次。地塞米松 5 毫克加入 10% 葡萄糖 500 毫升靜滴，每日 1 ～ 2 次。必要時可用甘露醇等。

（4）使用抗菌素一週，以控制感染。

（5）術後頸側沙袋固定一週。

（6）術後五天拆線，1 ～ 2 週後可帶頸領或頭、頸、胸石膏下地。

2. 後期處理

術後六週去除石膏固定，拍頸椎正側位 X 線片，以後每月覆查 X 線片一次,至植骨癒合為止。自體骨一般三個月癒合,異體骨需四個月以上才癒合牢固。半年後恢復原工作。

八、術後常見併發症與防治措施

(1) 出血與血腫:手術出血多於暴露時操作粗疏損傷甲狀腺中靜脈或甲狀腺下動脈,或在擴大椎動脈管時撕破該動脈,或因甲狀腺下動脈結紮縫線脫落致術後創口形成血腫壓迫食道和氣管。只要熟悉解剖,小心操作,雙重結紮牢靠即可避免。萬一出血,應冷靜處理,既快速又要準確,找到出血點者用結紮止血穩妥,否則用明膠海棉壓迫止血徹底為止。術後創口有較大血腫者,應及時引流,清除血塊,有活動性出血則應打開止血。

(2) 喉返神經損傷:喉返神經牽拉性損傷所致的發音困難,多在術後三個月左右恢復。如若為永久性麻痺,為完全離斷傷所致。只要在處理甲狀腺下動脈時能看清兩者之間的關係,分離謹慎細心,一般不致於誤傷。

(3) 感染:感染可表現在傷口感染或椎間隙感染。前者多發生於術後 4 ～ 5 天,突然感傷口疼痛加重,局部紅腫,體溫增高,頸部變硬活動受限,有椎間隙感染者多伴血沉增快。術後感染常因術前皮膚準備不好;其他部位存在感染灶;手術時間長,操作粗暴或創口有血腫。確定感染後應使引流通暢,應用廣譜抗菌素,藥量及用藥時間充足,頭頸部制動確實,石膏固定要求三個月以上。如植骨已壞死脫落應及時取出,感染波

及脊髓者按化膿性蛛網膜炎處理。

(4) 植骨塊脫出或骨融合不良

植骨塊完全脫出者多因骨塊與骨洞或骨槽比例不合適或因術後過分躁動,頭頸放置位置不當。常須重新手術固定。脫出於椎前 0.3 ～ 0.5 厘米者,早期可有吞咽異物感,隨着脫出部慢慢吸收,症狀也逐漸消失。一般於 2 ～ 3 月後可自行吸收。骨癒合不良多因骨洞軟骨板殘留,骨塊硬骨面對骨洞粗糙面,或因大小不相嵌合,或因外固定不確切、固定時間不足等。只要頸椎生理曲線合適,自覺症狀不多,一般不須急於手術,繼續加強固定即可。

其他術後併發症如損傷頸部大血管,損傷食道氣管,損傷脊髓,損傷交感神經幹出現 Horner 氏綜合徵等,因不常見不逐一敍述。

第二節　腰椎間盤突出症的手術療法

腰椎間盤突出症約有 20% ～ 30% 經保守治療無效須借助於手術治療。手術治療有經後路和前路兩種。在後路手術中又根據患者椎間盤突出的具體情況、手術醫生的習慣而採用開窗法、半椎板切除法、全椎板切除法等。目前亦有用顯微器械摘除突出的髓核,具有切口小,損傷少,恢復快,效果好的優點。前路手術中又可分經腹腔入路和腹膜外入路兩種形式。不論哪種手術方式,應該符合手術操作簡便、快速、創傷少、效果滿意的原則。

一、手術適應證與禁忌證

（一）適應證

大多數腰椎間盤突出症的患者，是可以通過積極和正確的非手術療法所能治癒或有不同程度的療效而不須用手術治療的。只有下列情況才須考慮手術。

1. 有典型的腰椎間盤突出症狀和體徵，經系統認真的半年以上保守治療無效或雖有效但又反覆發作、影響工作和生活者。
2. 首次椎間盤突出，症狀十分嚴重，呈強迫體位，試行保守治療反而加重者。
3. 急性中央型椎間盤突出，有明顯的馬尾神經壓迫症狀者。
4. 腰痛伴雙下肢痛，經檢查符合中央型間盤突出伴有椎管狹窄者。
5. 有典型椎間盤突出症狀，同時可疑有椎管內佔位性病變須作探查者。
6. 青少年有腰腿痛症狀，一經查明有纖維軟骨板破裂，應積極手術治療。

（二）禁忌證

1. 椎間盤突出的症狀和體徵較輕，不影響生活和工作者。
2. 雖有較明顯椎間盤突出的症狀和體徵，但患者不願接受手術者。
3. 雖有椎間盤突出的症狀，但亦有神經官能症的症狀，且造影檢查無明確突出者。
4. 局部和全身有感染性疾患者。
5. 有嚴重的心血管疾患或肝腎功能有不全者。

二、手術前準備

手術前準備應包括進一步研究患者有否出現新的手術禁忌症；應詳細查閱術前各種檢查資料；討論具體手術方案；選擇手術器械；做好患者的思想工作，發揮其主觀能動性，使術中、術後能充分配合，其中術前鍛煉床上大小便甚為重要。

三、麻醉

常用麻醉有局部麻醉、硬膜外麻醉和腰椎麻醉。要根據患者病情、狀況和手術方法而選擇。局麻適用於開窗法或半椎板切除法，麻藥中加入數滴腎上腺素有減少組織出血、使創口暴露清楚的作用。此外，局麻因麻醉不全在咬除椎板或探查突出部位時疼痛加重而有利於定位。但如因疼痛而躁動影響手術操作時，應在神經根部用 1% 普魯卡因 0.5 毫升封閉。持續硬膜外麻醉，麻醉效果較好，適合於全椎板切除或經前路摘除椎間盤。也適合於需時較長的病例。但應注意插管部位不妨礙手術進路，需硬膜切開摘除椎間盤或行脊髓探查者應注意麻藥進入脊髓腔，發生麻醉意外。腰椎麻醉較難控制麻醉平面及手術後常發生腹脹和尿潴留的弊病，已較少用。對預計手術複雜，需時長，患者精神緊張者，用全身麻醉為妥。

四、手術體位

腰椎間盤突出症手術體位，依據術

式和術者習慣選擇。常用的有 6 種體位。

(一) 普通側臥位，患側肢體在上（圖 92）。

(二) 側臥腰部過伸位，加大患側椎間隙（圖 93）。

(三) 胸膝臥位，加大椎板間隙，減少腔

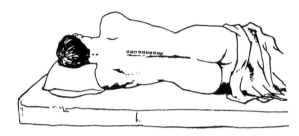

圖 92　腰椎手術側臥位

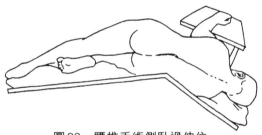

圖 93　腰椎手術側臥過伸位

靜脈和椎體靜脈的壓力，減少術中出血。但如手術時間較長可壓迫膕繩肌和膕窩血管致血循環障礙，故極少使用。

(四) 改良俯臥位，患者俯臥於特製的氣墊或體位架上，髖、膝略為屈曲，避免胸腹部受壓，適用於全椎板切除者。

(五) 普通俯臥位，患者俯臥於手術台上，胸部和兩側髂前上棘墊軟墊，腹部略為懸空，避免壓迫腔靜脈，適用於全椎板切除者。

(六) 仰臥位，患者仰臥於手術台上，術

側腰、臀部略墊高。適用於經前路腹膜外摘除椎間盤。

五、手術器械

(一) 經後路途徑的常用器械有：① 電凝器；② 吸引器；③ 棘突咬除鉗；④ 直式和彎式三關節咬骨鉗；⑤ 手槍式咬骨鉗；⑥ 小蛾眉鑿和骨錘；⑦ 硬膜剝離器；⑧ 脊髓拉鉤；⑨ 有鉤椎板自動牽開器；⑩ Taylor 氏半椎板拉鉤；⑪ 髓核鉗或鼻息肉鉗；⑫ 骨膜剝離器；⑬ 常規器械。

(二) 經前路腹膜外途徑的常用器械有：① 電凝器；② 吸引器；③ 腹部 "S" 形深拉鉤；④ 甲狀腺拉鉤；⑤ 長柄骨膜剝離器；⑥ 骨鑿和錘子；⑦ 髓核鉗或鼻息肉鉗；⑧ 刮匙；⑨ 常規器械。

六、手術途徑

(一) 後路手術途徑

1. 手術切口

取後側正中切口（圖 94）。以病變為中心作長約 8 ～ 12 厘米的縱切口（一般包括病變間隙上下二個棘突），切開皮膚、皮下組織，向兩側剝離至棘突顯露為止（圖 95）。結紮或電灼止血，無菌巾保護皮膚。

2. 暴露椎板

術者和助手分別用左手掌尺側壓於棘突旁，使棘突尖凸出。術者用利刀縱行切開棘上韌帶並沿棘突旁切斷附於其上的腱纖維，立即用寬頭的骨膜剝離器，

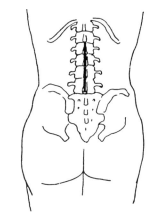

圖94　腰部後正中線縱形切口

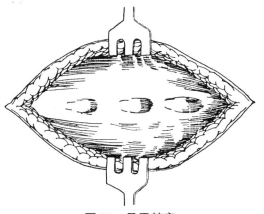

圖95　暴露棘突

沿棘突和椎板向外作骨膜下剝離，此時創面出血由助手用乾紗布條填塞止血。用同法剝離出上下兩個棘突和椎板。將紗布條抽出，放入甲狀腺拉鈎，將被剝離的骶棘肌拉向外側。用長組織剪剪斷連於棘間韌帶之肌肉，繼續用骨膜剝離器將棘旁和椎板表面的破碎肌肉，腱組織剝離並切除至顯露外側的後關節囊。開窗或半椎板切除，椎板暴露至此為止。如若全椎板切除，用上述操作方法逐一顯露出對側棘突和椎板，L4～5椎間盤突出應暴露出骶椎斜坡。軟組織剝離後若單側顯露則用 Taylor 氏半椎板拉鈎。

全椎板顯露則用帶鈎的自動牽開器，此時椎板清楚暴露（圖96）。

3. 定位

術中定位可採用下面幾種方法：① 辨認棘突大小，棘突間隙寬窄與 X 線正位片一致。② 兩髂嵴連線通過 L4～5 棘間隙或 L4 棘突。③ 辨別骶椎斜坡和 L3～5 椎板。④ 用手按壓，疼痛明顯的椎板間隙與病變所在。⑤ 用布巾鉗鉗夾棘突向上提拉，腰骶關節可活動，而骶椎則不能活動。

4. 切除椎板

（1）開窗法：定位後，於病變所在椎板間隙先切除部分黃韌帶（呈黃色，起於上位椎板下 1/3 的內面，止於下位椎板上 1/3 的淺面），使露出硬膜和硬膜外脂肪，用硬膜剝離器插入，將黃韌帶與硬膜分開後用椎板咬骨鉗咬除下位椎板上緣和上位椎板下緣骨質，然後再用檜式咬骨鉗逐漸擴大骨窗，骨窗外側在關節突內緣 0.5 厘米處，內側至棘突基底部，呈圓或橢圓形（圖97）。

（2）半椎板切除法

基本同開窗法，但顯露範圍較大。切除黃韌帶後，把病變所在的椎板完全切除，範圍從關節突內側 0.5 厘米到棘突基底部（圖98）。

（3）全椎板切除法

L4～5 椎間盤突出，應切除 L5 椎板和棘突，同時應切除 L4 棘突大部分和 L4 椎板的下半部。如果 L5，S1 間盤突出，應切除 L5 椎板和棘突，同時咬除 S1 棘突和椎板上緣。如果為 L3、4 間盤突出，應切除 L4 椎板和 L3 大部分棘突和椎板下半部。方法是先用刀切除棘突間韌帶，

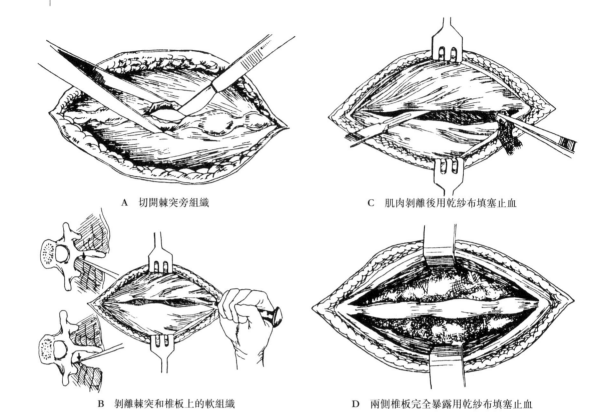

A　切開棘突旁組織

C　肌肉剝離後用乾紗布填塞止血

B　剝離棘突和椎板上的軟組織

D　兩側椎板完全暴露用乾紗布填塞止血

圖96　暴露椎板

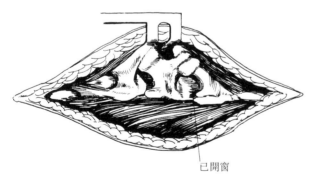

已開窗

圖97　椎板切除開窗術

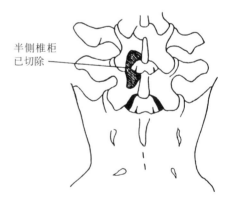

半側椎柜
已切除

圖98　半椎板切除術

用咬棘突鉗咬除棘突後，在下位椎板上
緣橫行切開黃韌帶至露出硬膜外間隙。
用血管鉗提夾黃韌帶，輕輕牽拉，將硬
膜剝離器小心插入硬膜外間隙把硬膜與
黃韌帶分離開，用尖刀將黃韌帶完整切
除。用棉片保護好硬膜，使用咬骨鉗或
槍式咬骨鉗將病節椎板完全咬除。咬除

範圍，上下端至馬尾神經完全解除受壓，
兩側至關節突內側 0.5 厘米處，一般呈長
方形（圖99）。

　　如果椎間盤突出在外側隱窩或極外
形間盤突出或伴椎間孔狹窄，上述椎板
切除範圍不能發現椎間盤和達到神經根

160

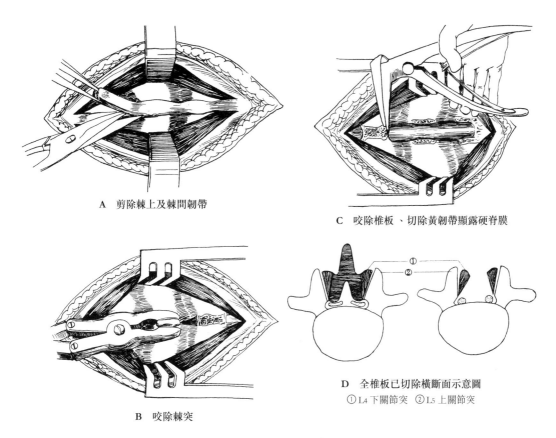

A 剪除棘上及棘間韌帶

C 咬除椎板、切除黃韌帶顯露硬脊膜

B 咬除棘突

D 全椎板已切除橫斷面示意圖
①L4 下關節突　②L5 上關節突

圖99　全椎板切除法

減壓，必須繼續向外側擴大，必要時咬除部分關節突和椎弓根。咬除關節突和椎弓根用咬骨鉗難以完成，可用小蛾眉鑿鑿除。關節突深面為受突出間盤頂壓的神經根所在，故使用骨鑿應特別注意。

5. 探查與肉眼下病理發現

　　椎板咬除後，用鹽水洗淨創口，除去骨碎屑和破碎軟組織，若骨緣有滲血，可用帶有黑線的棉片壓迫（不要忘記取出），即可探查突出的椎間盤。如有椎間盤突出，肉眼下常可發現：因椎管內壓力大，黏連緊，咬除椎板困難，且每咬除一次椎板，患者疼痛一次，下肢有觸電感，提示該部為間盤突出所在；黃韌帶不同程度增厚，更有達 10 毫米，正常為 2～3 毫米；黃韌帶與椎板和硬脊膜、神經根與突出的間盤和周圍組織常有黏連現象；硬膜外脂肪消失，色澤變淡變硬；用手指尖輕輕觸摸，突出部有硬實而柔韌感；受壓的神經根有水腫，充血，增粗，變硬和色澤變暗，有時壓成葫蘆狀似神經纖維瘤；病變部椎體靜脈叢增粗，變脆易出血。椎間盤突出可分三種情況，最多見是纖維環部分破裂，外觀完整，呈圓或卵圓形，發白而光滑，直徑約 0.5～1 厘米不等，觸之呈硬橡皮感，韌而有彈性，張力大。第二種是纖維環接近或完全破裂，部分髓核脫出於硬膜外間隙呈山峰狀或菜花狀，與神經根和硬脊膜有不同程度的黏連。第三種情況是纖維環破口清楚可見，內無張力，髓核全部或大部脫出於硬膜外間隙，包繞在神經根之周圍。若為中央型的椎間盤突出常可呈兩種情況，一種是脫出的間盤組織向後頂推後縱韌帶，呈圓形或卵圓形向椎管正中突出，使馬尾神經受壓向兩側分開。另一種是整個椎間盤變性向後膨出，整條馬尾神經被推向後面，肉眼看似拱橋狀。患者有部分截癱症狀。

6. 突出椎間盤與神經根的關係

突出椎間盤與神經根的關係一般有五種（圖100）。① 椎間盤突出在神經根的外側，稱肩上部突出；② 椎間盤突出在神經根的前方，稱肩部突出；③ 椎間盤突出在神經根的內側，稱腋部突出；④ 椎間盤經後縱韌帶的薄弱處向椎管中央突出，壓迫馬尾神經，稱中央型突出；⑤ 椎間盤在側隱窩或更外側部突出，使神經根管狹窄壓迫神經根。了解突出椎間盤與神經根的關係，使在探查時，心中有數，細心查找，不致於遺漏，亦可避免因盲目探查而損傷神經根。

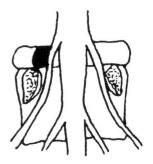

B　肩上部突出

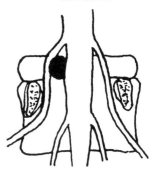

C　腋部突出

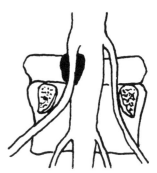

D　肩部突出

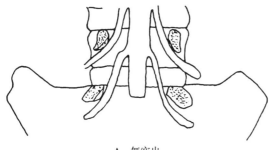

A　無突出

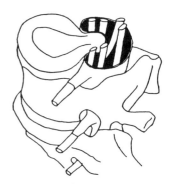

E　中央型突出

圖100　突出椎間盤與神經根的關係

7. 摘除突出椎間盤

弄清楚椎間盤突出及其所發生的肉眼病理改變和突出椎間盤與神經根的關係後，可顯露並摘除突出的椎間盤。若為側旁型突出，用神經根拉鈎將硬脊膜囊拉向對側，術者用兩支硬膜剝離器小心分離椎體後側組織，尤要將神經根與突出的椎間盤分離開，將硬膜囊後側壁與突出的椎間盤分離開，將彎曲而粗大的椎體靜脈叢與突出的椎間盤分離開，此時突出的椎間盤可清楚顯露。脊髓和神經根在神經根拉鈎和硬膜剝離器的保護下，術者用長柄尖刀片將顯露的間盤作環切或十字切開（圖 101）。退變嚴重且張力大的椎間盤，髓核即成塊自行脫出一部分，用血管鉗鉗夾可將變性的椎間盤組織較完整取出。髓核不自行脫出者，可用髓核鉗或鼻息肉鉗伸入椎

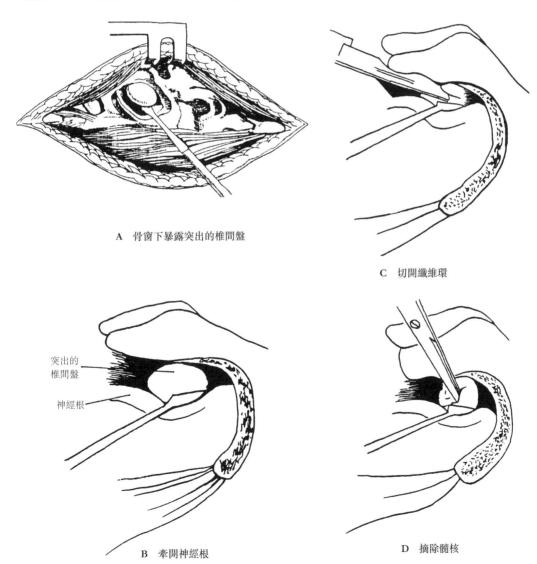

A 骨窗下暴露突出的椎間盤

C 切開纖維環

突出的
椎間盤

神經根

B 牽開神經根

D 摘除髓核

圖 101　摘除突出椎間盤

間隙，鉗夾出髓核，要注意分次鉗取，盡量將變性的髓核取淨，掌握好方向和深度，防止損傷馬尾、神經根及椎前血管。若為中央型突出，應盡量爭取從兩側硬膜囊外摘除。若因黏連甚緊不能暴露，強行剝離會損傷馬尾和神經根，可從硬膜囊內摘除。硬膜囊內摘除法：手術台改為頭低位，於硬膜兩側用 0 號絲線各固定一針，用小尖刀從硬膜後正中縱行切一小口，用蚊式血管鉗提起，在硬膜剝離器保護下向上下端擴大切口（圖102），此時常切破軟脊膜並流出脊液，使用吸引器時切忌對着馬尾神經吸引。突出於椎管內的中央型椎間盤，當切開硬脊膜後，常可發現呈黃豆大小的白色突出物將馬尾壓成拱橋狀或向兩側分開。用血管鉗頂壓突出物，堅韌而有彈性。確認為突出的椎間盤後，用神經根拉鈎或硬膜剝離器保護好馬尾神經，用長柄尖刀片將突出物作環形或十字形切開，按上述方法盡量取淨變性的椎間盤組織。後縱韌帶切口毋須縫合。理順馬尾神經後，硬脊膜切口用 0 號絲線間斷或連續縫合。若取出椎間盤的洞腔有滲

血，可用 1 ～ 2 片明膠海棉填塞止血。術前如疑有兩處椎間盤突出，應耐心探查，可用小號導尿管上下探查兩個椎間隙，有阻塞而局部又有壓痛敏感者，應擴大骨板開窗範圍，一般可以發現突出部。椎間盤摘除完後應詳細檢查有否活動性出血，有無異物遺留，然後用無菌生理鹽水洗淨創口，剪除無生肌、破碎組織，分層閉合切口，如手術時間較長，創口放置膠片引流條，24 小時後拔除。切口用無菌敷料覆蓋包紮。

（二）前路腹膜外摘除椎間盤途徑

1. 手術切口

硬膜外麻醉後取仰臥位，左側臀部和肩胛部用軟墊墊高，常規碘酒、酒精消毒鋪巾。取左下腹平行於腹股溝韌帶的斜切口（圖103），長 6 ～ 8 厘米，切開皮膚、皮下組織，電灼或結紮止血，手術巾保護皮膚。

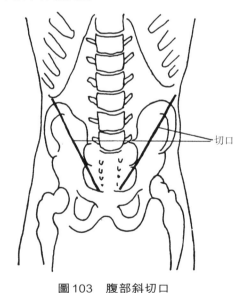

圖103　腹部斜切口

2. 暴露椎體

沿切口方向分別切開腹壁三層肌（腹

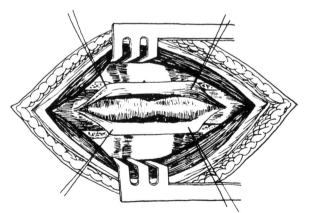

圖102　切開硬脊膜暴露脊髓

外斜肌、腹內斜肌、腹橫肌）。剪切肌肉
時可用手指牽拉和撐開肌肉，邊切邊止
血，也可以先鉗夾肌肉，再剪切和結紮。
三層肌肉切開後可見腹膜外脂肪膨出，
拉鉤擴大創口後用包繞有鹽水紗布墊的
手指或用血管鉗夾紗布將腹膜連同腹腔
內容物推向對側，用深部"S"形拉鉤牽
拉並固定妥。暴露滿意時，手術野能出
現豐滿光滑的髂腰肌、髂總動靜脈、腹
主動脈，及跨越於髂總動靜脈、發白而
能蠕動的輸尿管。在暴露椎體時，常將
輸尿管連同腹膜一起向對側牽拉以防損
傷。（圖 104）

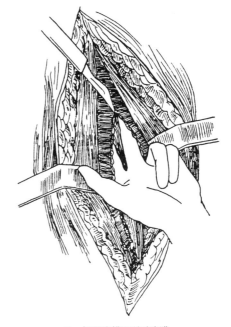

B　切開腹橫肌顯露腹膜

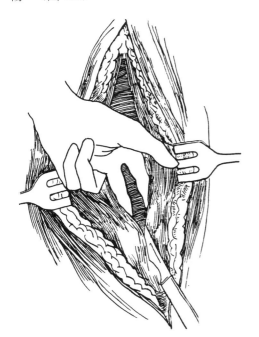

A　切開腹內、外斜肌

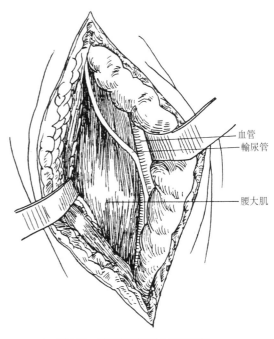

血管
輸尿管

腰大肌

C　腰大肌、輸尿管和腹部血管的關係

圖 104　手術暴露椎間盤

3. 定位及摘除椎間盤

經前路摘除椎間盤，不能直視下看清突出的間盤和神經根的關係，盲目性較大，因此術前依靠 X 線平片或造影片和術中準確的定位十分重要。而術中定位，主要靠摸觸骶骨胛，該部為 L5、S1 間盤所在，再往上推數依次為 L4～5、L3～4 等。椎間盤較椎體隆出，質韌而有彈性，前面覆蓋着強韌的前縱韌帶。椎體側前方有肥厚的腰大肌，椎體和腰大肌間溝有腰交感神經節，椎體的腰部常有腰動靜脈橫過。摘除 L5S1 椎間盤在腹主動脈和下腔靜脈分叉下方，摘除 L4～5 椎間盤須在髂總動靜脈的外上方。定位及解剖關係弄清後，於病節部沿腰大肌內側緣在保護好腰交感神經節的情況下鈍性分離椎前筋膜，露出發白的間盤後逐漸擴大暴露面積，如若有腰動靜脈妨礙進路，可行結紮切斷。間盤暴露充分後，用長柄尖刀作環形或十字形切開，伸入體核鉗或鼻息肉鉗盡量將髓核取淨（圖 105）。有時間盤組織被完整取淨後可看清後側方的後縱韌帶。若有兩處間盤突出，應同時手術摘除。如若同時植骨融合，應同時鑿除兩椎體緣的軟骨板，然後鑿取同側髂骨，修整成相應大小的骨塊，在腰部過伸位下嵌入。我們對除合併有脊椎滑脫給同時行植骨外，一般不行植骨融合，有的已手術4～5 年未發現脊椎不穩或其他不良後果。

4. 縫合切口

間盤摘除後，洞腔毋須縫合，如有滲血較多，可用明膠海綿填入。注意清點紗布和血管鉗。檢查無活動性出血和

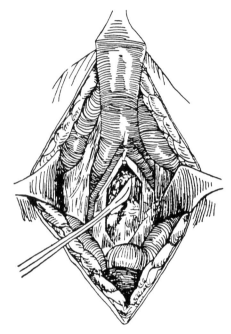

圖 105　切開L5S1椎間盤

異物遺留後，用生理鹽水沖洗，椎間隙可放置青黴素 80 萬單位，鏈霉素 0.5 克預防感染。按層次縫合創口（圖 106），無菌敷料覆蓋。

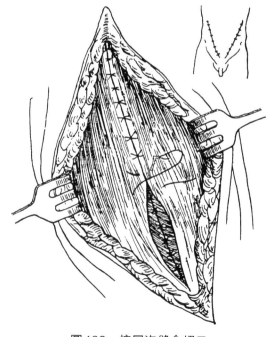

圖 106　按層次縫合切口

（三）顯微外科技術摘除椎間盤

　　隨着顯微外科技術的發展，此項技術在外科領域已廣泛被利用。1975 年 William 首先運用該項技術摘除突出的椎間盤，接着國內外不少骨科同道也相繼開展了這一技術，並進行了臨床總結。

1. 手術適應症

　　利用顯微外科技術摘除椎間盤突出的適應症和其他方法摘除椎間盤突出的適應症一樣。但應特別強調，比較單純的側旁型突出最為合適。因受手術視野限制，如果突出為中央型或黏連特別嚴重甚或多個突出時則手術比較困難。

2. 手術器械

　　手術器械除應備有可放大 25 倍的手術顯微鏡外，還應有特製的顯微拉鈎、神經根拉鈎、可吸引的視野撐開器、剝離器、精細咬骨鉗、不同型號的環狀鋸和精細的髓核鉗。

3. 手術方法

　　局麻或硬膜外麻醉，患者取俯臥位，兩髂前上棘軟墊墊高使腹部略懸空，常規消毒皮膚，鋪手術巾。於術前預先用金屬標誌 X 線攝片定位點為中心作長約 3 ～ 5 厘米的縱行切口，切開皮膚、皮下脂肪，暴露腰背筋膜和棘突，距中線旁 1 厘米處切開腰背筋膜，用骨膜剝離器緊貼棘突做骨膜下剝離，將骶棘肌從棘突和椎板推開至患側關節突間關節暴露出來為止，放入視野撐開器，充分暴露椎間隙和關節突，用手指或手術器械壓迫，如疼痛加重，提示間盤突出所在部位。用合適的環鋸鋸取部分椎板和黃韌帶。放置妥手術顯微鏡，對準光源，觀察突出的椎間盤、硬膜囊、神經根三者的相互關係及病變部的病理改變，如黏連的情況、椎體靜脈叢的粗細、硬膜外脂肪的變化等。看清它們之間的關係後，術者借助手術顯微鏡，用顯微手術器械小心分離神經根、硬膜囊，使突出的間盤充分暴露，用尖刀切開纖維環後，使用精細髓核鉗把髓核分次取出。如果此時洞腔有滲血，可用明膠海綿填入。檢查無活動性出血點和異物，用生理鹽水沖洗後，按層次縫合創口。一般術後毋須放引流條。

4. 優點

　　用顯微外科技術摘除椎間盤，如果嚴格選擇手術適應症，手術器械配套，手術操作熟練，一般在 1 小時之內即可完成手術，出血量在 50 毫升左右。由於創口小，手術時間短，摘除間盤組織很少損傷神經根、馬尾神經、椎體靜脈叢。所以患者康復快，術後 3 天可起床活動，手術後遺症也較少，不愧為好的手術方式。

七、手術後處理

（一）後路摘除椎間盤術後處理

1. 抗感染：術後常規使用抗菌素，連續三天至體溫正常，血像檢查白細胞總數在正常範圍內，沒有核左移現象。常用抗菌素為青黴素 80 萬單位，3 ～ 4 次 / 日；肌注；鏈霉素 0.5 克，2 / 日，肌注或慶大霉素 16 萬單位，靜脈滴注，2 / 日。

2. 止痛處理：多數患者當椎間盤摘除後，神經根受壓解除，疼痛可當天緩解甚或消失。但也有部分病例黏連嚴重，分離黏連神經根受到刺激，術後下肢放射痛加重。有少數患者對疼痛耐受性差，因切口疼痛而難以忍受。對確有劇痛的病例，如一般止痛藥效果不佳，術後兩個晚上肌注杜冷丁 50～75 毫克止痛，有利於患者的休息。

3. 排尿處理：大部分患者術後能自解小便，尤其術前經嚴格訓練過床上解便的患者更不成問題，有少數病例或因麻醉藥物的影響，或因手術時過分牽拉、刺激，或因體位限制和精神的緊張，特別是術前未經訓練者術後常解不出小便。對不能解出小便而已有尿潴留的患者，在做好充分的解釋安慰工作，鼓勵患者自己排便的基礎上，可行針灸、按摩、熱敷、流水聲引導小便等方法。如確係解便困難，膀胱過度充盈應給予無菌操作下導尿，對這樣的病例可留置導尿管 2～3 天，以免反覆插管排尿損傷尿道。

4. 適當應用神經保護藥：椎間盤摘除術，有不同程度的刺激馬尾或神經根，在短時間內造成充血或水腫以致出現相應的症狀。為此，對手術難度大，操作時間長，估計有剝離損傷神經根或馬尾神經的病例，術後可適當給予脫水劑、激素，有的於創口內放入強的松龍和透明質酸酶，對防止術後再次黏連有幫助。一般術後使用維生素 B1 或呋喃硫胺，也可用適量 ATP，有營養保護神經作用。

5. 功能鍛煉：術後一週可作抬腿鍛煉，二週拆線後可行腰背肌鍛煉，逐日增加鍛煉量，三週可以起坐，第四週可下地活動，三個月可參加輕工作，一年內勿參加劇烈的體力勞動，尤應防止外傷，預防疾病復發。如若開窗手術或半椎板切除術者術後二週則可下地活動。若全椎板切除，同時切除部分關節突，擴大椎間孔者，可適當延長臥床時間。

（二）前路摘除椎間盤術後處理

前路摘除椎間盤術後處理基本與後路手術相同，所不同者，多數患者術後出現腹脹，一般 2～3 天內隨肛門排氣而消失。若腹脹嚴重可行新針、熱敷、按摩、維生素 B1 注入足三里穴、肛門插管排氣等法。如效果仍不明顯，可用新斯的明 0.5 毫克肌注，每 2 小時一次，共三次，多可見效。肛門排氣前暫不進食。

前路單純椎間盤摘除，術後一週拆線，二週下地活動。若間盤摘除加椎體間植骨融合，應嚴格臥床三個月，經照 X 片，確認融合滿意後方可下地活動。

八、術後併發症的處理

術前如能做好充分的準備，術者熟悉解剖知識，術中有熟練的操作技巧，止血徹底，創口不遺留異物，併發症是可以避免的。最常見的併發症有感染（包括傷口感染、椎間隙感染）馬尾或脊神經根損傷、血管損傷、脊椎不穩等。

（一）感染

椎間盤術後感染發生率各家報導不一。1972 年 Spagfort 報導一組 2500 例手術感染率為 3.2％，其中嚴重感染佔 0.6％。我院 230 例發生感染 2 例，佔 0.87％。周人厚等 1981 年報告 0.8％。感染發生原因主要是無菌操作不嚴，手術操作粗糙，解剖不熟練，創口暴露時間長，也有因止血不徹底，創口內有血腫沒有及時引流出來。感染發生在局部傷口，多數術後 4 ～ 5 天體溫又升高，傷口有跳痛，翻身疼痛加劇，創口出現紅腫，皮溫增加，壓痛明顯。血常規白細胞總數增加並核左移。如感染發生在椎間隙，常在術後一段時間內症狀明顯好轉而後又突然加重以致翻身困難，夜間疼痛更明顯，患者可有低熱，精神食慾較差，傷口檢查可無特殊發現，而血沉加快是最具特徵性的表現。Pilgarred 1969 年報告 15 例，只有 1 例血沉不快，6 例血沉每小時在 100 毫米以上，6 例在 50 毫米以上，2 例在 50 毫米以下。我科 2 例椎間隙感染血沉均在 50 毫米以上。切口感染應盡早拆線引流。椎間隙感染應該強調使用足夠量的廣譜抗菌素，要嚴格臥床休息，甚至用石膏腰圍、髖人字型石膏來製動，一直至腰腿痛完全緩解，血沉覆查正常，X 線片顯示局部穩定方能下地活動。

(二) 馬尾或脊神經根損傷

椎間盤摘除術損傷馬尾或脊神經根常見於椎間盤突出椎節有嚴重黏連或因黃韌帶肥厚、椎管狹窄、側隱窩狹窄，在咬除椎板，擴大椎間孔，分離黏連時用力不當或器械誤傷所致。表現在術後疼痛症狀反而加重，原來感覺障礙範圍擴大，嚴重者發生足下垂。若馬尾神經損傷，可出現骶尾部麻痺，大小便失控現象。如屬牽拉傷、刺激傷日後多可恢復。神經有離斷傷者為永久性損害。術後發現有神經損傷徵時應及時使用脫水藥物和神經營養性藥物。

(三) 血管損傷

椎間盤摘除術損傷大血管中國文獻未見有報導，外國 Desausure 學者 1959 年曾有過損傷大血管的報導。其損傷的原因是用垂體鉗鉗夾髓核時因深度掌握不當，致鉗夾撕破腹腔的大血管。輕則日後形成動靜脈瘺，重則當時喪命。當發現椎間隙有鮮血湧出，患者出現休克症狀時應當警惕，對可疑者應果斷剖腹止血。損傷血管一般在後路手術時損傷椎體靜脈叢，在經前路手術時損傷腰橫動靜脈為多見。但出血量不多，小心壓迫處理多可止血。手術時注意輕柔細緻，妨礙手術時先結紮後切斷，損傷出血多可避免。只要熟悉腰骶部的重要血管及與腰間盤的關係，大血管損傷是可避免的 (圖 107)。

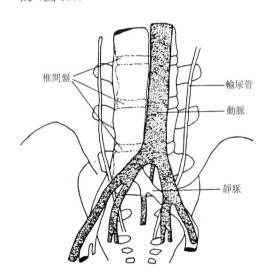

圖 107　血管與腰椎間盤的關係

椎間盤　　　　　　　　　　輸尿管
　　　　　　　　　　　　　動脈

　　　　　　　　　　　　　靜脈

(四) 脊椎不穩

椎間盤摘除術後脊椎不穩，常在患者腰椎前屈時出現異常活動，腰部有頑固性疼痛，有的甚至應行腰椎融合才能解除疼痛。出現脊椎不穩的原因多是擴大椎板切除減壓術，尤其是雙側關節突被部分切除引起。經前路椎間盤摘除未經植骨融合而尚未發現脊椎滑脫不穩現象，可能是脊椎後側附件保持完整之故。

九、手術失敗的原因

椎間盤突出症只要診斷明確，手術確實摘除了突出的間盤並且與術前定位相一致，手術效果是有把握的。隨着近年來診斷技術的提高，椎間盤手術的普遍開展，手術技巧的熟練，椎間盤手術效果也相應逐漸提高了。但也確有手術失敗而造成苦惱者。造成手術失敗歸納有如下原因：

（一）手術失誤損傷了馬尾或脊神經根

在手術併發症一節已敘述，這裏不再贅述。

（二）手術中找不到突出的椎間盤

找不到突出的椎間盤一是由於定位錯誤，二是極外型椎間盤突出。定位錯誤多數因有移位椎體而前後位 X 線片沒有包括全部腰椎，術中定位常會弄錯椎節。極外型間盤突出如果沒有咬除關節突內半側，不易發現，該型一般突出在關節突下外側，近椎間孔部。

（三）多個椎間盤突出

從手術摘除椎間盤的實踐證實了椎間盤突出以 L4 ~ 5 最多，其次為 L5S1，而 L3 ~ 4 較少見。但多發突出的也常遇到，1955 年 Cloward 報告 206 例中有 33 例多發，佔 16％，其中 30 例為 2 個間隙，3 例為 3 個間隙；周人厚等報告 763 例，多發性者 55 例，佔 7.2％，青島醫學院附屬醫院 224 例，只有 2 例多發。我科 230 例手術中，多發有 25 例，佔 10.8％，其中同時有 L4、5，L5S1 突出者 19 例，L4、5 與 L3、4 同時突出者 6 例。椎間盤單發突出與多發突出均表現相同的腰痛和坐骨神經痛，只有通過椎管造影尤其是腰骶部康銳造影才能發現硬膜囊有多處壓迫。如果術前難以肯定究竟哪個突出引起患者的症狀，手術應該將兩個突出都摘除，否則是造成手術效果失敗的原因。

第三節　頸肩腰腿痛的軟組織手術治療

脊椎綜合徵中因外力造成脊椎小關節錯位引起脊神經、血管、交感神經受到牽拉性刺激或壓迫，出現相應部位的症狀和體徵固然不少，但不能忽視脊椎旁的軟組織，包括韌帶、肌腱、肌肉等因受到一次性的嚴重外傷，或慢性累積性外傷所引起的病理改變，如勞損性、化學性刺激或因軟組織挫傷、撕裂、斷裂造成的組織形態學的改變，受損的肌肉處在痙攣性狀態，隨着外平衡的紊亂，時日久長必導致脊椎內平衡也紊亂。相反，椎管內的外傷，疾病也常累及椎旁的軟組織，初時處於保護性、代償的狀態，時間久了因失代償而形成病理狀態。凡因內外平衡紊亂使椎旁軟組織呈病理性改變而發生頑固性疼痛者，經過長時間合理的非手術療法無效時，須行軟組織手術方能取得成效。

一、軟組織手術適應證

（一）患者有頑固性頸肩腰腿痛症狀，經一系列檢查證明非脊椎、椎管內器質性病變，而確是由於軟組織病變所致，並經保守治療不癒者。

（二）患者有由軟組織引起的頑固性頸肩腰腿痛症狀，保守治療有效但反覆發作影響生活工作者。

（三）患者有由於軟組織引起的頑固性頸肩腰腿痛症狀，全身及局部無手術禁忌，本人積極要求手術者。

軟組織手術除了嚴格掌握手術適應症外，應根據患者具體情況決定手術方式，特別要依據患者疼痛的所在部位及壓痛點的分佈，有選擇性進行手術。反對以撒網打魚的方式對頸肩腰腿痛患者一律採用大面積剝離的方法，做到有的放矢的手術，減少不必要的創傷面積，減少患者的輸血負擔，減少手術合併症，增加手術效果。

二、軟組織鬆解術的類型

根據頸肩腰腿痛的好發部位及常見壓痛點的分佈範圍，手術類型有如下幾種：

（一）頸椎棘突旁軟組織鬆解術

適應於頸項部軟組織損傷所致的頑固性疼痛，頸部活動後疼痛加重，有明顯壓痛點，可觸及痛性結節和條索狀物，各種檢查排除了頸椎或椎管內器質性疾病，認真非手術療法無效。

手術方法：局麻或全身麻醉。取俯臥位，消毒皮膚，鋪蓋手術巾，自 C2、T1 作後中線切口，切開皮膚與皮下脂肪，暴露筋膜與棘突，用利刀緊貼棘突切斷附麗於棘突上面的肌肉組織，用骨膜剝離器作棘突和椎板骨膜下剝離，將斜方肌、小菱形肌、上後鋸肌、頭夾肌、頭半棘肌、頸半棘肌等沿棘突和椎板向外側推開，切口上端至 C2 棘突完全暴露，外側至關節突間關節暴露，這樣所屬的肌組織即可放鬆。如若在剝離時有疤痕樣條索狀塊物存在，可一起切除，或切斷鬆解。為減少手術出血，剝離鬆解過程可用電刀。徹底檢查無活動性出血和異物存留，採用無張力性縫合，關閉創口，一般均縫合皮下淺筋膜和皮膚，切口旁放置負壓引流。

（二）胸椎棘突旁軟組織鬆解術

該手術適應於胸背部有頑固性疼痛，每於天氣轉變加重，檢查發現胸椎棘突旁和肩胛骨脊柱緣有固定性壓痛點，且可觸及痛性條索狀物，長期用手法、封閉療法、理療、服藥無效而又經過各種檢查確未發現胸椎、胸部有器質性疾患者。

手術方法：局麻或全身麻醉。取俯臥位，常規消毒，鋪蓋手術巾。根據病變範圍和壓痛點分佈情況，從 T1 ～ T12 選擇所需範圍的後正中切口，切開皮膚、皮下脂肪，暴露棘突和筋膜，用利刀緊貼棘突切斷附麗於棘突上的椎旁肌，再以骨膜起子作骨膜下剝離，將斜方肌、大菱形肌、上後鋸肌、半棘肌、多裂肌、旋椎肌、頸夾肌等沿棘突和椎板向外側推開，至關節突間關節暴露為止，這樣胸背部筋膜和所屬肌肉得到放鬆。再用手觸摸，如有條索狀疤痕樣組織應切除或切斷鬆解。檢查鬆解滿意後，無活動性出血點或存留異物，閉合創口，一般只縫合皮下淺筋膜和皮膚，切口旁放置負壓引流，無菌敷料覆蓋創口。

（三）肩胛部軟組織鬆解術

　　該手術適應於有頸項部、肩胛背頑固性疼痛或伴有同側上肢牽涉性疼痛，經檢查肩胛骨內上角、肩胛背有固定性壓痛，或可觸及痛性條索狀物，久治無效而經詳細檢查確未發現頸胸椎、肩胛骨有器質性病變者。

　　手術方法：局麻或全身麻醉，取俯臥位，雙肩外展超過 90°，雙肘關節屈曲位，使肩胛骨內角移向內下方，便於暴露和手術操作。常規消毒鋪巾，自脊柱緣沿肩胛岡向肩峰作直線切口，切開皮膚、皮下脂肪、筋膜，向兩側剝離，充分暴露斜方肌、三角肌與岡下肌的肩胛岡附麗處。在肩胛骨脊柱緣切開斜方肌筋膜，順該肌纖維鈍性分離至岡上肌筋膜，用手指分離該筋膜間隙，有炎性黏連可被分開，沿肩胛岡上緣切斷斜方肌附麗部露出岡上肌。如該肌有炎性病變可用骨膜起子沿岡上窩作骨膜下剝離，找出附麗於肩胛骨內上角的提肩胛肌並切斷，同時沿肩胛骨脊柱緣剝離小菱形肌和部分大菱形肌，此時所屬諸肌已鬆解，如病人術前有肩胛岡下部壓痛，提示岡下肌和大小圓肌也有勞損性改變，應同時進行鬆解。此時可沿肩胛岡下緣切斷岡下肌附麗部，再用骨膜起子沿岡下窩作骨膜下剝離，這樣岡下肌和大小圓肌可被鬆解。手術滿意後，檢查無活動性出血、異物存留，沖洗創口，放置切口旁負壓引流，縫合淺筋膜和皮膚，

創口覆蓋無菌敷料。

（四）腰椎棘突旁與骶中嵴旁軟組織鬆解術

　　該手術適應於慢性、頑固性腰骶部疼痛，發作性腰部僵硬，活動受限，椎旁壓痛明顯，可觸摸及痛性結節，患者不伴有明顯下肢坐骨神經受壓體徵，久經醫治無效，確經多種檢查排除椎骨、椎管內器質性疾患，而又迫切要求手術者。

　　手術方法：局麻或硬膜外麻醉。取俯臥位，根據疼痛的範圍和壓痛點的分佈情況，從 L₁ 至 S 末選擇大小合適的後正中切口。切開皮膚、皮下脂肪，分離兩側創緣至棘突和腰背筋膜後葉暴露。利刀緊貼棘突切斷附麗於棘突的椎旁肌肉組織，再用骨膜起子沿棘突和椎板作骨膜下剝離，將下後鋸肌、骶棘肌、多裂肌、旋椎肌等向外側推移，至腰椎板，骶骨背面充分暴露，有時應暴露出後關節和骶骨孔，此時椎旁肌得到鬆解，如腰背筋膜後葉增厚、緊張，骶棘肌後鞘緊張，可將前者橫切後者縱切予以鬆解。手術滿意後，檢查無活動性出血和異物存留，沖洗創口，縫合淺筋膜和皮膚，切口旁放負壓引流，無菌敷料覆蓋創口。

（五）第三腰椎橫突與腰背筋膜鬆解術

　　該手術適應於慢性、頑固性下腰痛，發作性腰肌痙攣，腰部平直，檢查腰椎旁廣泛壓痛，第三腰椎橫突粗大，壓痛劇烈，無下肢坐骨神經受壓體徵，經檢查確無脊柱器質性疾患或腹部臟器和泌尿系統疾患者。

　　手術方法：局麻或硬膜外麻醉。取俯臥位，常規消毒鋪蓋手術巾、於腰椎棘突旁三橫指、十二肋骨下緣開始至髂

172

崎下二橫指處作一斜行切口，切開皮膚、皮下脂肪，游離兩側創緣，充分暴露腰背筋膜後葉和腰三角區，如遇脊神經後支外側皮支可抽除。將腰背筋膜後葉按切口方向切開鬆解，再將骶棘肌與多裂肌沿腰背筋膜前葉向內側游離後拉向後內側，此時可顯露 L3 ~ 4 橫突尖。一般可見 L3 橫突粗大，尖端肌肉附麗部腫脹、壓痛，有時呈滑囊樣炎症改變，用電刀把附麗在橫突尖上的肌腱附着部和韌帶切斷，將所屬附着肌鬆解，再用骨膜起子剝離，使橫突尖清楚顯露。用咬骨鉗咬除部分橫突，咬面磨光滑，骨蠟止血。若 L2、L4 橫突部有類似改變時，可行同樣術式，一般毋須處理。檢查鬆解滿意後，徹底止血，沖洗創口，縫合淺筋膜和皮膚，創口旁放置負壓引流，無菌敷料覆蓋創口。

(六) 髂崎部軟組織鬆解術

該手術適應於一側臀部慢性、頑固性疼痛，或同時伴有骶尾部、下肢牽涉性疼痛，檢查發現患側臀部肌筋膜緊張，有明顯觸壓痛，或可觸及條索狀痛性腫物，久治無效而經系統檢查未發現器質性疾患者。

手術方法：局麻或硬膜外麻醉。取側臥位，常規消毒鋪手術巾。於髂後上棘至髂前上棘取適合大小的弧形切口，於後側半切口須切斷臀上皮神經。切開皮膚、皮下脂肪，分離兩側皮緣，保護創口，沿髂崎切開，根據需要分別骨膜下剝離於前側鬆解腹部三層肌，於後側鬆解腰背筋膜、臀大肌、臀中肌、闊筋膜張肌的附麗部，鬆解達到目的，徹底止血，沖洗創口，檢查無異物存留，縫合淺筋膜和皮膚，創口旁放負壓引流，無菌敷料覆蓋創口。

三、軟組織鬆解術注意事項

(一) 應反覆考慮手術適應症是否合適，有必要強調術前再次複習病史和檢查所有的資料，選準手術的類型和部位。

(二) 術前認真做好患者的思想工作，講清手術的目的、做法及要求配合的事項，讓患者充分發揮積極性配合好手術。並在術後要堅持鍛煉方能取得療效。

(三) 鬆解範圍較大者應做輸血準備，依情況配備 300 至 600 毫升血。

(四) 鬆解術後一般滲血較多，正確放置負壓引流，並做好術後管理是防止感染的關鍵性措施，術後有必要使用適量的抗生素。

(五) 強調術後早期下地功能鍛煉，拆線後術部輔以物理治療，加速炎性反應的吸收防止黏連，提高手術效果有積極的意義。

(張德新)

第四節 二十年來脊椎病的手術治療新進展

(一) 經口咽前路寰樞椎復位鋼板內固脊椎綜合徵的手術治療
適應證：齒狀突陳舊性骨折、寰椎橫韌帶斷裂瘢痕形成、先天性齒突畸形等引發 C1 脫位。

(二) 經口咽前路樞椎次全切除椎管減壓術

適應證：顱脊交界區損傷、病變。針對受壓部位主要位於 C2 後方的寰樞椎的陳舊性脫位伴發高位脊髓壓迫症。

(三) 寰樞椎後路側塊與椎弓根釘板及針棒內固定術

適應證：各種病因導致枕頸不穩，需枕頸融合者。

(四) 頸椎後路椎板成形術

適應證：頸椎病合併較廣的發育性椎管狹窄，退變性椎管狹窄非手術治療無效者。

(五) 頸椎後路鋼板固定術

適應證：重建或恢復頸椎穩定性，用於脊髓型頸椎病。

(六) 腰椎椎弓根釘內固定術及椎間融合術

適應證：腰椎滑脫（峽部裂性、退變性），腰椎骨折，椎間不穩，椎間盤病變，特發性、麻痺性、先天性脊柱側彎等。

(尹慶水)

第五節 微型外科——微針介入療法

近年開展微創手術的同時，創用的微針介入療法，使不少不願接受手術治療，而非手術療法的療效又難以鞏固的患者，獲得良好的效果。

一、微針介入療法

此一療法是在古代 "九針" 以及小寬針、小針刀、針灸刀、銀質針、套管針的基礎上結合軟組織外科學、現代骨科手術學、影像介入學、藥物治療學等，在臨床實踐中不斷摸索而逐漸創立的。在臨床治療中我們發現上述提到的特色療法種類雖然較多，其各自的治療效果也都有獨到之處，它們都有共同之點，如都是通過針狀的微型器械，刺進或介入體內，達到微創治療的目的。但是身體的組織、器官多種多樣，單一種類的針或刀治療適應症畢竟有限，其治療作用也不全面。我們在水針療法的基礎上引入局麻和神經阻滯療法，再根據不同的組織病變應用不同的微針器械刺入或在 X 線透視指引下介入到病變部位，施以外科操作治療，達到了閉合性手術和藥物治療相互攜同促進的目的，在脊椎病治療中尤為重要。

二、微針介入療法中的器械

(一) 扁頭平刃微針　如各型小針刀，其扁平刀口在針的頂端，與針的長軸垂直，刃口平直，主要用於軟組織的閉合性減張手術，可鬆解黏連、瘢痕和攣縮，鏟切骨刺而達治療目的。

(二) 圓頭微針　如圓頭針、微細探針、銀質針等，針頭圓而尖滑，可用於軟組織的鈍性鬆解和各種管道內的鬆解、探查、擴大孔道及較大的神經血管較近部位的治療，能減少或避免副損傷。

(三) 斜刃微針　由於針頭斜刃，對於角質層較厚的組織如足跟底面容易刺入，對於張力較大的膜性組織可較容易的劃割減張。

（四）推切微針 刃口兩端一長一短尖針
狀，刃口向內凹入，長針尖較鈍
為引導針，長短針間的刃口為切割
端，用於與筋膜平面相平行的推切
切割、狹窄性腱鞘炎的鞘管擴大治
療等。

（五）套管式微針 由於微針治療也是手術
治療，在深部治療特別是當深部有
重要的神經血管時，為了治療安全
和更加方便，針芯外邊帶有套管，
以不帶刃的針芯和套管一起刺入到
治療部位，拔出針芯，注入藥物，
再換成治療用的微針施以治療，注
藥和微針鬆解一次完成，脊椎病時
深部治療更加安全。

三、常用藥物及用量

根據治療部位的大小和多少，選用
2%鹽酸利多卡因液 2 ～ 8ml，複合維
生素 B 注射液 2 ml，鹽酸地塞米松 2 ～
5mg 或康寧克通－A 混懸液 5 ～ 10mg，
混合後加生理鹽水稀釋至 10 ～ 20ml，
在微針治療前於局部組織內注射。從藥
液成分可以看出，這種液體既有局麻、
神經阻滯作用，又有消炎鎮痛的功效，
所以我們稱之為消炎阻滯液。

四、微針介入療法在脊椎病中的應用

（一）棘間和棘旁的治療

先在棘突間或棘突兩側壓痛點注入
藥液，棘突間可以分層注射，即將針刺
入到棘間深部黃韌帶的外側，注入 0.5 ～

1 ml 液體，然後將針頭退至棘間中部，
再注射同量液體，再將針頭退至皮下注
入餘量液體。應用扁頭平刃針順頸椎縱
軸在棘突間垂直刺入，由棘突尖部沿棘
突上下緣貼骨面剝離，必要時可謹慎刺
破黃韌帶。如棘突側面需要鬆解，則沿
其側面緊貼棘突和椎板骨面鏟剝。

（二）脊椎橫突及結節部的治療

橫突部治療，可從後方進入也可從
側方進入，首先在局部注入藥液，待藥
液部分吸收後，用扁頭平刃針順頸軸刺
入直達橫突後方骨面（病灶），先在橫突
後結節鏟剝鬆解，再將針尖經橫突尖部
繞到其前結節處進行鬆解。根據需要還
可鬆解橫突後方或根部。

（三）脊椎關節突關節的治療

後關節（關節突關節）位於脊柱兩側
後方，頸胸腰椎的小關節面各不相同，
由於其解剖和生理上的特殊性（詳見上篇
應用解剖和生物力學），脊柱 70%的抗
扭轉載荷落實在後關節上，故其勞損、
退變、失穩、錯位等引起臨床症狀的情
況較多，治療時先將消炎阻滯液注射於
關節部位或關節間隙內，然後用扁頭平
刃針或斜刃針鬆解關節部位及脊柱兩側
的腧穴，也可用圓頭針刺入關節間隙內
鬆解，有錯位者鬆解後再加用手法復位
治療。

（四）椎間孔（神經根管）的治療

臨床中發現椎管狹窄症者，除脊柱
中央管狹窄外，有相當一部分患者的症
狀，是由於神經根管（椎間孔）狹窄引
起，對於非骨性的椎間孔狹窄者，先在
椎間孔外口處注射消炎阻滯液，用圓頭
針或扁頭平刃針刺入到椎間孔外口，針

頭緊貼骨面輕柔緩慢的向椎間孔中區及內口方向探進，鬆解神經根周圍的纖維隔等軟組織。

（五）椎管側隱窩的治療

　　黃韌帶肥厚致椎管側隱窩狹窄，是引起神經根病變的重要原因之一，應用微針治療可鬆解側隱窩，解除對神經根的壓迫。藥液注射和微針鬆解在相同進針點，在治療部位注射藥液有衝擊擴張及消炎消腫作用，微針操作對側隱窩內組織有鬆解和位移作用。

1. 微針選擇：可用圓頭針、扁頭平刃針或套管針。

2. 進針點選擇：腰 5/ 骶 1 間隙：可於棘突間隙（後正中線）進針後，針頭斜向外側 15°，穿破黃韌帶後達側隱窩；也可在棘突外側 1 ～ 1.5 cm 垂直進針，穿破黃韌帶有突破感後，針尖稍向外側偏斜進行治療。腰 4/5 間隙：於 L4、5 棘突間隙旁開 0.5 cm 椎板外切跡處進針，穿過黃韌帶後針頭向外傾斜 15° 進行治療。對於合併有椎管狹窄，後關節內聚者，可從後關節間隙進針進行治療。以上操作視情況可在 X 光機透視引導下進行。

（六）脊後軟組織分層治療

　　頸胸腰椎後面的軟組織易患勞損、退變及肌筋膜炎症，酸痛、麻木、勞累沉重不適等，除能垂直進針鬆解外，也可分層鬆解治療。在疼痛或壓痛點上方或下方，針尖與皮膚成 45° 角進針，達皮下筋膜後將針體與皮膚平行，呈扇形推注藥液擴張及用微針扇形鬆解，然後同法在深筋膜層擴張鬆解。

五、注意事項及禁忌症

（一）注意事項：嚴格無菌操作，嚴密觀察生命體徵，有條件者臥位治療病人較易放鬆，詢問過敏史，防止藥物過敏，頸部治療時緩慢注藥，避免將藥液誤注到血管內。

（二）手術禁忌症：皮膚或深部組織感染、潰瘍及腫瘤部位；有出血傾向及凝血功能障礙者；活動性結核、急性感染、全身發熱、嚴重內臟疾病發作期；體質極度虛弱、嚴重肝腎功能不全、嚴重高血壓、心臟病、1 型糖尿病及治療不合作者；晚期腫瘤患者根據具體情況決定。

（段俊峰）

第一節　概述

　　脊椎綜合徵的預防應從病因及發病誘因方面加以預防，是有可能達到有效地降低發病率和對治癒患者防止復發的目的。

　　退行性變的預防，是預防脊椎綜合徵的重要部分。通常認為脊椎的椎間盤在發育至成人後，即開始退行性改變。而在同一人的各個椎間盤出現退行性變並不一致。故退行性變的發生和發展，原因是複雜的。但總的來說，可分為體質因素和外傷因素。加強鍛煉使椎周軟組織強壯有力，有助於脊椎的穩定；防止外傷可以預防發病。從年齡上觀察，我們進行的 100 例正常人頸椎 X 線照片結果，椎間盤退行性變及骨質增生是隨年齡增長而增加，因此預防脊椎綜合徵，應從兒童時期開始注意體質的鍛煉和預防脊柱的外傷、勞損。

第二節　預防的方法

一、防止外傷

　　頭、頸、肩、腰背部的跌撲傷、碰擊傷、擠壓傷，易發生脊椎病，應徹底治癒，防止形成慢性勞損而引起反覆發作。有些外傷是不易引起人們注意的，例如：坐車打瞌睡，遇到急刹車，頭部突然前俯後仰造成頸椎揮鞭性損傷；有人生氣時，會隨意打擊孩子後頭部，猛力推踢、扯孩子的肩背部；有些青少年在體育運動中因不得要領，或不重視準備活動，造成運動損傷。暴力性的突然前俯後伸動作造成某部損傷，稱為揮鞭性損傷。這種損傷多屬深層的肌肉、韌帶和關節囊撕裂，引起椎間失穩而易發展成脊椎病。

　　外傷後遺症，多因外傷時發生的脊椎間關節錯位被漏診所致，例如腦震蕩後遺症是頭部外傷同時，頸椎亦受傷（發生關節錯位、椎間軟組織損傷，或椎間盤突出）、四肢外傷骨折的後遺症，骨折痊癒後，仍反復發生患肢疼痛、麻木、發涼無力、或肌萎縮等症狀。多因外傷同時發生相近的脊椎亦受傷（同上），脊椎受傷發展成失穩，在誘因作用下"後遺症"即復發。故外傷後，除治療軟組織傷和骨折外，脊椎雖已排除骨折脫位，亦應重視診治椎關節功能紊亂，才能有效地治癒外傷後遺症，亦能預防脊椎病的發生和發展。

二、糾正生活上的不良姿勢

頸、肩、腰背部軟組織慢性勞損，是脊椎病的病理基礎。因此，預防慢性勞損是預防脊椎病的重要措施。生活上的不良姿勢是形成慢性勞損的主要原因之一，所以，糾正日常生活中的不良姿勢，對預防脊椎病有十分重要的實際意義。例如喜歡俯臥的，因為要呼吸，不可能將鼻子悶在枕頭上，只能扭着頸俯臥，這樣就會將 1 ～ 4 頸椎扭傷，使頸軸側彎；有些人有駝着背工作和生活的壞習慣，長年累月維持這種不良姿勢，就會導致背弓大而使頸、腰弓加深，從而損害脊柱的正常力學平衡。這類不良姿勢，主要是傷害某部分脊椎的關節囊和韌帶，使這些"筋"鬆弛了，造成脊椎失穩，過早發生脊椎病或脊椎病因導致的相關內臟病症（胃腸神經功能紊亂症、非器質性的心律失常、胸悶氣短、失眠多夢 ā ā 等亞健康病症）。有的人平時姿勢尚好，但有時卻很不注意，如喜歡取半臥位姿勢，將頭靠在床欄上屈頸屈背看小說，有的人帶孩子睡，總愛面對孩子偏睡一側。這種特殊的強迫體位，可以引起脊柱側彎直接導致脊椎病。關於這種情況，有個很典型的病例：一個女病人，產後不久出現右腕及拇指疼痛無力，活動受限，按產後受風寒和腱鞘炎處理，經作各種治療，半年多仍無效，後經檢查是 4、5 頸椎間關節錯位，是

在帶孩子睡時枕頭過高又偏睡一側所引起的，糾正頸椎錯位後，很快就好了。還有一種不易被人們注意的直接致病因素。人們都知道，枕頭對頸部起保護作用，一個成年人，每天大約要睡 6 ～ 9 小時，即一天 24 小時中，有 1/4 ～ 1/3 的時間是睡在枕頭上的，所以枕頭應適合頸部的生理要求。人在熟睡後，頸肩部肌肉完全放鬆，只靠韌帶和關節囊的韌性維護椎間結構的正常關係，長期睡高度不合適的枕頭，使頸椎某處屈曲過度，就會將此處的韌帶、關節囊牽長，長此以往，這些"筋"鬆了，使頸椎失穩，就會發生頸椎病。這些人常在睡眠時或睡醒後出現頭頸背部不舒服，有的因而失眠，有的睡至半夜感到難受，只好起床活動一下再睡。總之，凡睡後或醒來出現症狀的，都與枕頭和睡姿有關。

枕頭的高度不能以個人習慣作標準，應以各人身材體格作標準，原則上以睡在枕上不會使頸部扭屈為好。

提倡使用"保健枕"（圖 108）。保健枕是用布做成長方八角形，內裝木棉做芯，要飽滿，用後形成馬鞍形。根據肩寬選用，枕高＝肩寬。一側肩寬的測量是從第七頸椎橫突尖至肩峰外 1 公分處。我們根據人體測量設計五種規格的保健枕，適宜各種身材使用。例如穿中號襯衣的男性，其枕頭規格為長 55 寬 21 高 12 公分；穿大號襯衣者為長 60 寬 22 高 13 公分。女肩比男肩為窄，穿大號襯衣者，可用男中號枕，如能量肩選用最好。睡眠最好以仰臥為主（睡枕中央），側臥為輔（睡枕兩端），不要只睡一側。每次睡前都要將枕頭調整好，睡時應將

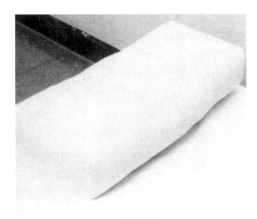

A 頸保健枕

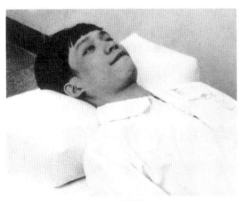

B 正臥位

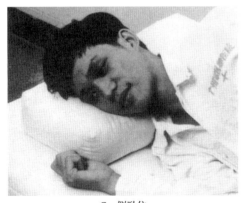

C 側臥位

圖108

頸部自然地睡在枕上，不要懸空。已患脊椎綜合徵的患者應改用木板床為宜，軟床對脊柱失穩者易引起腰胸椎小關節

錯位而發病。

若旅途無保健枕，可將一般軟枕以毛巾卷起，再用衣物改仰臥部（枕中部）一拳高（本人握拳），側臥部（枕兩端）一拳半高（可按個人習慣增或減 1cm 高矮），以保護好頸椎，可免諸多病痛發生。

人體軀幹部，雙肩及骨盆部橫徑較大，側臥時，胸腰椎隨臥姿而彎曲，如果有意或無意地長期偏向一側側臥，其脊柱將漸形成側彎，輕者睡醒後腰背僵硬感不適，起床活動後恢復正常，重者發展成脊椎病。有人喜歡俯臥、半俯臥、半仰臥或將上、下段身體扭轉而睡，這些睡姿均易造成脊椎某段關節發生勞損而錯位，故注意糾正睡姿十分重要。

三、預防在工作中造成的慢性勞損

由於工作的需要，有些工種需要特殊姿勢或強迫體位，如果平時不重視預防，很容易發生慢性勞損。例如長期電腦操作者、看顯微鏡的工作人員、坑道作業人員、打字員、會計ā ā 等斜頸、低頭和聳肩工作者以及長期伏案工作和學習的人員，若長期桌與椅的高度不合適者均易發生頸肩勞損。挑、抬、拋、擲等重力勞動，如果用力不當亦容易損傷頸、肩、腰背部軟組織。預防慢性勞損，糾正不良姿勢，又要經常進行業餘的肌力平衡運動，這是最有效的措施，例如文員可在工作中感到不適時，在坐位上做個 1 分鐘的"伸懶腰"式的挺胸仰頭左右轉頸的肌力平衡活動，業餘可選用游泳、跳繩、跑步、廣播操或太極拳等。

四、老年人的預防

50 歲以上的老人，脊椎或多或少已有退行性變存在，更應該注意預防。例如，枕頭高度是否合適，這比年青人更為重要。因此，無論家居或出差或在其他情況下，都要因時、因地制宜地注意改善枕頭，力求適合自己的身材體格；天氣寒冷時要注意保暖，減少縮頸聳肩、彎腰等不良姿勢；與別人談話、看書報和電影、電視時，要注意正面注視，不要過分扭屈脊背而誘發脊椎病。總之，無論坐、立、臥和各種活動，都要重視保持脊椎的正直，如有不良姿勢，應設法盡早糾正。

五、預防脊椎綜合徵的物理療法

1. 溫熱療法

遇工作過於疲勞時，下班後最好洗熱水浴或肩背部作熱敷，如有肌肉酸痛可選用紅外線、紅光燈、場效應機、超短波等治療。

2. 超聲療法和低頻電療

對早期勞損有較好的療效，可防止發展成脊椎病。對無理療條件的，可敷貼消炎止痛膏或局部推拿療法、拔火罐、浮針療法、水針療法、針灸療法均可。

六、保健功和體育鍛煉

保健功有頸保健功（附錄）及腰背保健功（附錄）。

保健功主要作用在於加強脊椎的穩定性，共分三大部分。自我按摩部分具有舒筋活血作用；運動脊椎關節部分能糾正關節功能紊亂；還有鍛煉體質部分，能促進脊椎周圍軟組織（肌肉、韌帶）強壯和功能的恢復。經臨床應用，效果良好。保健功最好在早晨睡醒後，起床前10 ～ 15 分鐘進行。練功前，先將枕頭平整好，然後逐節練。圖上規定的節數是基本運動量，隨着練功後體質的好轉，耐力的增強，可增加運動量。練功中如果發現某個動作容易誘發症狀時，可暫停練該動作，待過一段時間後，再加上這一節動作。做保健功貴在堅持，每天只花 10 ～ 20 分鐘，毋須其他條件，只要重視，就能持之以恆。更年期婦女及60 歲以上老年人，脊椎失穩較重，常因睡姿不良誘發椎關節錯位，應養成每晨醒來先練保健功才起床的習慣，可預防脊椎病所致的諸多病痛。

保健功運動量較小，青壯年可根據自己體質情況再選用其他運動項目，如跑步、拳術、健身體操或游泳等。老年人已有椎間盤變性的，不宜進行運動量大的跑和跳，以免誘發椎間關節錯位或滑脫而發病，可選用太極拳、廣播操、快步走（雙手擺動大步走）和氣功等運動。長期低頭彎腰、負重勞動的人多做伸展運動（如單槓、游泳、挺腰等）。無重症內臟病的老年人和室內非體力勞動者，每天應有 1 ～ 2 次運動，運動量以能達到微量出汗為好。運動員作強力揮臂運動前，應重視準備運動，以防肌力不協調而誘發脊椎病。

（龍層花）

下篇：各論

第一章
頸椎
綜合徵

頸椎綜合徵又稱頸椎病，是一組臨床症候羣。它是由於頸段脊柱的慢性勞損、外傷或老年性脊椎退行性變而導致頸段血管、神經繼發性損害而發病的臨床多發病。中醫學把頸椎綜合徵歸屬於痹症範疇。

頸椎病的認識是近幾十年才逐步得以加深，尤其近二十年來，國內外許多學者均在研究，但仍強調老年性骨質增生、椎間盤變性而發病，故把頸椎病列為老年病之一。在診斷上依靠 X 線頸椎片示有骨質增生和椎間盤變性等為依據，許多患者臨床症狀十分明顯而 X 線片無上述改變時而被排除本病，使病情遷延不癒者甚多。我們從本世紀五十年代開始研究本病，從解剖學、病因學到診斷、治療上進行了較深入的探討，探索出一套行之有效的防治方法。

第一節　病因病理

正常人有 7 個頸椎，35 個大小關節（6 個椎間盤、枕環關節、環樞關節、鈎椎關節和後關節），擔負着頭部的頻繁活動，又是上肢、肩背部、頭部的負重、運動的中軸支柱。全身的神經沿頸椎椎管內上行下達地傳導；顱腦的血氧供應由頸內動脈及椎動脈輸送；頸交感神經支配頭、腦、五官及上肢的血管、腺體分泌、心律調節ā ā。由此可見，頸椎病能使上述器官發生障礙，出現一組症候羣。隨着發病頸椎、關節不同，骨性壓迫或炎症刺激不同，發生的症狀差異很大。

頸椎的生理前凸，是後天形成的，故頸椎椎間盤在發育過程中，逐漸形成前厚後薄的形態，其纖維環在椎管部是比較薄弱的。但頸椎椎體後外側有鈎椎關節，加強椎體中軸的穩定性，強大的項韌帶又將頸椎約束在一定的活動範圍內，因此正常人的頸椎功能是較穩固的。

頸椎後關節近似水平位，使頸椎生理活動功能（前屈後伸、左右側屈、左右旋轉），比胸腰椎更靈活。

正常的椎間孔呈橢圓形，由椎弓根的上下切跡形成其上下壁，當椎間盤發生退變而變窄後，椎間孔的縱徑由橢圓形漸變成圓形，這在老年人的頸椎 X 線 45° 斜位片中可以觀察到。由於神經根在圓形的椎間孔中仍可不受壓迫損害，故不少老年人可以不出現頸椎病的病狀。相反地，臨床上許多症狀明顯、典型的青、中年患者，頸椎 X 線照片未能發現有椎間盤變性和骨質增生，因此，許多學者認為"頸椎病的臨床表現與頸椎 X 線顯示是往往不一致"。我們診治頸椎病的初期，也遇到這種情況。故從這問題開始研究，尋找其"不一致"的原因，在解剖研究與臨床患者症狀、X 線片的比較中，證明了除椎間盤退行性變、骨質增生及椎間盤突出等已為國內外學者證實的頸椎病病因外，而臨床頸椎病發病最常見的原因，是由於頸椎周圍和肩背部軟組織慢性勞損（有急性損傷史或無外傷史者）而造成頸椎失穩，在一定誘因作用下使椎關節錯位而發病。此類病因，主要發病是頸椎關節（後關節、鈎椎關節、枕環關節、環樞關節及椎間盤），臨床上以橫突、關節突觸診及 X 線片均可證實。斜位片椎間孔可見關節突侵入而變形，即椎間孔橫徑變窄；正位片可見椎體偏移，鈎椎關節不對稱；頸軸變形；動態觀察有滑椎活動，頸部活動至某角度時病椎突然出現不正常的滑動，症狀即出現或加重。這種病因的患者，就是屬於臨床症狀典型而 X 線顯示並無骨質增生或有增生而其部位、程度與症狀不相一致者。從我們研究所得的另一原因，是目前 X 線診斷對此類小關節錯位的顯示尚未能取得統一的認識和診斷標準，也是影響到對頸椎病診斷的重要原因。此類患者不少曾疑頸椎病進行頸椎 X 線片檢查，卻因此被排除而診斷為其他疾病。1981 年我們統計 1710 例頸椎病以往曾誤診的各種疾病者有 821 人，佔本組

病例 48%，經按頸椎病治療後病症逐漸痊癒或明顯改善，可見頸椎病臨床表現易與其他疾病相混淆。（詳見表 30）

表 30　確診頸椎病有 821 例以往曾被誤診的疾病名稱表

疾病名稱	例數	疾病名稱	例數
神經官能症	462	高血壓病	31
血管神經性頭痛	206	體位性低血壓	17
腦動脈硬化症	110	冠心病（心絞痛）	17
風濕性肌炎		心律失常	17
肌纖維織炎	316	各種視力障礙	120
美尼爾氏綜合徵	28	環咽肌失弛緩症	1
霍納氏綜合徵	2	顳頜關節炎	3
雷諾氏綜合徵	1	自發性枕環關節半脫位	3
腦震盪後遺症	10	肩關節周圍炎	121
頑固性呃逆症	3	網球肘	6
腦炎後遺症	2	腱鞘炎	6
精神分裂症	5	板機指	1
神經性嘔吐	2	神經性水腫	1
合　計		1488 人次	

註：其中同一患者曾先後有 2 ～ 4 種診斷

我們歸納頸椎綜合徵病因，主要有下述幾類：

一、頸椎骨質增生

骨質增生是生理上的一種代償功能，有如骨折後的骨痂形成一樣。頸椎的急性損傷或慢性勞損都能發展而致骨質增生。據我們對有外傷史的青壯年患者追蹤觀察，外傷後半年、1 年甚至 5

年以上，受傷頸椎才出現骨質增生，在骨質增生椎間的項韌帶、前縱韌帶和後縱韌帶，可見到韌帶骨化（鈣化），説明該部位軟組織與骨關節是同時損傷的。據我院 100 例正常人頸椎 X 線照片（詳見上篇第四章第三節），骨質增生隨年齡組的增長而增多，其中有骨質增生者佔受檢人數的 29%。可見骨質增生是一種生理上的代償功能。但是頸椎骨質增生的直接傷害又是老年人頸椎病的重要病因。Schmorl 和 Tanhans 氏 1932 年對 4253 例屍體作脊椎解剖，結果其中男性 50 歲以上，女性 60 歲以上的 90% 存在有椎體骨質增生。可見骨質增生是老年生理、病理的普遍現象。據我們觀察，骨質增生只有在嚴重地侵入椎管、椎間孔、橫突孔直接刺激、壓迫而損害神經根、脊髓、椎動（靜）脈；或因增生骨刺的刺激引起頸椎周圍的軟組織緊張、痙攣而間接地刺激（牽扯、擠壓）；或因引起局部創傷性無菌性炎症反應的刺激，使頸椎鄰近的器官如交感神經、頸動脈竇、食道、經頸分佈的顱神經（舌下、舌咽、迷走、面神經和副神經等）受到繼發性損害，而引起頸椎病。頸椎骨質增生可由 X 線平片證實，不易漏診。但必須按三步定位診斷法（詳見上篇第四章第一節）鑑別增生的部位、程度，以便分析增生是否直接致病原因（詳見本章表 32）。據我們觀察，輕度的增生：側位片在椎體後緣聯絡線以內者，正位片鈎突稍變尖，而不是橫向增生者，45° 斜位片椎間孔中未見其侵入或侵入甚微者，應認為與發病不是直接關係。骨質增生上下椎體間已形成骨橋而近期攝片未見繼續增

大者，説明增生存在已久，其類似先天性椎體融合，該椎間關節已失去活動功能，近期出現急性發病者，多屬其上段或下段頸椎發病。由骨質增生直接引起頸椎病者，是較重的中度以上增生，側位片多見深入到椎管，斜位片進入椎間孔，正位片見其突向橫突孔直接壓迫到脊髓、血管、神經根或巨大骨刺伸向椎體前方傷及食道和氣管。有的只在頸姿不正時才出現刺激症狀者，其增生發生的部位與臨床表現的神經定位診斷一致者，才可確診為骨質增生所致的頸椎病。我們將此病因類型定為第一型，稱為骨關節損（傷）變（性）型。

二、頸椎失穩

頸椎失穩而錯位是頸椎病發作的主要病因。脊柱是人體負重和運動的軸心，維護脊柱的穩定性，有賴於椎周軟組織（包括韌帶、關節囊、肌肉和筋膜）和椎間盤的健全。故無論急性損傷或慢性勞損害了上述組織，均可導致頸椎失穩。

（一）椎間盤變性造成失穩：脊柱運動時，椎間盤是軸心，頸椎椎間盤的髓核偏後方，低頭時，髓核向後移，如用力過猛或過久，極易損傷前、後縱韌帶和纖維環而發生椎間盤損傷和髓核突出。頸椎兩側有鈎椎關節，對椎間盤有一定的保護作用，故頸椎椎間盤突出比腰椎發病少見。

軟骨板是椎間盤與椎體連接部分，有半滲透膜作用，正常成人是通過此滲透作用所交換的體液來維持椎間盤內營養。當軟骨板損傷，即會導致椎間盤變

性。此時可從 X 線片上觀察到椎間隙變窄或椎間隙後緣增寬，根據變性程度可分為三種情況：

1. 椎間隙基本正常或輕度變窄，椎體邊緣可見輕度骨質增生。此時髓核張力尚正常，前後縱韌帶和纖維環局限性變弱，椎間穩定性開始減弱而失穩。

2. 椎間隙有較明顯變窄，椎體邊緣或鈎突多有較明顯骨質增生。此時髓核失水（正常含水分 80％）而纖維性變，纖維環部分向外膨出（椎間隙後緣增寬），繼發性損傷前後縱韌帶，而使椎間失穩加重。

3. 椎間隙明顯變窄（< 1/2 厚度），鄰近軟骨板鈣化，骨質增生成橋形或鳥嘴樣。此時椎間盤已無功能，此椎間關節自行固定。

頸椎椎間盤變性過程中，由於椎間盤退化萎縮而致椎間距離縮短，使椎間韌帶及關節囊相對鬆弛，後關節面具有自前上向後下傾斜的特點，當椎間盤退變使椎間失穩時，椎體沿着此斜面發生滑移錯位，輕者稱前後滑脫式錯位，較重的稱半脫位或稱為滑椎。於側位片可見椎體後緣聯線出現中斷後移或前移位現象，過伸、過屈位時此現象加重。用電視 X 線透視作動態觀察，患者頸部伸屈至某一角度時，即見此椎間滑脫移位，同時出現症狀加重現象。

（二）韌帶損傷造成的失穩：前縱韌帶和後縱韌帶把椎體和椎間盤連接起來，並對此軸心運動範圍起約束作用；項韌帶附於各頸椎棘突上，對椎間活動時棘突的擺動範圍起限制作用，加上其他各椎間短韌帶和關節囊的作用，保證

頸椎 35 個大小關節在正常範圍內活動，這是頸椎正常活動功能穩定性的基礎。項韌帶是較強大的韌帶，但處於淺層，且其上附麗着頸背肩區多層肌肉，當外傷、勞動或運動時肌肉強力收縮，極易發生韌帶（關節囊、深筋膜）的附麗處撕脫性損傷。韌帶損傷後可發展為纖維性變或鈣化。前者觸診該處有滾動的筋結或摩擦音，後者可從 X 線片上觀察到韌帶鈣化點。當椎間失去韌帶約束後，椎間關節活動範圍失控而極易發生錯位。

（三）肌肉損傷造成的失穩：

1. 肌肉是人體運動的動力器官。頸肩背部的肌肉，除能維持脊柱直立、伸屈運動外，還作用於肩胛骨和肋骨升降運動，故上肢的超重勞動或外傷，易造成頸肩背肌肉附麗處發生損傷，早期常在損傷局部有無菌性炎症反應，出現局部酸脹痛等症狀，因損傷或炎症程度不同，治療方法不同，可完全康復或形成不同程度的纖維性變、黏連或鈣化。這些病理變化使肌肉的功能發生異常。炎症反應可引起肌肉痙攣而疼痛，纖維化和鈣化使組織功能下降而鬆弛無力，黏連、攣縮可使肌肉失去應有的伸縮性。頸肩背部肌肉多與頸椎相連，因而會造成頸椎運動變形；久之，將進一步引起椎間韌帶、關節囊和椎間盤軟骨板的損害而發展成脊椎失穩。

2. 頸椎小關節錯位或骨質增生而造成脊椎神經根受壓迫或刺激時，肌肉因其支配的神經營養障礙而萎縮，肌力減退；或因而引起反射性肌痙攣（防衛反射），此種肌力失衡起源於關節錯

位，但反過來又加重關節錯位。故治療此種失穩要以關節復位和肌萎縮、痙攣並重。

檢查肌肉勞損應在其附麗處用拇指撥觸肌腱，出現摩擦音處為勞損點（纖維性變處），肌腹部緊張壓痛為肌痙攣。可順沿痙攣的斜角肌束觸診尋找頸椎錯位處。頸椎肌性失穩除觸診外，還可通過活動是否肌力減退、頸軸變形而檢出。

（四）體質或其他原因造成失穩：中醫學認為脊椎綜合徵與肝腎虧虛和血虛有關。其中腎虛包涵了現代醫學中的內分泌、神經系統功能及生殖泌尿系功能。據臨床觀察，婦女更年期及男性 60 歲左右，由於內分泌功能紊亂，其脊椎退行性變進展加快，脊柱功能失穩現象加重；頭、面、頸部的急性炎症疾病，如扁桃腺炎、咽喉炎、腮腺炎、感冒或糖尿病等均易併發頸椎綜合徵。炎症通過淋巴、血循而擴散至椎周軟組織（關節囊、筋膜、韌帶等）引起組織充血、滲出而局部水腫、軟組織鬆弛無力等。有慢性咽炎、慢性乳突炎者亦常與頸椎病並行加重，其因果關係尚有待進一步研究。

頸椎失穩狀態，尚未發病之前，稱為頸椎病的代償期，患者可偶有落枕或勞累後頸背部不適。如遇某些誘因，即可急性發病。常見的誘因是：① 輕微閃挫傷；② 落枕；③ 頸肩部受涼；④ 揮臂或扛、提重物；⑤ 低頭仰頭工作過度疲勞時；⑥ 感冒或其他疾病時。這是由於頸椎失穩後，易受外力或自身肌力牽拉而致小關節錯位；或由於關節活動過程失去韌帶的約束力而超越功能範圍，如低頭時某關節已超過正常活動範圍，當

抬頭時關節不能還納而錯位或滑脫；椎間盤變性的椎小關節會順關節斜面向後滑移而發生半脫位或因揮鞭性閃傷而致椎間盤突出。椎間錯位使椎間孔橫徑變形變窄或椎管矢狀徑變形變窄；橫突孔排列變形，而導致發病。

三、先天性畸形

（一）椎管先天性狹窄患者是頸椎病的內因條件，由於神經、血管及脊髓的通道均較正常人狹窄，故無論是骨質增生或脊椎失穩錯位，均比常人更早發病，病情易反覆、加重。我們在正常人 100 例頸椎 X 線照片中測量可見，其椎管矢狀徑最大與最小之差為 8.5 ～ 11mm（10.5 ～ 26mm），椎間孔橫徑差為 0.1 ～ 0.4mm（6.9 ～ 8.8mm）；椎管狹窄者，其頸椎矢狀徑小於 14mm，椎間孔橫徑小於 4mm，故頸椎關節輕度錯位，即可出現神經根的刺激或壓迫症狀。

（二）椎體先天性融合，在頸椎病診治中是較為多見的，由於融合的椎體無椎間盤，失去關節活動功能，故加重其他椎間關節的活動度，尤以其鄰近的上下關節，較早出現退行性變或發生小關節功能紊亂現象。全頸椎融合者極少見，亦稱先天性短頸。

（三）某些頸椎發育不全，亦易患頸椎病，如齒狀突短或分離；某棘突、橫突游離，形成脊椎裂、先天性脊柱側彎、後凸等，均可導致局部穩定性差而易慢性勞損和退行性變。

（四）頸肋屬先天性畸形，當其對臂叢神經和血管發生壓迫／刺激時，即發

生頸肋綜合徵。在頸椎綜合徵患者中亦較常見，頸肋多在第 7 頸椎的一側或雙側橫突處。頸肋早年多無症狀，往往在 20 ～ 30 歲發病，或患頸椎綜合徵時誘發或加重症狀，故頸肋綜合徵在診斷時要注意中下段頸椎有無小關節錯位存在，尤以 C3、4 頸椎鈎椎關節錯位，引起前、中斜角肌緊張，易使頸肋部對鄰近神經、血管出現刺激或壓迫症狀而發病。

第二節　分型與診斷

頸椎綜合徵的臨床表現十分複雜，與損害發生在頸椎各節段而不同，並與所傷害頸部的神經、血管及其他組織的不同有關，故在上篇詳述頸椎及其周圍組織的解剖及脊柱力學的特點，是研究和診治本病的重要基礎。目前國內外對頸椎綜合徵診斷已逐步提高和趨向統一；分型多主張以臨床表現分為神經根型、椎動脈型、交感神經型、脊髓型和混合型，國內外不少專著均有詳細論述。有人主張把頸椎綜合徵細分為若干綜合徵，有利於與各有關內臟、器官的器質性疾病作鑑別。我們在三十餘年診治中，深感各症狀分型法只利於藥物治療，對治脊療法指導意義不大，且大多數患者有二型以上的表現（即屬混合型多），如椎動脈型與交感型關係密切，脊髓型與根型多併發等。因此，我們創用病因分型法，以便在治脊療法中易於選用主治法，在三步定位診斷（詳見上篇第四章第一節）時重視觸診法在鑑別分型時的作用。

一、頸椎綜合徵的臨床症狀

臨床症狀是診斷的第一依據，必須熟悉常見症狀，以便分析疾病發生和發展過程，上篇已將症狀詳述，現歸納常見的頸椎病症狀如下（表 31）：

由於頸椎綜合徵臨床症狀和體徵各類型差異甚大，尚有不少疾病與本病有因果關係，有待繼續深入探討。總之，以往認為病因不明的、頭面部及上肢的疾病，與頸交感神經支配的器官的疾病，只要排除其器質性病變者，都應注意檢查頸椎有無損害而導致該器官發生病症。

二、分型

（一）臨床分型：是目前國內外常用的分型法，主要以臨床症狀為基礎，故熟悉頸椎病所傷及神經根、椎動脈、脊髓頸段、頸交感神經會發生的症狀（參閱表 31），就容易掌握。

（二）病因分型：我們對頸椎綜合徵的發病機制作了新的補充後，深感脊椎綜合徵病因病理過程較複雜，只用臨床分型難以指導治脊療法的分型、分期治療方案。故採用病因分型法，分為骨關節損變型、關節功能紊亂型、軟組織損變型和混合型四型，分型標準詳見表 32。

（三）小關節錯位型式：小關節錯位是頸椎病中最常見的病因，頸椎椎間關節除椎間盤外，還有鈎椎關節二個及後關節二個，不同的作用力可導致關節錯位方向不同，常見的錯位型式分述如下：

表31　頸椎病的臨床症狀

受累部位	頸神經根	椎動、靜脈	頸交感神經	脊髓頸段
臨床症狀	1. 疼痛：頭、頸、肩、上肢某幾處的定位性疼痛 2. 感覺異常：上述部位出現麻木感、針刺感 3. 活動障礙：頭、頸或上肢某關節運動功能受限 4. 肌萎縮：多見於肩區、上臂或掌部、少數於頸肌或手指 5. 肌痙攣：頸肌、面、肩或上肢某個別肌跳動、肌緊張或搖頭、抽搐、呃逆等	1. 頸性眩暈、體位性摔倒、頭昏、頭脹 2. 眼肌疲勞、耳鳴、失聽 3. 長期供血不足可出現小腦、延腦枕葉損害症狀，如腦性輕癱、共濟失調、眼球震顫等複雜的腦缺血、鬱血症狀	1. 單或雙上肢震顫 2. 搖頭、眨眼、視力模糊、鼻塞過敏 3. 頑固失眠 4. 心律紊亂、血壓高或低、類心絞痛發作 5. 排汗異常：局部多汗或無汗、皮膚搔癢 6. 血管調節失常：面、上肢充血或蒼白、燒灼感、冷感或腫脹感 7. 霍納氏綜合徵表現	除神經根症狀外，還出現下肢無力發僵、跛行、踩棉花感，重症者可出現高位截癱或單癱、呼吸肌麻痹

1. 前後滑脫式錯位：當椎間盤損傷、退變時易發生椎間關節滑移。觸診同一平面橫突左右兩側均隆起或凹陷。X線側位片椎體後緣聯線中斷，上一椎體向後（前）滑脫（圖109）。

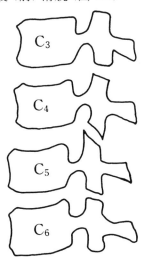

C4、5椎體前後滑脫式錯位

圖109　滑脫式錯位

2. 左右旋轉式錯位（圖110A）：椎間盤尚好，頸椎扭轉時易發生。觸診：錯位椎的橫突偏歪為上下二椎方向相反者。X線側位片可見錯位椎體雙邊、雙突影（圖110B）或椎體後緣聯線中斷、成角或反張者。斜位片見椎間孔內小關節移位而致椎間孔變形、變窄，其左右不同一椎間孔。

3. 側彎側擺式錯位：椎間盤受損或已變性，頸椎側屈過度或頭側位挫（撞）傷時易發生（好發於習慣高枕及偏一側睡者）。橫突觸診：頸軸向一側偏歪側彎隆凸，另側凹陷（症狀常出現在錯位關節的凹側）。X線正位片可見頸軸側彎，或某二個椎間鈎椎關節偏歪不對稱（側擺），病程長者常見鈎突變尖（圖111）。

表 32　頸椎病病因分型表

分　型	（一）骨關節損變型	（二）關節功能紊亂型	（三）軟組織損變型	（四）混合型
病因	① 頸椎骨質增生 ② 椎間盤變性 ③ 椎小關節炎（骨關節炎）	① 椎小關節錯位 ② 椎小關節滑膜嵌頓 ③ 椎間盤突出	① 頸部急性損傷後軟組織硬變 ② 頸肌慢性肌纖維織炎	兼證二型或三型
頸椎 X 線片顯示	骨質增生侵入椎管、椎間孔、橫突孔，椎間隙變窄，椎小關節炎引起小關節創傷性關節炎改變。骨質增生部位與臨床症狀的定位相一致	頸軸變異：變直、中斷、成角、反張，雙邊影，雙突影，椎間孔變形變窄，椎體輕度滑脫，韌帶鈣化。骨質增生部位與臨床症狀的定位診斷不一致	無變化。骨質增生部位與臨床症狀定位診斷不一致	參考各型
發病經過	緩發	突發	緩發多，突發少	突發
橫突、關節突、棘突觸診	正常	偏歪、不對稱、隆起	正常	參考各型
椎旁硬結	粒狀或索狀	粒狀、索狀、球狀	塊狀或索狀	參閱各型
椎旁壓痛	＋	＋＋	＋＋	＋＋
椎旁摩擦音	（－）或（＋）	（＋）	（－）或（＋）	（＋）
轉頭加力試驗	（－）	（＋）	（－）或（＋）	（＋）
頸神經根緊張試驗	（＋）	（＋）或（－）	（－）	（＋）
頭頸牽引試驗	（＋）	（－）或（＋）	（－）或（＋）	（＋）
頭頸下壓試驗	（－）或（＋）	（－）或（＋）	（－）	（－）或（＋）
本組 1710 例統計	18.9%	42.12%	2.05%	36.93%

註：1.（＋）陽性，（－）陰性
　　2.壓痛：（＋）輕壓痛，（＋＋）明顯壓痛

4. 傾位或仰位式錯位：多見於急性外傷或有外傷史者（尤以揮鞭性損傷），有時合併有旋轉錯位。橫突觸診兼有前後滑脫式和側擺式的關節偏歪情況，棘突觸診間距不正常（一寬一窄）。側位 X 線片可見椎體（棘突）傾位或仰位。上寬下窄為仰位，反之為傾位（圖112）。

5. 混合式錯位：與上述各型兼有二型以上者。

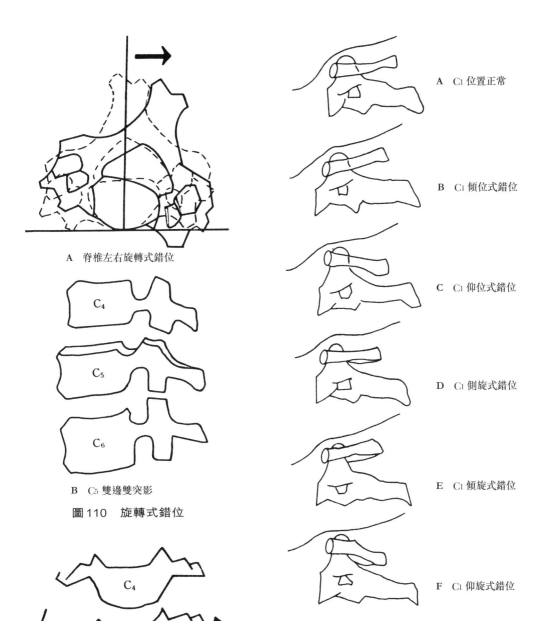

A 脊椎左右旋轉式錯位

B C$_5$ 雙邊雙突影

圖110　旋轉式錯位

A C$_1$ 位置正常

B C$_1$ 傾位式錯位

C C$_1$ 仰位式錯位

D C$_1$ 側旋式錯位

E C$_1$ 傾旋式錯位

F C$_1$ 仰旋式錯位

圖112　傾位或仰位式錯位

鈎狀突變尖。C$_5$ 側彎側擺式錯位

圖111　側彎側擺式錯位

6. 鈎椎關節錯位：好發於早期變性的椎間盤部。後關節錯位觸診易於發現，鈎椎關節錯位，除側彎側擺式易於觸診外，輕度的扭轉或滑膜嵌頓，雖引起較重的症狀，但關節變形不易觸診。檢診確定頸椎病時，注意下列三個特徵：（1）斜角肌緊張呈索狀硬結；（2）術者以手指沿此索狀硬結向上觸診至橫突處，重症患者可觸及綠豆大的粒狀硬結，為橫突間肌及軟組織痙攣形成；（3）該處壓痛明顯，重按可誘發症狀。三個特徵當鈎椎關節復位後，可即行緩解或改善。X 線正位片可見椎體側擺，病程長者，可見鈎突骨質增生（變尖）。

7. 後關節滑膜嵌頓：後關節囊鬆弛者，當關節張開在某姿勢時間較久致關節內膜牽張鬆弛，突然活動關節，囊中的內膜（又稱滑膜，分泌滑液，內含豐富交感神經纖維，由脊膜返回支神經支配，痛覺十分敏感）因鬆弛而被關節咬合於關節內，稱為關節滑膜嵌頓。最常見於落枕患者，起病突然，頸部因劇痛引起反射性肌痙攣而致活動功能顯著受限，出現斜頸。觸診於發病關節處有包塊樣隆起（關節內膜受傷後，滲出水腫至關節腫脹），多呈半球形，按之劇痛，其有關頸肌緊張（保護性）。X 線側位片可見該椎間關節和椎間隙後緣增寬，密度略增高（關節炎表現）。

現將關節功能紊亂型各椎間關節錯位時常見臨床表現及觸檢診常見體徵列表如下（表 33），以便初學者作參考。此僅為臨床常見表現，還有許多特殊表現未能列入表內。骨關節損變型及軟組織損變型的定位診斷亦可參考此表，但無橫棘突偏歪（關節錯位）表現。

三、診斷

頸椎病的診斷，隨着發病機制的深入認識而有所改進，主要問題在於不能着重於骨質增生，現將其要點歸納如下：

1. 具有臨床症狀表中一項或多項症狀者；
2. 頸部活動範圍有一定障礙者；
3. 頸椎觸診，有橫突、關節突隆起，棘突有偏歪，且伴椎旁壓痛、項韌帶或與病椎相連的肌肉與骨附麗處有摩擦音、彈響音、椎旁肌硬結等病理陽性物。
4. 轉頭加力試驗、頸神經根緊張試驗、頭頸牽引或壓縮試驗的某一或多項陽性。
5. 頸椎 X 線片排除骨折、脫位、結核、腫瘤及嗜伊紅細胞肉芽腫等疾病，且有頸軸變異，椎體後緣聯線出現中斷、反張、成角、雙邊、雙突影現象；或骨質增生嚴重侵入椎管、椎間孔、橫突孔；或椎間隙變窄、椎旁韌帶鈣化。斜位片出現個別椎間孔橫徑變窄、變形；張口位出現環齒間距一寬一窄；過伸、過屈位出現椎體輕度滑脫現象（圖 113 ～ 115）。
6. 有椎動脈受累者，可作腦血流圖，椎動脈壓縮試驗或椎動脈造影。
7. 疑椎間盤突出者，可作肌電圖檢查、脊髓造影檢查或 CT 檢查。
8. 有腦和脊髓損害者，按神經科檢查以輔助診斷。
9. 有眼、耳、鼻、喉症狀者由專科鑒別診斷。

以上各項以 ① 病史、② 觸診、③ X 線診斷為主及參考各專科診斷。

表 33　頸椎間關節錯位的臨床症狀、體徵鑒別參考表

椎間關節	常見症狀	功能障礙	橫（棘）突觸診	壓痛點	① 摩擦音 ② 硬　結
枕環	前頭痛或全頭痛，頭昏或眩暈（重者可有腦神經損害症狀），枕下小肌萎縮或痙攣（搖頭），眼、鼻症狀	頭前屈或後仰受限，"落枕"、斜頸	第一頸椎橫突左右不對稱	啞門穴，醫明穴處	① 提肩胛肌（肩胛內上角處） ② 1、2 頸椎橫突後緣
環樞	前頭痛或頭頂痛，頭昏失眠，眨眼，夾肌萎縮或痙攣	頸左右轉動明顯受限，斜頸	同上 第二頸椎棘突偏歪	同上 第二棘突旁	① 同上 ② 夾肌（5、6 頸棘突旁）
C2，3	偏頭痛，後頭痛，耳大神經分佈區痛（下頜、耳內、耳周），枕部麻木，耳鳴，失聽，失眠，舌咽不適，視力模糊，心悸	頸後伸、轉頭受限。滑膜嵌頓時，頭頸強迫體位	C2，3 椎間關節突隆起、腫脹	天柱穴，醫風穴，C2，3 橫突前後，缺盆穴	① 同上 ② C2，3 橫突後側多為索狀硬結或球狀腫塊
C3，4	頸痛，肩背痛或頭昏伴噁心，頸肌緊張，前中斜角肌緊張，可出現臂叢神經刺激症狀（全手麻木）、"落枕"	頸部活動受限（後伸為主），聳肩	C3，4 關節突隆起，橫突左右偏歪	C3 橫突前後，肱二頭肌短頭處，胸大肌處	① 同上。C3，4 棘突旁 ② C3，4 橫突後側，前、中斜角肌
C4，5	沿橈神經分佈區疼痛（上臂、肘、前臂橈側、拇、食指）麻木，握力減退，手掌腫脹感，肩區沉重感，頸連肩背痛，呃逆，噁心嘔吐，血壓低或突然升高，胸痛不適，心動過緩	頸部側屈受限，急性期後伸受限，前屈時背痛	C4，5 關節突隆起，橫突偏歪	C4 橫突前後，缺盆穴，新設穴，岡上肌	① C4，5 棘突，同上 ② C4，5 橫突後側，斜角肌，岡上肌，斜角肌
C5，6 C6，7	沿橈神經或正中神經分佈區疼痛麻木，肩周痛（外、後側為主），肩背沉痛、冷感，岡上肌或肩胛各肌萎縮，持物落地	同 C4，5	關節突隆起，棘突橫突偏歪	C5，6 橫突前後側，天宗穴，岡上肌，大小圓肌，後斜角肌等	① C5，6 棘突旁，小菱形肌（肩胛岡內側沿） ② 後斜角肌，三角肌等
C7 T1，2	沿尺神經分佈區疼痛麻木，頸根部、肩背部沉重、疼痛、冷或熱感，上肢無力或尺神經支配的肌萎縮，胸悶、氣短或哮喘樣發作。霍納氏徵或雷諾氏現象	頭頸前屈受限，側屈受限，而轉動多無礙	C7、T1，2 棘突偏歪	C7、T1，2 棘突旁，橫突前後，肩井穴，天鼎穴，缺盆穴等	① C7 棘、橫突旁軟組織，菱形肌（肩胛內緣） ② 後斜角肌

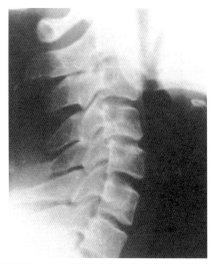

頸椎側位片：C₁ 呈仰位式錯位；椎體後緣所形成之自然弧線在 C₄﹐₅ 交界處顯示中斷，呈前後滑脫式錯位。

圖113　頸椎錯位椎體後緣聯線中斷

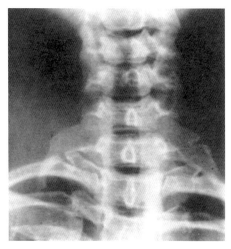

頸椎正位片：顯示 C₄﹐₅ 棘突稍向左偏，呈側擺式錯位。並可見有頸肋。

圖114　頸椎側擺式錯位

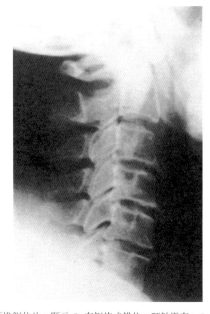

頸椎側位片：顯示 C₁ 有側旋式錯位；頸軸變直；C₃～₇ 有骨質增生；C₃﹐₄ 有雙突影。呈混合式錯位。

圖115　頸椎混合式錯位

第三節　治療

　　頸椎病的治療分為手術療法和非手術療法兩大類。大多數患者採用非手術療法，只有嚴重的脊髓受壓迫或非手術療法無效者，應考慮手術治療。

　　治療的基本原則是：① 去除、減輕使神經、血管受損害的骨性壓迫；② 消炎（無菌性炎症）、止痛；③ 治療軟組織勞損，以恢復頸椎穩定性；④ 加強鍛煉，以增強頸椎有關肌肉的肌力，恢復頸部活動功能；⑤ 強調枕頭對頸的保護作用，提倡用保健枕；⑥ 避免誘因，預防復發。

一、非手術療法──物理綜合療法

頸椎病是一種容易復發的退行性疾病。為提高療效及降低復發率，宜採用分型分期的綜合療法。物理綜合療法是選用 2～4 種療法組合進行，較重病人可同時應用中西藥物治療。

（一）分型、分期物理綜合療法，簡稱綜合療法。現將綜合療法列出（表34）：

混合型（第四型）可根據所兼各型選用主治法。

1. 分型選用綜合療法：

表 34 中的主治法，是去除頸椎病的骨性壓迫、刺激的有效療法。椎周軟組織無菌性炎症是骨關節傷害所致的滲出、出血、神經根炎症反應、關節炎症等繼發性病理變化，可選用一種輔治法理療，以促進炎症的消散、吸收。去除骨關節對神經、血管的刺激／壓迫，是治療頸椎病的首要措施，故稱主治法。只要選用準確，應用得法，不用輔治法

亦可取得療效。但是骨關節病變對其有關的神經、血管、軟組織等的傷害所致的炎症過程，加用輔治法能加速炎症吸收，使症狀迅速減輕。病情嚴重的（灼性神經痛、腦基底動脈供血不全及脊髓損害者），應同時用藥物治療。應用脫水療法能使椎間孔、椎管等處周圍水腫迅速吸收，神經根炎改善，疼痛迅速控制；應用中西藥物對症治療，有利於神經、血管損害的康復。反之不用主治法而只用藥物或輔治法理療，雖能改善或緩解症狀，但有相當多的患者極易復發，或反覆加重使病程遷延不癒。

頸椎綜合徵應重視根據三步定位診斷，以觸診及 X 線平片確定頸椎關節有否錯位（注意排除畸形、棘橫突變異。病變部必伴有壓痛和軟組織勞損變性組織，畸形者無局部壓痛及勞損），以便按病因分型選用主治法。主治法選用不當，療效差，甚或引起不良反應，常見不良反應有：

（1）$C_{1～3}$ 椎小關節旋轉式錯位的頭

表 34　分型、分期綜合療法表

型 \ 期	骨關節損變型 （第一型）	關節功能紊亂型 （第二型）	軟組織損變型 （第三型）
急性期	主治法：頭頸牽引法（1 次／1～2 日） 輔治法（選一種）：微波、紅光、磁療、游子導入、針灸療法（1 次／日）約 3～10 日。用保健枕	主治法：正骨推拿法（1 次／1～2 日） 輔治法（選一種）：紅光、磁療、蠟療、拔火罐、電興奮、超聲波（1 次／日）約 3～10 日。用保健枕	主治法：（選一種）：超聲波、陳醋電泳、音頻電、水針及推拿 輔治法：紅光、蠟療。用保健枕
恢復期	主治法：頭頸牽引法（1～2 次／週） 輔治法（選 1～2 種）：水針、紅光、游子導入 防復發：練頸保健功或太極拳	主治法：正骨推拿法（1～3 次／週） 輔治法（選 1～2 種）：水針、電針、電興奮、音頻電 防復發：練頸保健功	紅光、磁療 防復發：練頸保健功

昏頭痛患者，若不按三步定位診斷，只憑 X 線照片報告：C₅、₆ 骨質增生，誤用牽引療法，常引起牽引時或牽引後發生眩暈、噁心、嘔吐，甚至昏厥（參閱本章第二節錯位型式）。此為關節功能紊亂型，與骨質增生無關，主治法應選正骨推拿法。

（2）C₄～₇ 椎間盤變性併發旋轉、側彎等混合式錯位，單用牽引法治療，牽引時頸肌緊張難以放鬆，牽引後頸痛、上肢麻痛反而加劇。此為骨關節損變型合併關節功能紊亂型（即混合型），主治法應選牽引下正骨推拿，或正骨推拿復位後加牽引法均可。

（3）小關節錯位合併滑膜嵌頓時，關節創傷性炎症、水腫明顯，局部觸及關節腫脹如拇指大的硬結，局部劇痛，錯位及嵌頓引起頸肌痙攣緊張，難以自行放鬆（炎症性防衛性反射）。此時只宜臥位行緩慢復位的正骨推拿，將嵌頓的滑膜引出，將錯位關節復正後，採用仰臥位手牽引法為宜。若此時用坐位重力牽引，可即引起反射性頭昏、頭脹或頸痛難忍的不良反應。

（4）骨關節損變型的骨性壓迫呈椎間上下徑縱向壓迫／刺激，牽引療效確切，若用正骨推拿，雖亦可減輕，但由於手法端提不能持久，不如器械牽引力效佳，故壓迫症狀不能迅速緩解，或症狀反而加重。

（5）頸椎椎間盤突出症，可造成神經根或頸段脊髓損害，臨床症狀進行性加重，故必須及早使突出的髓核還納或移位。急性期無菌性炎症（神經根炎、關節周圍水腫、血腫），宜用脫水療法使局部滲出加速吸收；應用牽引下正骨法是有特效的，若只用牽引或單用正骨推拿（只作局部輕手法揉按是無效的）療效均不理想。以往認為只能手術治療的脊髓型患者，只要分型、辨證準確，對骨關節損變型併發關節功能紊亂型者，採用牽引下正骨推拿法能使許多患者免除手術的痛苦。斜角肌緊張者加牽引下反向運動法；牽引下正骨手法完成後，再臥位進行第三步及第四步手法。若合併上位頸椎錯位者，則於第一步手法後進行仰頭搖正法（枕環、環樞）或拚角搬按法（C₂、₃），再行牽引下正骨法。

（6）關節滑膜嵌頓：是頸椎病急診的常見患者，亦為落枕的一種常見病因。年青人好發於 C₂、₃ 後關節，中老年人好發於中下段頸椎鈎椎關節。以頸痛、斜頸、活動明顯受限為特徵。後關節發病者可於該關節捫及一球形硬結，為腫脹的後關節囊，壓痛明顯；鈎椎關節發病時，後關節無此硬結而是頸傾向健側歪，斜角肌痙攣，發病關節橫突前緣可觸及腫脹，壓痛明顯，頸椎側屈明顯受限（正骨推拿法詳見上篇第六章）。手法要領在於關節腫脹處。首先將關節張開（側臥或仰臥，利用枕頭使該關節張開），在離患處遠端的緊張肌肉處作揉法或彈撥法（誘導法）使關節滑膜嵌頓得到鬆解復位。然後進行頸椎關節功能活動，術者一手邊活動（搖頭、前屈後仰、側屈等動作）其頭頸（以枕頭作支點），另手邊揉捏（掌拿揉後頸或指揉捏有關各關節部）。此類患者常一次即可使關節復正而癒。但如已形成關節炎者，或屬頸椎病的急性發作，按病情決定須否繼續作正骨推拿治療，並加強消腫理療，選輔治法：用磁療、超聲波或紅光照射。

2. 分期選用綜合療法：

（1）急性期：是指頸椎病急性發作，病情進行性加重，或雖經多處醫治無效，症狀較重階段。此期除必須選準主治法外，治療的適量和手法的技巧也是取得療效的重要因素。一般 1 ～ 3 天內使病情得到控制。

（a）頭頸牽引法：可視病情選用快速法或緩慢法。

① 快速法：適用於頸椎病初次發作，病程短或落枕、外傷誘發；頸部腫脹疼痛較輕而上肢麻痛較重者。用超頭顱重量（16 ～ 22 公斤），5 ～ 10 分鐘 / 次。

② 緩慢法：病程長，體質虛弱；有骨質疏鬆者；頸部僵硬，腫痛明顯者，不宜用快速法。緩慢法是從較輕的牽引力約 12 ～ 16 公斤開始，漸漸適應而加重至 16 ～ 22 公斤。或按骨科常規作臥床持續牽引法，5 ～ 8 公斤開始，漸加重至 16 ～ 18 公斤，兒童酌減。

③ 快慢結合法：對重症的住院患者，快速牽引有效而不易鞏固者，可用此法。即每日或隔日作一次快速法，每日臥床持續牽引 3 ～ 8 小時，5 ～ 12 公斤，10 ～ 30 天，可使病情減少反覆。

（b）正骨推拿法（詳見上篇第六章第二節）：技巧更為重要，四步十法靈活運用。輕者可坐位進行一、二步手法即可；重症或頸痛、活動受限明顯者，應臥位進行四步手法。

第二步正骨手法要根據不同的錯位型式選用：

① 單椎某型錯位：一般只選一種正骨手法即可，但若為混合式錯位和傾、仰位錯位時，則應用 2 ～ 3 種正骨手法。

② 成組錯位：某頸肌（中、深層肌肉）的上下附着端的頸椎同時發病稱成組錯位，常見的有 $C_{1～4}$，$C_{2～5}$，$C_{3～6}$，$C_{1～5}$，$C_{2～6}$，$C_{3～7}$，$C_4 ～ T_{1、2}$ 等形式。先詢問患者症狀出現的先後，可助判斷發病的主、次。例如先出現頭痛，幾天後出現左肩沉重不適，此為上頸椎先起病，因未及時復位，頸肌緊張（頸椎失穩）而繼發性引起中下段頸椎錯位。反之，先出現肩背上肢症狀，後發展出現頭昏頭痛或眼、耳、鼻、喉症狀者，則為下位頸椎先發病，經頸肌緊張或頸姿不良而繼發上中段頸椎受累錯位。正骨推拿對此類患者應採用臥位治療，先取側臥位進行受累頸椎的復位，後以重點手法糾正發病的主要關節。

③ 多關節錯位：三段頸椎以上發病者，稱多關節錯位。從發病經過症狀出現先後分析出哪個關節先發病，因肌力失衡而發展成多關節損害的，要弄清哪些肌肉受損害，治療方向明確。

凡上下三段發病的，多為中段先起病，影響上下關節，恢復時一般上下好轉快，原發關節因病理變化明顯，成為根治時的主攻難點。要先治上位關節，以利於頭部活動或用牽引下正骨法糾正中、下位頸椎錯位，早期採用水針療法以便迅速穩定脊柱失穩狀態。

④ 多種型式錯位：是指一患者幾段頸椎間發生不同錯位型式，較常見於中年有外傷史患者。例如 $C_{5、6}$ 椎間盤變性併發前後滑脫式錯位，同時發生 $C_{2、3}$ 椎

間左右旋轉式錯位者，症狀多較複雜，無論症狀分型或病因分型都屬混合型。正骨推拿應用左右側臥位先行糾正上位頸椎左右旋轉式錯位（C$_1$～$_4$受累處），然後用牽引下正骨法糾正前後滑脫式錯位（C$_5$、$_6$）。此類患者多為到處求醫，遷延不癒的重症患者，可用快速復位法，使其症狀迅速改善，增長信心。必須讓患者懂得發病機理，以便協助改變不良姿勢，可讓他閱讀《頸椎病的防治》，及早改用頸保健枕。急性期過後，即開始水針治療軟組織勞損點及練頸保健功，始能順利治癒此類疑難患者。若只用單一方法，會成為反覆發作而致病情逐漸加重，最終手術療法亦難以奏效（多關節、多型式損害，常見於多次手術未癒者）。

⑤ 單純中下位頸椎椎間盤突出者：可坐位先行用第一步手法將頸、肩、背部軟組織充分放鬆後即作牽引下正骨推拿法，根據觸診及 X 線片的分析選用搖正法、推正法或側按法。

（2）恢復期：是指頸椎病症狀已開始減輕至可忍受程度，但症狀仍時輕時重或時好時發的階段。此期骨、關節對神經、血管等組織的壓迫、損害已減輕或緩解，主治法作為鞏固、提高療效的保證手段，每週治療次數可減少或停用；繼發性損害的神經根炎、關節炎及各受累器官的功能尚未康復，故應加強輔治法。當頸椎骨、關節對神經、血管、周圍軟組織的傷害緩解後，受傷害的組織病理變化程度不同，創傷修復機制個體差異，治療方法是否適宜等因素，對頸椎病恢復期的療效均有直接關係。因此，恢復期的首要任務是及早促使頸椎失穩的康復，盡力減少和避免病情的反覆。

① 及早開始應用水針治療頸背部軟組織勞損，是加速療效鞏固，防止病情反覆的重要措施。軟組織慢性勞損（或急性創傷後）是頸椎病的病理基礎。有外傷史者，水針應多選病椎局部受傷的軟組織（椎旁硬結、項韌帶剝離處、深層肌摩擦音的局部），硬結部選用胎盤組織液配 10% 葡萄糖液，或用強的鬆龍局部封閉等方法，以消除軟組織創傷所致的黏連、硬結。慢性勞損者應注意選準與病椎有關的中深層肌肉頸肩背部附着點有摩擦音或硬結處，摩擦音較多出現在脊椎棘突旁的多裂肌、肩胛區的提肩胛肌、大小菱形肌、項韌帶與夾肌、半棘肌的中層附麗處等，用複合維生素 B 注射液配 10% 葡萄糖液注射療效較好。由於椎間盤變性致椎周軟組織相對鬆弛而發生滑脫等錯位或椎間盤突出的椎間失穩，應採用半環形注射法（人工內固定作用）。傾、仰錯位如手法療效不理想，亦可應用水針輔助治療，在棘間狹窄處快速推注 12 毫升藥液於棘間韌帶處，使椎體受到“人工水腫”的推力而被糾正，此法常可取得顯效（詳見上篇第六章第四節）。水針的應用是牽引、正骨推拿療法所不能代替的，當經 3 ～ 5 次牽引、推拿療法，病情仍反覆者，應及早應用水針療法。

② 頸椎病最多見的症狀是疼痛，按神經分佈而出現的頭、頸、肩背及上肢的疼痛。除肌痙攣的疼痛及關節創傷後無菌性關節炎所致的疼痛外，主要是由於感覺神經（頸神經根的後根）和頸交感神經受骨關節的直接損傷引起的神經炎

症，或由於鈎椎關節、後關節錯位損傷了關節滑膜、骨膜、後縱韌帶等關節周圍組織而有滲出、水腫，血腫使椎間孔不但骨性變形刺激神經根及椎周器官（如交感節、頸動脈竇、椎動靜脈、頸前通過的神經血管等），且孔內軟組織腫脹，致加劇了神經根、脊膜返回支神經及椎體營養血管的刺激／壓迫。因此，恢復期加強輔治法的理療，能加速此病理變化的改善、痊癒，使臨床症狀迅速減輕或消除。根據病因分型不同，應考慮炎症部位的深淺，症狀的性質而選用。

肌痙攣致症狀加劇者，以熱療法（如紅光照射、蠟療、局部熱敷、艾灸等）為佳。但必須在出現肌痙攣時進行觸診檢查清楚有無頸椎錯位，如有錯位引起者，熱療作用難以持久，仍應以正骨推拿及水針治療為主才能徹底改變。觸診後關節為急性腫脹壓痛明顯者，屬創傷性關節炎。以旋磁療法、超聲波、微波等對關節炎療效確切、消腫快的療法為佳。若項韌帶撕裂傷或軟組織硬結壓痛，屬纖維織炎者，應用藥物離子導入（常用陳醋電泳法）或中頻等脈衝電療有較好療效，但與水針、電針等療法不能同時聯合應用，以免發生皮膚灼傷。以椎動脈損害為主的患者，用活血、行氣補肝腎的中藥或用改善腦血循的西藥靜滴治療，對血管損害後的康復是有其積極作用或用磁電頭部穴位治療對改善腦血循有一定療效；對植物神經功能紊亂出現內臟、五官功能障礙者，一般在頸椎病治癒時其功能將隨之逐漸恢復正常，不用加任何療法，但如受累臟器功能損害嚴重者，亦可同時加用對症治療的理療

或中西藥物治療，以加速其痊癒。例如心動過速（非心臟器質性疾病所致者），只須將錯位頸椎（常為 C_2、$3/C_6$、7 傷及頸上／頸下交感神經節）徹底治好；或不明原因的血壓高／低（常為 $C_4 \sim 6$ 錯位牽張刺激頸動脈竇所致），頸椎病治癒時，心率和血壓即可不藥而癒。但對更年期患者或病程五年以上，長期服藥者，可配合一段時間的藥物治療，採用逐步減量而停止用藥較為穩妥。

（二）預防復發：

是指頸椎病治療臨床症狀已消除的患者，應囑咐其重視預防措施（詳見上篇第八章第二節）。

要降低頸椎病的復發率，必須做好兩方面的工作：充分調動患者的積極性和較徹底地治療頸肩背部軟組織勞損。

1. 加強對患者的防治知識的指導，是調動患者積極性的必要工作，有文化的患者可閱讀《頸椎病的防治》知識書籍，在診治中對其病情反覆時一方面多鼓勵，說明頸椎病易復發的病理因素和其本次的誘發因素，使其注意從工作、生活中加強防止誘因（如枕頭不合高度、睡姿不良、超重勞動、過度疲勞、坐車瞌睡、工作桌椅高度不合、勞動姿勢不良等）；對康復快者應強調其對頸保健的重要性；對病程長，失去信心者，更要多做鼓勵和解釋工作，以便爭取患者配合好治療，強調要治癒本病，醫生工作只佔 60%，而 40% 工作要由患者配合完成（防止誘因、加強練功、接受系統化的治療），才能使頸椎病療效達到滿意的目的。

2. 無論屬哪型的頸椎病，都有軟組織勞

損，能否較有效地治療勞損，是與頸椎病復發有密切關係的。主治法無論牽引、正骨推拿只能改善或緩解骨性壓迫／刺激，但不能保證其再次復發，故以往不少醫者認為頸椎病是不能治癒的，我們的研究證明了頸肩背部軟組織勞損與頸椎病的因果關係，從恢復期加強軟組織勞損治療（尤以水針療法），頸椎病的復發率明顯下降。從我院 1710 例頸椎病的病因分型看，關節功能紊亂型 42.12％，混合型（骨關節損變型併發關節功能紊亂型或軟組織損變型併發關節功能紊亂型者）佔 36.93％，此二型合共佔 79.05％，病因均為頸椎失穩。由此可見，恢復頸椎固有的穩定性，是能有效地預防頸椎病復發。使用頸保健枕（佔每天 1/3 ～ 1/4 的時間）加強睡眠時的保護措施，早晨醒後練一套頸保健功（保健功包括 ① 自我復位；② 行氣活血，改善循環及興奮神經；③ 鍛煉脊柱有關肌力，增強脊柱連接的軟組織正常功能，使椎間穩定性康復），才能達到預防復發的目的。

50 歲以上的老人，頸椎或多或少已有退行性變存在，更應該注意預防。例如，枕頭高度是否合適，比年青人更為重要。因此，無論家居或出外或在其他情況下，都要因時、因地制宜地注意改善枕頭，力求適合自己的身材體格；天氣寒冷時要注意頸肩部的保暖，減少縮頸聳肩等不良姿勢；與別人談話、看書報和電影、電視時，要注意正面注視，不要過分扭屈頸部而誘發頸椎病。總之，無論坐、立、臥和各種活動，都要重視保持脊椎的正直，如有不良姿勢，應設法盡早糾正。

（三）頸椎病的自我治療

輕症的頸椎病有自癒傾向，加上自我治療，可以迅速痊癒。

自我治療的方法如下：

1. 起床時發現頸部僵硬不靈活，或覺頸肩部疼痛，立即平臥床上，將枕頭平墊好，認真作一次頸保健功，第三節的拿後頸，改作仰臥位進行。如時間緊，不能作全套功，亦可只作仰頭搖正法和拿後頸兩個動作。

2. 頸肩部熱敷（熱水袋或其他熱療）。

3. 側臥位（頸痛側在上），枕頭墊高 2 ～ 3 厘米，使頸受點屈曲（有利復位）將頸肌放鬆後，用同側手掌掌根部揉按頸痛處（可加些止痛藥油），按揉後再貼"消炎止痛膏"。

4. 起床後，適當地作大幅度的頸部活動，作前屈、後伸，左右轉動和左右側屈等動作 3 ～ 5 次（自動復位）。有椎間盤變性者，不作環繞轉動為宜。

5. 老年人的頸椎病，多有椎間盤變性和鈎椎關節錯位存在，自我治療中，還應加強頭頸牽引（引伸舒脊）。自身牽引力不足時，可請家人幫助進行（用手法牽引），或在家中安裝一個滑車，用 2 ～ 4 層布（或用毛巾）做成一條圓形吊帶（比衣領大，能從頭套下頸部即可），吊帶的着力點在下頜部（俗稱下巴）和枕部。吊帶在耳部引出牽引帶，連在牽引桿上，坐椅距重砣處約 1 ～ 2 步距離，使牽引力向前上方，重砣可用沙袋或鐵砣，砣重 10 ～ 15 公斤。每次 5 ～ 15 分鐘。牽引中，上體可緩慢地前後移動（參考圖 47 牽引椅）。

凡經自我治療後病情繼續加重，或治療三天仍未見效時，應及早請醫生診治。如治療後病情好轉，可繼續自我治療。

（四）疑難病例的處理方法

1. 混合型病人牽引時出現頭昏噁心怎麼辦？

如屬錯位明顯者（中上位頸椎）應先用正骨推拿糾正錯位後再牽引，如關節炎症腫痛明顯者可改用手法牽引，加強配合消腫止痛理療，待腫痛減輕後再行器械重力牽引。

2. 急性炎症期，頸部劇痛不能進行牽引或正骨常規手法時怎麼辦？

"急則治其標"，椎旁神經根區封閉、高頻電針或針刺麻醉 3 ～ 5 分鐘後，劇痛減輕時立即進行正骨推拿或牽引復位，用臥位緩慢復位手法較易成功，加強消炎止痛治療措施（藥物和理療）。有神經根水腫者應加用脫水療法。

二、手術療法

頸椎病多數可採用非手術療法得到治癒或基本治癒，但也有少數病例需採用手術療法。

（一）手術適應症：

1. 頸椎病有脊髓受壓症狀，經非手術療法無效，症狀較重或進行性加重者；

2. 頸椎病引起多次頸性眩暈、昏厥或猝倒，非手術療法無效者；

3. 頸椎病引起神經根受壓迫或神經根受刺激症狀較重，非手術療法無效者；

4. 頸椎病非手術療法有效，經系統治療三個療程以上療效不能鞏固，有反覆發作而病情加重者；

5. 頸椎骨質增生已嚴重地侵入椎管、椎間孔、橫突孔而造成嚴重壓迫者；或椎間盤突出、椎體滑脫、關節半脫位或有交鎖無法復位者；椎體前方骨質增生壓迫食道引起吞咽困難者，均應及早用手術治療（手術療法詳見上篇第七章）。

（二）術後康復期，先以靜養或配合理療、針灸療法。待手術創傷痊癒後，根據病情選用醫療體育。近年內一般不宜應用正骨推拿療法。對於術後多年，頸椎已人工融合穩固，由於保護不善或再受損傷，在其融合的上或下位頸椎再次發生頸椎錯位時，可採用正骨推拿的緩慢復位手法治療，治療方案仍應以物理綜合療法為宜。

三、典型病例

1. 徐 ×× ，男 ，50 歲。右前臂橈側麻痛三年餘，時有雙肩沉重、灼痛難忍及頭昏不適。觸診：頸椎橫突排列正常，$C_{5、6}$ 椎旁壓痛，頸神經根緊張試驗＋，轉頭加力試驗 ±，牽引試驗＋，X 線片示 C_5、6 椎間盤變性、中度變窄，$C_{5～7}$ 椎體後下緣骨質增生，以 C_5 後下緣明顯，於斜位片右側 $C_{5、6}$ 椎間孔可見侵入孔內達 1/3。診斷：頸椎病，骨關節損變型（臨床分型屬混合型）。急性期：牽引法（牽引椅）16 ～ 20 公斤，10 ～ 15 分鐘 / 次，微波治療後頸部，溫熱量，每次 15 分鐘，均為每日一次，三次後加水針半環形 C₅、6 椎周注射。隔日一次。6 次後症狀緩解，轉為恢復期治療，牽引每週 1～2 次，微波、水針如前繼續治療，治療共 20 次，覆查 X 線片，除 C₅、6 椎間隙增寬 1.0 毫米外，骨質增生無改變，臨床治癒。治療開始即改用頸保健枕，隨訪三年未再復發。

2. 張××，男，58 歲。頸椎病史 6 年，主訴：因出差落枕復發，本次發作出現雙側肩臂麻痛難忍月餘，坐臥不寧。觸診 C₅、6 呈旋轉式錯位徵（橫突偏歪 5 左、6 右，伴壓痛），X 線片示 C₅、6 椎間隙略變窄，頸軸變直，第 5、6 頸椎雙突徵。輕度骨質增生。頭頸活動左右轉頭受限，轉頭加力試驗＋，頸神經根緊張試驗＋。診斷：頸椎病混合型（C₅、6 椎間盤變性併發旋轉式錯位）。牽引下正骨推拿（搖正法），術後紅光照射 15 分鐘，一次痊癒。

3. 石××，男，37 歲。頭暈、頭痛、頸背痛，雙上肢麻木，雙下肢無力，似踩棉花感二年餘，症狀加重時，出現全身肌肉抽搐或局限性肌肉跳動，咽喉梗塞感，伴失眠、視力模糊、耳鳴、噁心、心悸及胸悶等症狀，入院經排除神經科及心血管科病變而經骨科確診為頸椎病脊髓型為主的混合型。觸診頸椎旁廣泛壓痛，橫突偏歪：C₁、2 向左後偏歪，C₅ 偏右後，C₄ 凹陷感，X 線片示：頸軸變異，C₁ 仰旋，C₂～₃ 反張，C₄、₅ 成角，C₄ 向前滑脫移位，C₄、₅ 椎體後緣輕度骨質增生。頸部僵硬活動受限，聳肩，雙手霍夫曼氏

徵＋。確診為第 4 頸椎滑脫併發多關節錯位。以牽引下正骨法為主治法的綜合療法（按多關節錯位方案治療，詳見上篇第六章），治療 4 次，頭肩背痛消除，踩棉花感明顯改善，10 次治療，全身症狀消失，步態恢復正常。覆查觸診及 X 線片，滑椎及多關節錯位已復正，除病理反射仍存在外，其他體徵已恢復正常，鞏固治療至 15 次。臨床基本治癒出院，免除了手術治療，半年後來覆檢，病理反射消失，能堅持練頸保健功和太極拳，用保健枕，頸肌肌力增強，隨訪二年無復發。

4. 朱××，男，42 歲。5 年前翻車腦震盪後，經常頭昏，頭痛，枕部麻木，雙眼易疲勞、乾澀不適，眼科檢查未發現異常，以往診斷腦震盪後遺症，有時因頭部轉動而引起眩暈、噁心及右耳道刺痛，經長期中西藥治療無效。往神經科檢查排除顱內病變。經頸椎 X 線片檢查 5～7 頸椎有輕度骨質增生，觸診頸椎橫突排列正常，5～7 頸椎旁無壓痛，枕下軟組織呈塊狀硬結如蛋大，堅實有壓痛，用力按壓可誘發頭痛，其餘檢診均為陰性，確診為軟組織損變型（臨床分型屬混合型）。經用 30% 胎盤組織液 2 毫升與 10% 葡萄糖液 6 毫升混合作硬結部注射後用軟組織鬆解推拿手法（揉捏彈撥法），每次 5 分鐘，配以超聲波局部治療，1.0 w/cm²，6 分鐘/次，隔日一次，共治療 15 次，上述症狀完全消失，枕下硬結明顯軟化，臨床治癒出院。

5. 朱××，男，56 歲。右上肢燒灼性

神經痛十餘天，入院後用杜冷丁注射亦不能止痛，通宵不能入睡，左手將右手抱起在室外步行，要求醫生將右臂截肢，十分痛苦，觸診 $C_{6、7}$ 橫突右偏後移，壓痛明顯，X 線片示 C_5 ～7 椎間隙變窄，椎體前後緣骨質增生，頸軸變直，椎體後緣聯線 $C_{5、6}$ 中斷後移。診斷頸椎病混合型（$C_{6、7}$ 椎間盤變性併發混合式錯位），因頸肩部肌肉痙攣，關節腫痛不能牽引，"急則治其標"，應用"高頻電針"在椎旁壓痛點扎毫針 2 支，通共鳴火花電流 2 分鐘，出針後頸痛即行減輕，肌痙攣緩解，即作牽引下正骨的推正法和搖正法，復位後取臥位行頸部紅光照射，病人即安靜入睡一次，灼性神經痛基本緩解，按綜合療法一個療程治癒出院，隨訪 6 年未再復發。

6. 翟 ×× ，女，36 歲。六年前因左側乳突手術，術後出現左側頭、頸、背及左上肢劇烈疼痛，病情逐漸加重，常訴頸內有一鋼針穿插咽喉，不能大聲説話，在多間醫院診治，曾診斷多發性神經根炎、神經官能症及癔病等。按癔病性偏癱來我院求治，查體：頸前屈並右傾斜，左上肢無力上舉，握力 0 ，左側上下肢肌肉鬆弛，走路易摔倒，神經科檢查排除顱內病變。經觸診發現 1 ～ 3 頸椎向左旋轉式偏移，4 ～ 6 頸椎旋轉式向右偏移。檢診：轉頭加力試驗＋，X 線片示頸軸過伸，環椎仰旋，$C_{3、4}$ 後緣聯線中斷後移半脱位。以往由於無骨質增生而排除頸椎病。確診頸椎病關節功能紊亂型（手術體位不良，術時過久致

使 C_1 ～ 4 頸椎旋轉式錯位）。正骨推拿按四步手法進行，以左、右側臥位低頭搖正法、仰臥位仰頭搖正法後用手牽引推正法，一次治療，頸內鋼針穿刺感即消失，頸部活動功能恢復正常。配以紅光照射後頸部，15 分鐘，每日 1 次，5 次後加水針治療頸部勞損點，改用保健枕，第 1 療程 20 次，上述症狀消除，左側肢體活動功能開始恢復；第二療程，加醫療體育鍛煉，左手握力由 0 增至 12 公斤，走路步態正常，基本治癒，恢復電燈燈頭加工工作，堅持練頸保健功。隨訪 15 年，偶有輕度不適亦能作自我治療而癒。至今身體健壯，堅持正常工作。

7. 何 ×× ，女，11 歲。半年前出現不自主的右側面、頸肌痙攣；抽搐時頭向右扭轉，右眼緊閉，嘴向右歪，右肩高聳，外院小兒科按小兒舞蹈病治療無效，抽搐發作日漸頻繁，來我院門診，經詢問其發病前有無外傷史，其母回憶，始注意到發病前一月左右曾於體育課從雙槓上跌下，右側頸痛三天即癒。觸診：C_1 橫突偏右，$C_{3、4}$ 橫突左側擺錯位，椎旁兩側均有壓痛。頸神經根緊張試驗右側＋，轉頭加力試驗＋，頸椎 X 線片示環椎仰位，頸軸變直，$C_{3、4}$ 聯線中斷前移位，正位片示 $C_{3、4}$ 椎體左側擺，棘突偏右。無椎間盤及骨質增生等病理改變。確診頸椎綜合徵關節功能紊亂型（外傷性），因要求堅持上學，故教會其母作頸部放鬆手法，教其本人作仰頭搖正法及側臥抬頭法（詳見附錄頸保健功）加熱敷頸部，每月來我院覆

查 1 次，每次覆查時由醫生給予正骨推拿 1 次及水針治療患椎旁損傷點。第 1 次治療後，頸肌抽搐即行控制，家中治療 1 個月後覆查時，面肌痙攣已很少發作，頸部活動已自如，觸診 $C_1 \sim 4$ 已基本恢復正常排列，但椎旁仍有壓痛；第 3 次來覆查，壓痛消除，頸關節活動功能已完全正常，覆查 X 線片頸軸及 C_1，C_3、4 均已恢復正常。治療告癒，隨訪 7 年無復發，成為青少年小鋼琴手。此例誤診誤治原因是忽視其一月前頭頸部挫傷史而未進行頸部檢查所致，面肌痙攣是由於 C_1 向右仰位錯位造成面神經的刺激症狀。C_3、4 左側擺錯位致右側 C_3、4 椎間孔變形變窄而引起右側頸肌抽搐（右側胸鎖乳突肌除副神經支配外，C_3、4 頸神經亦參與支配），我們對類似的痙攣性斜頸病例及上肢局限性癲癇症患者經其他療法治療無效者，多能檢出頸椎病損而獲治癒。

8. 馮 ×× ，男，2 歲半。半年前高熱抽搐後出現右上肢失用，走路時右肩聳起，拒絕任何人觸摸其右手，睡着後檢查其右上肢各關節活動範圍及生理反射正常，未引出病理反射。外院兒科診斷為腦炎後遺症，經針灸、理療及藥物治療無效。從廣西來我院診治，排除腦炎病史，觸診第 3、4 頸椎橫突向右後旋轉偏歪，壓痛拒按，幼兒不能配合診治，服用冬眠合劑後進行頸椎正側位 X 線片檢查，見頸軸過伸，正位片 C_4 椎體向右方側擺，即行用緩慢正骨推拿手法復正，醒後右上肢即肯活動，繼續每天作紅光照射右

頸肩部，12 分鐘 / 次，3 次治療，覆查椎小關節未再錯位，右上肢功能完全正常，治癒出院。

9. 郭 ×× ，男，54 歲。右上肢麻痛三年餘，漸次加重，在多間醫院診治，牽引時症狀可改善，但偶有頭昏反應，極易復發。頸椎側位片報告（外院）頸 5、6 椎間變窄，4 ～ 7 頸椎骨質增生。接診醫生因其無頭部症狀主訴，忽視上位頸椎檢診，定為頸椎病骨關節損變型，用牽引椅，18 公斤，牽引 5 分鐘，患者出現頭昏不適，立即停止牽引，平臥低枕位，患者面色蒼白、大汗、眩暈、胸悶，查體血壓偏低 106/65 毫米汞柱，即作點穴：人中、內關、足三里，約 5 分鐘，上述不良反應緩解。次日由本院拍頸椎正側位及左、右 $45°$ 斜位片。側位片除外院頸椎 X 線報告單情況外，示頸軸變直，環椎仰旋位，斜位片可見右側 5、6 椎間孔縱、橫徑均變窄，鈎突骨質增生向孔內侵入約 0.2 毫米；而主要是後關節錯位，上關節突移位致使椎間孔橫徑變窄至 4 毫米（其上下二椎間孔均為 6 毫米）。確診為混合型（C_5、6 椎間盤變性併發 C_1、5 旋轉式錯位）。改用正骨推拿（臥位）後再行牽引下正骨法，配以紅光照射後頸部，15 分鐘 / 次，3 次後加水針治療軟組織勞損點，改用保健枕。隔日 1 次，5 次症狀消失，加練頸保健功，鞏固治療至 20 次。覆查頸椎 X 線片除骨質增生無改變外，C_5、6 椎間隙變窄有所增寬，頸軸正常，環椎及 C_5、6 椎間孔變窄恢復正常形態，骨質增生無改

變。治療基本告癒。本例教訓是初診時，主訴雖無頸叢症狀，已訴在家牽引時偶有頭昏不適反應，觸診未仔細檢查環椎仰旋，再因只憑外院 X 線報告單，使三步定位診斷時未能及時檢出枕環關節錯位及 C_5、6 併發錯位。主治法選錯而引起不良反應。

10. 劉 ××，男，42 歲。左前臂麻痛加劇半月後發展至左下肢無力，發病前半年曾從建築架 4 米高處跌下，左肩着地，經治療腦震盪及左肩創傷已癒，但左上肢疼痛始終未痊癒。此次發病後症狀進行性加重，日間要將左臂高抬置頭上可減輕麻痛，夜間服安眠止痛藥亦難入睡，經外院排除脊髓佔位性病變，來我院診治，骨科診斷為 5、6 頸椎椎間盤突出症。查體：低頭右斜頸強迫體位，頭頸部活動受限，左上肢肌肉輕度萎縮，三角肌、岡上肌較明顯，肌力減弱，左手羅索利姆氏徵＋，頸神經根緊張試驗、頭頂下壓試驗、牽引試驗均為＋，轉頭加力試驗＋，觸診：頸軸反張，$C_4 \sim 6$ 椎旁壓痛，尤以 C_5、6 左側為甚。X 線平片示：頸軸變直，C_4、5、6 反張，以 C_5、6 椎間隙後緣增寬，C_6、7 雙突徵，按頸椎椎間盤突出（C_5、6）併發小關節錯位確診為關節功能紊亂型，以臥位正骨推拿及牽引下正骨法為主，配以超聲波頸部壓痛區治療，每天 1 次，1 次後症狀減輕，5 次後明顯改善，即加水針半環形注射及肩背部軟組織勞損點注射，改為隔日 1 次，經 20 次治療，症狀基本消除，覆查體徵均明顯改善，休息 7 天，行恢復期第二療程

治療，門診隔日一次，十次後恢復原工作，改每週 1 次，堅持每天早晨練頸保健功，用保健枕。2 個療程共 40 次，治癒後隨訪 2 年無復發。

11. 陳 ××，女，39 歲。頸肩背痛，頭昏眼脹痛四年，有外傷史，坐時要用枕頭將頸肩部頂在牆上，站立時要用手扶托枕頸部，外傷後長期不能工作。檢查頭頸活動受限，頸後肌肉，尤以右側提肩胛肌僵硬壓痛，橫突觸診：C_2、3 偏右，C_6 偏左，伴腫脹壓痛。X 線片示頸軸變直，樞椎齒突骨折已癒合，C_2、3 輕度反張椎間隙後緣增寬，C_6 雙突徵，診斷為頸椎綜合徵混合型（軟組織損變型併關節功能紊亂型）。經正骨推拿為主的綜合療法二個療程，右頸肌僵硬無改善，小關節復正後極易復發。改用軟組織鬆解手術治療。手術剝離頸椎 2 ~ 7 及胸椎 3 ~ 7 棘突旁肌肉及右側提肩胛肌，術中見肌肉呈索條狀，變硬，彈性差，取樣活檢為纖維軟骨及膠原纖維組織。術後症狀基本消失，不須用手或枕頭頂住肩頸部，可作輕工作。但在半年中又逐漸感到低頭及提肩時右肩背酸脹痛，再次入院檢查大小菱形肌及肩胛骨內上角部有壓痛，指撥動時有彈響，行第二次手術鬆解，剝離右肩胛骨內上角之提肩胛肌附着點，背闊肌及大小菱形肌。術後一年覆查已無任何症狀，恢復原工作。本例嚴重外傷致齒突骨折同時致右側頸肩背部軟組織創傷，小關節錯位，經原單位診治未及時行關節復位及軟組織理療而致病情遷延不癒，由於軟組織損傷

變性，使椎小關節錯位復正困難，故正骨推拿為主的綜合療法只有暫時改善症狀作用，經手術鬆解變性的肌肉後，使雙側頸肩背部肌力恢復平衡，術後堅持練功，用保健枕，使失穩的頸椎得以恢復而告癒。

二十年來的新進展，請參閱香港商務印書館出版的《頸椎病的防治》。

（龍層花）

第四節　肩關節周圍炎

肩關節周圍炎簡稱肩周炎，好發於 50 歲左右的老年人，故稱五十肩。因發病後即致肩關節活動障礙，又稱凍結肩。中醫稱為漏肩風。其病因尚不十分明瞭，且右肩多發，故認為與局部外傷受涼、長期慢性勞損退變有關。女比男好發。本病有自癒傾向，但亦可復發或左右交替發作，亦有雙肩同時發病者。病理變化，主要表現為肩關節周圍纖維組織增生、黏連，關節滑膜增厚，滑囊間黏連，肩周受累肌肉萎縮或痙攣，肌腱及韌帶亦可逐步變性。其發病可急性起病，但大多為隱襲發展。有外傷史的較少，多於晨間起床穿衣時發現肩部疼痛。發病初期，患肢上舉、外展及旋轉時疼痛加劇；有的只有酸沉不適或只有某一動作時不適；有的如刀割樣或撕裂樣劇痛；常於夜間加重，影響睡眠，嚴重者雙手不能自理生活。由於對本病的發病機制認識不足，治療多以對症及局部治療為主，如服止痛劑、局部封閉、局部理療等；亦有人主張麻醉下作手術鬆解或手法鬆解黏連，但療效均不甚滿意，亦有人認為本病有自癒傾向，主張除止痛外，堅持作體療鍛煉促進關節功能恢復。

一、治脊療法治療肩周炎的作用機制

目前肩周炎發病機制仍未十分明瞭，一般認為可繼發於肱二頭肌腱炎、岡上肌肌腱炎及肩峰下滑囊炎，亦有認為與感染灶、內分泌有關。我們對病情遷延不癒的部分患者，進行了臨床研究，認為是由頸胸椎錯位引起的。

根據臨床觀察有如下特點：

1. 凡無外傷史者，其發病年齡在 40 歲以上的中老年人（故稱五十肩），與脊椎退行性變發病年齡相一致；

2. 多數患者無特殊誘因而出現一側或雙側肩周某一或多處劇痛，疼痛位置多固定不變，夜間常加重或伴放射至前臂或手部疼痛，起床活動可以自行減輕。受累肌肉多見三角肌、肱二頭肌、岡上肌、大小菱形肌、大小圓肌、背闊肌及肩袖部滑囊，壓痛點多在肌腱與骨附着處或支配該肌的神經敏感點上，觸診可捫及索狀物且壓痛明顯，此組肌羣均屬 $C_{5 \sim 8}$ 神經支配。放射痛範圍亦與 $C_{5 \sim 8}$ 前支支配範圍相符。

3. 早期為痛性關節活動受限，後期多為關節長期失用而致肌腱攣縮，或發生關節滑囊炎致黏連而致關節活動受限。經半年至 1 年部分能自癒或部分殘留關節活動範圍變小，或可發生另側肩周炎過程，亦有多年不癒者。

為了弄清與脊椎病因關係，我們作頸椎觸診，對重症肩周炎患者檢查（常規治療效果不佳者），早期患者均可在 C3～7 椎旁找到壓痛點，該處可捫及橫突輕度前移或側擺式錯位，在鎖骨上窩可捫及有關斜角肌緊張呈索狀硬結。下頸上胸（少數為上位頸椎）45°斜位 X 線照片，可見患側 1 個或多個椎間孔中的鈎椎關節位移、或鈎椎關節併後關節錯位使椎間孔變形變窄（橫徑），病程較長或年齡較老的可見鈎突骨質增生。用正骨推拿（或牽引下正骨法）糾正頸椎鈎椎關節錯位，疼痛可加速緩解；改用保健枕後能改善夜間加重或發生上肢放射痛。早期患者痛性關節活動障礙可在正骨後迅速改善（晚期黏連性關節活動障礙者除外）。因此，我們初步認識到，老年性肩周炎是屬一種特殊類型的頸椎病。發病主要在鈎椎關節的前或側錯位，使脊神經根前根或前後根同時受累。一般頸椎病的關節功能紊亂型多見後關節錯位，出現頸肩臂疼痛綜合徵，並無運動障礙，而肩周炎主要特點是疼痛同時出現關節活動受限。脊神經前支在椎間孔外不遠處發出交通支，與交感神經相聯繫，並發出脊膜返回支再入椎管，支配管內骨膜、硬脊膜、硬膜外血管、後縱韌帶及關節囊等敏感組織。鈎椎關節前錯位，直接壓迫或牽張刺激而傷及脊膜返回支，引起劇烈神經性的肌肉痙攣性疼痛。若能早期診斷，及時糾正骨關節錯位，解除對神經的刺激／壓迫，肌肉痙攣緩解，肩痛即可緩解。如果錯位未及時糾正，將導致脊膜返回支損害而引起其支配的椎間孔內骨膜反應（無菌性炎症）及關節囊滲出水腫，加劇了椎間孔內水腫而繼發性加重前後根神經受壓迫而加重肩周肌痙攣性疼痛，形成惡性循環，發展成肩關節周圍炎。由於病變以椎間孔前壁為主，故運動神經纖維受損較重而使關節活動明顯受限。

二、治療方法

1. 牽引下正骨法能較易糾正鈎椎關節錯位。放鬆手法後坐在牽引椅上用 14～18 公斤作牽引，先用側搬按法，後用搖正法及斜角肌反向運動法，約 5～10 分鐘結束。去除牽引後仰臥床上作痛區手法，每日 1 次，20 次為一個療程。

   如無牽引椅，可在臥位作正骨推拿。除常規手法外，加用定點於錯位橫突前側作拐角搬按法。亦可取坐位，術者用拇指按於前移位的橫突前方，向內後方按壓，囑患者用力將頭側屈，患肩上聳，形成鉗狀力與術者手指按壓同時用力（反向運動法），1～3 次用力即可立即改善。

2. 急性期可選用止痛作用好的理療配合。高頻電針在肩周痛點治療 1～2 分鐘可即行減輕局部疼痛。與頸椎錯位有關者，頸椎壓痛區加熱療（紅光或微波均可）。

3. 急性期好轉後（疼痛減輕後），及早作醫療體育，但必須漸次增加運動量，循序漸進，不可操之過急。

4. 及早改用頸保健枕，糾正半俯臥不良姿勢及單向側臥習慣，應改為仰臥為主，左右側臥為輔，以免再次出現另側肩周炎發病。

5. 非頸椎病所致的肩周炎，仍以肩關節局部理療為主，不必加頸椎正骨推拿法。

三、典型病例

石××，男，52歲。無特殊誘因出現雙側肩痛，活動受限，經頸椎側位及雙肩關節X線片攝片，未發現異常而診斷雙側肩關節周圍炎，服中西藥物及雙肩關節經多種理療3個多月仍無效果。患者整日坐着或慢步活動，臥床疼痛加重，出現雙側上臂放射痛，刀割樣，難以忍受，只好起床慢步活動，故幾個月來用較多的安眠止痛藥均難以睡眠，雙手不能活動，生活無法自理，十分痛苦。經進一步檢查發現患者 $C_{3 \sim 6}$ 橫突前側有明顯壓痛，中、後斜角肌緊張呈索狀硬結，頸部活動左右側屈受限，轉頭及前屈後伸基本正常，X線頸椎45°斜位

片可見 $C_{3 \cdot 4}$ 椎間孔變形變窄，$C_{6 \cdot 7}$ 椎間孔變窄，鈎椎關節移位，鈎突略尖。雙側肩關節廣泛性壓痛，三角肌輕度萎縮。改用治脊療法為主，肩關節紅光照射15分鐘。牽引下正骨法1次，當晚用保健枕即可臥床睡眠，但仍痛醒多次，治脊3次後，劇痛明顯改善，雙手可以作洗面、吃飯等活動；10次後加醫療體育作肩關節功能鍛煉及水針治療頸椎旁軟組織勞損點；20次治療後，雙肩疼痛基本消除，關節活動度由前上舉30°增至65°，外展5°增至45°，後旋（後伸加內旋）拇指由原來只可觸及臀部增至能觸及 L_4 棘突。休息5天作第2個療程，檢查頸椎錯位已糾正，改以隔日牽引下作頸椎關節功能活動1次，繼用微波治療頸椎15分鐘，手法鬆解雙肩肌腱黏連硬結及作被動活動，繼續體療鍛煉。經30次治療雙側肩關節功能恢復至正常範圍，症狀完全消失。隨訪十年無復發。

（龍層花）

胸椎綜合徵，是胸段脊椎的骨、關節、椎間盤及其周圍軟組織因損傷、退行性變而導致胸段脊髓、神經根及交感神經的繼發性損害出現的臨床症候羣。由於發病胸椎不同，受累的組織不同，其臨床表現有很大的差異。以往人們認為胸椎受胸廓的保護而不易受到損害；有人從 X 線脊髓造影中觀察到不少胸椎椎間盤突出者卻很少有臨床症狀，指出這與胸椎屈伸活動度小有關。還有人指出胸廓活動性小對胸椎有良好的保護作用，認為胸椎椎間盤很少發生勞損。但實際上，胸椎綜合徵和與胸椎病因有關的疾病也是臨床上的多發病和常見病。

背痛的病因十分複雜，胸椎綜合徵患者 70% 以上有背痛（頸背或腰背痛）的症狀。英國的 Benn 及 Wood 氏報導，1969 ～ 1970 年間，英國因背痛而損失 1,300 萬以上的勞動日。我們在 12 具屍體解剖中觀察到，頸或腰段脊椎有骨質增生的，其胸段脊椎亦有明顯的骨質增生改變。我院骨科、內科及理療科的接診患者中，頸椎綜合徵和腰椎綜合徵較重的患者，多併發胸椎綜合徵。

胸椎綜合徵之所以尚未引起多數醫學者的重視和承認，原因是多方面的。首先是頸背痛或腰背痛，經按頸或腰椎病的治療，亦可使胸椎綜合徵同時緩解，一般人認為這種易於緩解的臨床症狀，歸屬於頸椎病或腰椎病症，而忽視了胸椎綜合徵。且多數醫者認為這類病症不致造成對生命的危害，故只作為一種慢性疾病而不予以重視，以致成為胸段脊椎及其周圍軟組織慢性損害及退行性變加速發展的條件；其次是人們一生中以雙手勞動，肩扛背揹，低頭彎腰的工作多，活動頻繁，常於勞累過度後，極易引起肩胛區及頸胸、腰背聯結部的軟組織發生勞損而不適，只要稍作數日的休息或治療，症狀可自行緩解，故一般患者本人亦不重視此類傷痛。在青少年時的運動致傷或外傷也是造成背部椎關節周圍軟組織損傷的原因，這些經常發生的損傷，經過短時間的治療，症狀消除即算治癒。一般醫師不重視其將給胸段脊椎造成力學失衡的嚴重後果，故極少指導患者加強脊柱力學平衡的康復鍛煉，致使許多人胸椎過早的發生退行性變而引起相應節段交感神經支配的內臟功能受損害，過早地喪失工作能力。更重要的原因，則是常規的胸椎 X 線平片檢查，還存在一些困難，其與胸腔臟器、肩胛、肋骨等的顯影重疊多，使胸椎綜合徵的診斷，缺乏足以引人重視的客觀指標是目前的最大障礙，即使最新技術如 CT 及磁震顯像等都尚未能滿足此項要求，這是一項值得進一步研究的課題。

第一節　生理病理

胸椎有 12 個，每個椎間有 6 個小關節，即後關節、肋小頭關節（或稱脊肋關節）和肋橫突關節各一對，椎體間還有椎間盤，故整段胸椎有大小關節 84 個之多。由於胸椎各關節活動度較小，都屬微動關節，而背闊肌、斜方肌支持上肢強力活動，都附麗於胸椎上，故上肢活動及腰背負重，使胸椎承受的剪性應力較強，當外傷、突然的扭轉、突然的前俯後仰或勞動（運動）姿勢不良、用力過猛，當旋轉力、伸展力或壓力超過椎間軟組織的彈性限度時，當兩組肌肉意外情況引起不協調的猛烈收縮時，極易使這些只適宜於微動的小關節發生勞損而逐漸造成活動範圍失控而錯位、半脫位或滑膜嵌頓，成為胸椎綜合徵的主要病因。

胸廓由胸骨與 12 對肋骨組成，上 7 對肋骨與胸骨構成胸肋關節，8 ～ 10 肋逐個與上一肋連接形成滑膜關節，11、12 肋游離。胸骨柄與鎖骨構成胸鎖關節。胸部的挫傷（撞擊，扭挫傷）除直接損傷胸部外，亦可通過肋骨受暴力而傳至胸椎而致損害該椎各小關節，臨床上常見的胸部外傷後遺症多屬此類損害。

胸椎的連接與頸椎相同，但其前縱韌帶、後縱韌帶及棘上韌帶均比頸段薄弱，肋小頭關節由放射韌帶連接於上下椎體及椎間盤上，使關節穩固性加強。當此組韌帶損傷後，椎間關節即失穩。

胸背部有豐厚而強大的肌羣，擔負着上肢活動及伸展脊柱的作用。據我們臨床觀察，成年人的背肌勞損發病率較高。斜方肌、背闊肌等淺層肌肉均較強大，除外傷一般勞損較少，中層肌肉如菱形肌、夾肌、半棘肌及深層的多裂肌、骶棘肌（尤以中柱的最長肌）較為薄弱，易受勞損，中深層肌肉均附着於胸椎棘突或橫突上，損傷後的肌肉附着處若創傷修復差，將形成硬結或成為纖維性變，肌力因而減弱致使胸段脊椎受自身肌力的失衡而活動變形，久之必發展成胸椎出現代償性的側彎或各型關節錯位，成為胸椎的肌性失穩。

胸椎椎間盤生理上活動度較小，椎間盤較薄且髓核多在中央，故胸椎椎間盤突出少見（嚴重外傷亦可發生）。但當老年性脊椎退行性變時，胸椎椎間盤亦發生退變，導致周圍韌帶相對鬆弛而造成失穩，尤在更年期內分泌失調，加劇退行性變，故 45 ～ 55 歲的婦女，55 ～ 65 歲的男人，此期間常出現胸背痛及胸悶氣短、心慌心悸及胃腸功能紊亂等內臟功能紊亂者，此時內臟多無明顯器質性病變。

胸椎的異常活動與外傷，都會導致或加重椎間盤及其附件的損害，出現或加劇椎體及關節的骨質增生。從生理力學觀點看，骨質增生是局部損傷的一種代償性改變，能分擔椎體的部分壓力，但骨質增生在椎間活動中（尤其異常活

動）則將刺激或壓迫椎間及其周圍的軟
組織，成為繼發性損害的起源，此種病
因引起的腰背痛在老年患者中是常見病
症，稱為肥大性脊椎炎。

　　無論是由於胸椎失穩，在誘因作用
下發生椎關節錯位使椎間孔橫徑狹窄、
壓迫或刺激；或因骨質增生的直接壓迫，
直接損害了神經根（前根中含交感節前纖
維）、脊髓（胸髓側角為交感神經低級中
樞）；或因椎關節錯位引起椎周軟組織緊
張而牽拉、扭轉、推移而引起椎旁交感
神經鏈（節）受到刺激；或由於損害導致
椎間軟組織無菌性炎症而引起神經根炎
症過程，均為胸椎綜合徵的病因。

第二節　胸椎綜合徵臨床表現

一、臨床表現

(一) 疼痛：背痛、胸痛、脅痛、腹痛、
　　上肢麻痛、肋間神經痛。
(二) 感覺異常：肩背部麻木感、冷厥感、
　　蟻行感、蟲蠕感、搔癢感、灼熱感
　　等。
(三) 運動障礙：雙下肢無力、背肌不自
　　主跳動。
(四) 活動受限：胸椎活動範圍變小，頸
　　肩部活動受限。
(五) 植物神經功能紊亂：多汗或無汗（局
　　部、半身或全身）、胸悶、心悸、
　　頭昏、失眠、胃腸功能紊亂等。
(六) 脊髓受累時出現節段性下肢癱、單
　　癱、感覺減退或感覺分離。

二、體徵

(一) 棘突觸診：椎間盤和小關節損害發
　　生錯位時出現棘突偏歪移位並椎旁
　　壓痛，無壓痛者或為先天性棘突變
　　異。錯位型式：前後滑脫式錯位，
　　棘突前凹或後凸；左右旋轉式錯
　　位，上下兩個棘突偏歪方向相反；
　　側彎側擺式錯位，棘突單個或系列
　　向左或右側偏移；傾位仰位式錯
　　位，鄰近棘突間出現變寬或變窄現
　　象，上寬下窄者為仰位，上窄下寬
　　者為傾位；混合式錯位，兼有上述
　　兩種以上錯位表現。
(二) 椎旁壓痛及軟組織緊張（硬結）：觸
　　診患椎旁一側或雙側有壓痛，這是
　　胸椎綜合徵的重要體徵，急性發作
　　時壓痛明顯，慢性患者壓痛較輕。
　　棘突間兩側的短肌（多裂肌或棘肌）
　　或背部肌肉（最長肌、菱形肌、背
　　闊肌）有緊張，形成索條狀硬結（痙
　　攣），撥動時有痛感或舒適感。
(三) 背部軟組織勞損點：患椎有關的軟
　　組織的慢性勞損（急性外傷期除外）
　　是胸椎綜合徵的發病病理基礎，多
　　有棘上韌帶剝離，觸診時於棘突間
　　有摩擦音或筋結滾動感；與患椎連
　　接的肌肉附着點（例如菱形肌的肩
　　胛內緣及最長肌起止點處）有摩擦
　　音。
(四) 脊髓損害者可出現損害平面的感
　　覺、運動障礙（詳見上篇第五章第
　　一節神經定位診斷）。
(五) 交感神經受損者，應先由有關專科
　　排除該臟器的其他疾病，原因不明

者或植物神經功能紊亂引起者，可按交感神經節段作胸椎檢查，符合胸椎綜合徵損害節段的可考慮其臟器功能障礙屬胸椎綜合徵引起的。例如頻發性室性早搏者，內科未查出心臟有器質性病變，患者第 2 ～ 5 胸椎關節有錯位表現者，應確定為胸椎綜合徵引起的心臟功能紊亂，其他內臟功能障礙按此類推。

(六) X 線平片檢查：首先排除胸椎結核、腫瘤、骨折等病變（詳見上篇第四章第三節）。胸椎綜合徵除按常規觀察椎間盤退行性變及椎體骨質增生外，其關節功能紊亂者正位片：觀察患椎錯位，主要從棘突、關節突、肋小頭關節的排列是否正常，有無偏歪、左右不對稱；椎體有無傾、仰表現（觀察椎體上下緣有無特殊增寬變窄的“雙邊”徵）。側位片可觀察椎間孔、各小關節排列。但由於肩胛骨及胸內臟的重疊而影響觀察，且目前尚缺乏明確的診斷標準。必要時應用斷層攝影、CT 或脊髓造影檢查。

(七) 化驗室檢查可有助於鑒別診斷，胸椎綜合徵化驗室檢查一般無明顯異常表現。

三、診斷

胸椎綜合徵的診斷仍按三步定位診斷要求，確定發病的節段、錯位的型式，排除手法治療的禁忌症，以便確定採用非手術療法或應用手術療法。

習慣上多分別為軟組織勞損、椎間盤突出、小關節功能紊亂及肥大性脊椎炎等病症，但我們將此類病症歸納為脊椎綜合徵，並不是否定軟組織勞損，而是軟組織勞損早期多無嚴重症狀，及至出現較頑固的症狀時，多已併發胸椎小關節功能紊亂。故我們仍按脊椎綜合徵進行病因分型，以區分致病的主要原因。

第三節　胸椎綜合徵的分型

一、骨關節損變型

多發於中老年患者，具有胸椎綜合徵症狀，病情緩慢發展，時輕時重，常於久臥久坐時加重，起床活動後漸好轉，但疲勞時又發作或加重，休息後又可改善或消除症狀。觸診患椎無棘突偏歪，患椎旁有壓痛，局部扣打有酸痛而舒適感。X 線表現患椎椎間盤變性及椎體骨質增生，無關節錯位徵。傳統稱為肥大性脊椎炎。

二、關節功能紊亂型

好發於青壯年患者，具有胸椎綜合徵症狀，病情多突然發作或時輕時重，部分患者有外傷史。觸診患椎棘突有偏歪或側彎、駝背等變形，椎旁明顯壓痛，胸椎活動受限或活動時在某一方向可誘發症狀。X 線片無椎間盤變性和骨質增生，或有此改變但與神經定位診斷不在同一節段上，平片可出現小關節排列不正常。本型患者是急性背痛和慢性背痛的常見病因。單一關節錯位引起肋間神經痛者俗稱“岔氣”。

三、軟組織損變型

好發於有嚴重軟組織損傷者，背部中、深層肌或筋膜因外傷或肌纖維織炎形成堅實的塊狀硬結，亦可引起局部神經、血管的壓迫或刺激，出現胸椎綜合徵的臨床症狀。觸診除軟組織硬結局部有壓痛且可誘發症狀外，棘突無偏歪，椎旁無壓痛，X 線片胸椎正常或骨質增生部位與神經定位診斷不相符。此型患者以往歸類於背部軟組織勞損、胸部外傷後遺症或肌纖維織炎等疾病，不屬胸椎綜合徵範疇。我們觀察本型患者雖少，但常由此引起脊柱力學失衡而發展至關節功能紊亂型或混合型。如能早期按胸椎綜合徵診治，既可及早解除患者疾苦，亦可防止發展為重症的胸椎綜合徵。

四、混合型

好發於中老年患者，病情多為突然發作，或以往有輕微不適而突然加重。骨關節損變型併發關節功能紊亂型者最多，軟組織損變型發展而併發關節功能紊亂型者為次，三型混合者較少，但往往病情較重。

第四節　胸椎綜合徵的治療

胸椎綜合徵的治療有手術療法和非手術療法。非手術療法包括正骨推拿、藥物療法、物理療法。我們認為手術療法只用於重症胸段脊髓損害的骨關節損變型或混合型患者，對軟組織損變型及關節功能紊亂型者經非手術療法無效者

亦可應用手術療法，如軟組織鬆解術或椎板切除減壓、脊椎融合等。我院是以物理綜合療法為大多數（95%以上）患者解除痛苦，並創用了治療脊椎病因導致的內臟病症的物理綜合療法，簡稱治脊療法，收效良好，方法簡便易行，可使患者避免手術痛苦，深受廣大患者的歡迎。

一、物理綜合療法

（一）主治法

1. 骨關節損變型，以牽引法為首選，無牽引床時用手法牽引——拔伸法。有骨質疏鬆者，用醫療體育中懸吊法或伸展運動及氣功等為宜。

2. 關節功能紊亂型，以正骨推拿為首選。正骨推拿必須按錯位型式而選用正骨手法（詳見上篇第六章），有骨質疏鬆者不宜用正骨手法時，最好用治脊床（圖 49）治療，有效而較安全。亦可用醫療矯形體操作為自我復位法（包括氣功中的動功功法）。

3. 軟組織損變型，根據硬結的性質選用，如外傷後形成的軟組織硬變，用水針療法配以鬆解推拿手法最有效，亦可選用音頻電療、電針療法或超聲療法等。

4. 混合型，多首選正骨推拿法和牽引療法聯合應用，或用治脊床治療，均有特效。

（二）輔治法

1. 急性期多配以局部熱療為佳，骨關節損變型者，首選短波電療法，用胸背並置法或鼓狀電極，患者範圍較小的

可用微波圓形輻射器；關節功能紊亂型可應用熱炕床療法或紅外線照射。局部腫脹、壓痛重者可選用超聲療法或磁療（動磁場較好）。

2. 恢復期：骨關節損變型及關節功能紊亂型的發病基礎均有椎周軟組織勞損，應及早應用水針療法促使椎間關節穩定性早日康復。加強背肌鍛煉既可使椎間關節功能恢復，又增強背部各組肌羣的肌力，使因肌力減弱而失穩的胸椎加速康復過程。

藥物治療此時能發揮良好效果，因骨關節對其周圍的血管、神經的機械性壓迫已消除，應用藥物治療血管的損害和促使神經功能的恢復是會大大加速疾病的康復過程，尤其對內臟功能障礙的患者，即使以往未按脊椎綜合徵治療前應用對症而無效的藥物，此時再度應用，往往可收到滿意的效果，能使受累臟器功能恢復正常。因此，我們常於急性期以治脊療法為主，恢復期採用治脊療法加藥物療法的內外兼治法取得更好的療效（藥物治療參閱有關專科著作）。其餘可參考頸椎綜合徵的治療。

二、手術療法（詳見上篇第七章）

第五節　胸椎綜合徵的預防

除上篇有關脊椎綜合徵的預防方法外，胸段脊椎慢性勞損與日常生活姿勢關係特別密切，必須強調如下幾點：

一、保持正確的工作姿勢

日常以坐為主的工作姿勢，應注意坐姿保持胸椎的正直（生理性背弓自然），盡可能避免一側肩部高，一側肩部低，或側彎和扭轉的不良姿勢。

在騎車時（自行車、摩托車）姿勢亦很重要，由於行車時的顛簸，常見人們因人高車矮，致使上體前傾，雙肩向後高聳，久之易損傷上段胸椎而發生前後滑脫式錯位。

須作特殊姿勢的重體力勞動人員，如礦工、車工、搬運工、司機及放射科技術員等人羣易發生消化性潰瘍或胃腸功能紊亂，我們觀察勞損發生在 T5 ～ 10 者最多，可見背闊肌的強力收縮而勞損和胸椎側屈性勞動造成椎關節錯位而損害 5 ～ 10 胸交感神經有關。我們認為這類勞損的預防，主要是加強脊柱的平衡性保健功的鍛煉。

二、保持良好的睡眠姿勢

睡眠姿勢對胸椎保健也十分重要，雙肩及雙髖是人體橫徑最大的部位，故仰臥時胸椎保持正直姿勢，側臥時出現側屈，有人喜側臥且偏右睡為主（或偏左臥為主），均易使胸椎某幾節發生勞損而形成側彎側擺式錯位（習慣性錯位）；喜半仰臥或半俯臥的人，其胸椎易發生左右旋轉式錯位。治療時如不糾正此過分偏歪的不良睡姿習慣，胸椎失穩就難以徹底治癒。

三、體育運動時的注意事項

　　球類運動是一種鍛煉身體的好的運動，但球類運動多以單臂運動為主（足球例外），作者觀察過網球和籃球運動員，勞損發生在菱形肌及上胸椎者多，其中用右臂者胸椎向右偏歪而用左臂者上胸椎出現左側彎，更說明劇烈的揮臂運動對上胸椎發生勞損及錯位是有直接關係的。故作者對胸椎綜合徵患者的全身性鍛煉主張青壯年人以跑步、游泳為主，老年人以太極拳、郭林新氣功或站樁功為宜。對職業運動員主要強調運動前認真作好準備運動，運動後應注意選幾個平衡姿式鍛煉，對胸椎有良好的保健作用，對延長職業運動員的工作期限是會有幫助的。

　　二十年來的新進展，請參閱本書下篇第四章"脊椎病因相關的病症"。

（龍層花）

第三章

腰椎
綜合徵

　　腰椎綜合徵又稱腰椎病。是指腰椎骨、關節、椎間盤及其周圍軟組織發生損傷、退行性變引起腰椎後關節錯位（功能紊亂）、腰椎間盤突出或腰椎骨質增生，直接或間接地對神經根、脊髓（馬尾）及交感、副交感神經的壓迫、刺激而造成繼發性損害而引起的臨床症候羣。

　　本章主要敍述腰椎綜合徵中常見的肥大性脊椎炎、腰椎後關節錯位、腰椎滑脫症、骶髂關節勞損、腰椎間盤突出症及腰部軟組織損傷等疾病的治療。

第一節　肥大性腰椎炎

　　肥大性腰椎炎，又稱增殖性腰椎炎、退行性腰椎關節病，屬老年常見病之一。脊椎骨質增生是一種老年退行性變的生理過程，早期多無自我症狀，此時 X 線片上可顯示椎體及小關節邊緣骨質增生成唇狀突起，其發生率與年齡成正比（我院 100 例正常人頸椎 X 線片分析亦證明頸椎骨質增生與年齡成正比）。多發於 45 歲以上的人羣，為中、老年人腰痠背痛的常見病因之一。骨質增生可發生在脊椎各段，但腰椎段好發於 L4、5。一般認為脊椎退行性變與急性損傷、慢性勞損及椎體負重有關，亦有認為與遺傳及內分泌有關。工作或生活中姿勢不良及腰部受涼易於誘發。按脊椎病因分型屬骨關節損變型。

　　以往認為肥大性腰椎炎與頸椎病一樣，X 線片所顯示的結果和臨床症狀並不一致，即 X 線片上顯示骨質增生很明顯，而臨床症狀卻很輕，甚至完全無症狀；反之，臨床症狀很嚴重，X 線片卻顯示骨質增生很輕微。我們為此以頸椎為研究重點，證明此種不一致原因是以往把脊椎退變使椎間失穩而致椎間關節錯位的發病，與肥大性脊椎炎相混淆。我們從以往診斷為肥大性腰椎炎的患者中，觀察到大部分應確診為腰椎後關節功能紊亂症。這兩種疾病既是獨立的又是可以互為因果，是在有椎間盤退變的基礎上，因失穩反覆錯位損傷，是骨質增生進行性加重的原因之一；反之骨質增生的局部發生錯位，其錯位程度雖輕而臨床症狀常較重。因此肥大性腰椎炎患者易患腰椎後關節功能紊亂症。臨床上注意鑒別診斷，可提高治療效果。（分型鑒別，請參閱下篇第一章頸

椎病中的表 34)

一、診斷要點

(一) 起病緩慢，有腰背疼痛，下肢緊張感，易疲勞，有時出現坐骨神經痛。

(二) 早晨起床時腰背僵硬，痛亦明顯，稍活動後減輕，但勞累後又加重。

(三) 大部分腰椎活動受限，尤其彎腰時腰痛加重。部分腰椎棘突輕叩擊患者感到舒服，中等用力時才有叩擊痛。觸診腰椎棘突無偏歪。

(四) 增生嚴重者椎管和椎間孔狹窄，可有馬尾或神經根刺激症狀，如下肢麻痛、間歇跛行等。

(五) X 線檢查：正側位均可見腰椎椎體或小關節面骨質增生呈唇狀或鳥嘴狀改變，嚴重者相互融合成骨橋。椎間隙有不同程度狹窄，常可見腰椎前後縱韌帶鈣化現象。MRI 或 CT 檢查：多併發椎間盤膨出和韌帶鈣化。

(六) 肌電圖檢查：可輔助診斷有無神經根受壓及定位。

二、物理治療

肥大性腰椎炎，急性發作時需要臥床休息，若只應用一般消炎、止痛劑及止痛膏敷貼等藥物治療效果欠佳。如採用各種物理綜合治療則可改善症狀，常用的方法有：

(一) 微波電療法，每日或隔日 1 次，10 ～ 12 次為 1 個療程。直流電陳醋導入治療，每日 1 次，10 次為 1 個療程。也可用短波或超短波治療。

(二) 推拿手法和水針局部注射綜合治療：採用一般揉、㨑、按、推手法治療，使腰部肌肉放鬆後，用 5 ～ 10％葡萄糖注射液 10 ～ 20 毫升加入維生素 B_1 注射液或複方維生素 B 注射液 1 支 2 毫升在腰椎旁痛點注射，隔日 1 次，10 次為 1 個療程。

(三) 腰部醫療體育鍛煉，是加強和鞏固其他治療的有效方法。採取各種醫療體操活動，主要以腰背部伸展活動，增強腰背部的肌力和對骨質增生的適應能力，減少疼痛，增強活動，恢復和維持正常腰部活動功能。腰背肌鍛煉要長期堅持進行，才能逐漸取得效果。每晨起床前練腰保健功，有良好的預防復發和治療作用。

其他物理治療方法，如拔火罐、針灸、針挑、磁療等，也有一定療效。

三、手術治療

骨質增生嚴重進入椎管而造成椎管狹窄者，應按椎管狹窄症處理，必要時行手術治療 (詳見上篇第七章)。

第二節　腰椎後關節錯位

腰椎後關節錯位又稱後關節功能紊亂。是常見的腰痛或腰腿痛病因之一。按脊椎病因分型屬關節功能紊亂型。過去常被誤為 "腰肌勞損"，採用一般理療或封閉可使症狀減輕，但由於後關節未得到復位，所以療效欠佳。採用正骨推拿手法，可取得較好效果。

一、病因病理

腰椎急性扭挫傷或慢性勞損是本症的主要病因，老年性脊椎退行性變（椎間盤變性和椎周軟組織變性）導致的椎間失穩則是老年人的常見病因。

腰段脊柱在軀幹中是負重最大的，腰椎後關節呈矢狀面，周圍包以薄而緊的關節囊，活動時除受關節面的方向限制外，還受椎周各韌帶的牽制，當負重、彎腰、扭轉等動作不協調或超重時，使後關節超正常範圍活動，就會損傷關節囊及椎周韌帶。這種急性腰扭傷多見於青壯年作重體力勞動時因姿勢不正確而引起。此時，關節錯位與軟組織損傷是同時發生的。由於創傷而出現急性腰痛或腰腿痛過程。

也有不少無明顯外傷史的，由於腰部棘上韌帶、多裂肌、腰方肌或骶棘肌等軟組織慢性勞損，使腰椎關節承受不正常的作用力，久之，繼發性損害關節囊、椎間韌帶而導致腰椎關節失穩，當彎腰過久或扭轉腰部用力時，引起腰椎關節錯位而突然出現劇烈腰痛。這病多有反覆發作，時發時癒的病史。

腰椎後關節錯位，輕的由於關節囊的損傷、關節無菌性炎症過程，只有局限性腰椎旁疼痛和壓痛，此時可通過臥床、腰部運動或一般熱敷、敷貼止痛膏等而迅速自癒。如果錯位較大，導致周圍軟組織損傷較重，創傷性滲出，使周圍組織水腫甚至血腫，椎間孔變窄，壓迫或刺激周圍神經和植物神經，引起神經根炎，就可能引起一系列複雜的綜合症狀。除腰肌痙攣而出現的腰痛外，還會沿神經分佈區出現腹痛、下肢麻痛、下肢冷厥感或燒灼感，有些還導致腸痙攣、腸功能紊亂（腹瀉或便秘）或引起痛經等疾病。

腰椎後關節錯位後如不及時治療，可因脊柱力學的損害而引起椎間盤的繼發性損害，成為腰椎間盤突出症的發病原因（無外傷史的腰椎間盤突出症）。

二、臨床症狀及體徵

（一）腰痛：一側或雙側腰椎棘突旁或棘突間疼痛，常常因不慎彎腰或側身取物引起，急性發作時整個腰肌僵硬，有時夜間睡眠時翻身發作疼痛而不能轉動，有時沿腰椎旁向一側臀部放射。

（二）板狀腰：腰弓前突消失（又稱板狀腰、平腰），活動受限，特別前屈、後伸，不慎活動時都有觸電感，酸軟乏力，甚至跪跌落地。

（三）觸診：腰椎棘突偏歪（有左、右旋轉式、前後滑脫式、側彎側擺式、傾位仰位式和混合式 5 種錯位），棘上韌帶有摩擦音及壓痛，椎旁軟組織有硬結或條索狀物，腰肌緊張痙攣，壓痛明顯。

（四）X 線照片：側位片可見腰軸變直或側彎，椎間孔變窄，上關節突進入椎間孔 1/3 以上，出現雙邊、雙突、雙凹徵或腰椎滑脫，正位片可見腰段脊椎側彎，小關節間隙左右不對稱等變異，亦可有骨質增生及先天性畸形現象。

三、診斷及鑒別診斷

（一）診斷

1. 腰痛，往往突然引起，有腰部扭挫傷和慢性腰痛史，亦常有下肢放射性痛。
2. 板狀腰，腰椎前凸生理彎曲消失，腰肌緊張（一側或雙側）壓痛。
3. 棘突偏歪，椎旁有明顯壓痛點，棘上韌帶有摩擦音伴壓痛。
4. 直腿抬高試驗和頸靜脈壓迫試驗陰性，拾物試驗陽性。
5. X 線照片，排除骨折、脫位、結核和腫痛，並有小關節錯位現象（見體徵）。必要時加 CT 或 MRI 檢查，排除腰椎間盤突出症。
6. 排除內臟疾病等其他原因引起的腰痛。

（二）鑒別診斷

1. 腰肌勞損，症狀類似，壓痛點多在腰肌肌腹，檢診時無小關節錯位體徵，慢性腰痛與勞動時加重，休息時好轉，熱療效果較好。
2. 腰椎間盤突出症，症狀一般較重、複雜、咳嗽、打噴嚏、頸靜脈壓迫試驗及直腿抬高試驗陽性，病程較長者，患肢肌肉萎縮，拇趾背伸力減弱等。
3. 腰椎骨折、結核、腫瘤，應根據病史、臨床化驗、X 線片、CT、MRI 檢查作出鑒別。

四、治療

腰椎後關節錯位的治療，分為非手術療法及手術療法兩大類。手術療法適用於非手術療法無效的患者，例如由於腰部軟組織（腰肌、筋膜、韌帶）因創傷致攣縮使腰椎力學失衡而發生關節錯位，經正骨推拿復位不能鞏固者，應行軟組織鬆解術（詳見上篇第七章）。臨床上絕大部分患者應用物理綜合療法，療效良好。

物理綜合療法的治療原則與頸胸椎綜合徵相同，糾正關節錯位是取得療效的關鍵，而治療軟組織勞損，是根治本症的重要措施，因此應用物理綜合療法要比單項理療效果明顯提高。

（一）正骨推拿法：按病情輕、重、緩、急選用手法。四步手法用於重症及慢性患者；輕症用一、二步手法即可；急重患者手法第一步宜輕，第二步先用緩慢復位法後再用快速復位法，可減少手法的不良反應（疼痛加劇）；慢性重症患者應加強第三步及第四步手法（詳見上篇第六章第二節）。

（二）牽引療法：用於因椎間盤變性併發腰後關節錯位、前後滑脫式錯位、傾位仰位式錯位及混合式錯位者。先作正骨推拿後加牽引，可提高療效（詳見上篇第六章第一節）。或用治脊床牽引、正骨推拿同時進行。

（三）熱療和電療法：常時局部熱療法。腰肌痙攣者於手法前或牽引同時進行。腰肌軟弱者，熱療可在手法後進行，以減輕手法的疼痛反應；有腰椎退行性變的老年患者，可選用較深透的熱療，如微波、短波電療等；急性扭傷發病者，手法後選用動磁療法或中頻電療法，有良好的解痙及消炎止痛作用。

(四) 水針療法：對反覆發作的患者，於急性期過後，及早應用水針療法治療軟組織勞損，能促使腰椎失穩得到康復（詳見上篇第六章第四節）。

(五) 醫療體育：當腰椎後關節錯位已基本復正後（活動受限基本解除後），即可開始作腰椎矯形運動及腰背肌鍛煉。康復後仍應堅持腰保健功的鍛煉（詳見上篇第六章第五節）。

(六) 藥物治療：急性期可選用一種解痙、止痛類藥物治療，重症患者可用脫水療法；恢復期可對症選用舒筋、活血、補腎的中藥方作全身性調理，對恢復腰椎穩定性有一定作用。

輕症患者只要 1 次正骨推拿復位不復發亦不必用綜合療法；一般患者只需正骨推拿、熱療及水針療法綜合治療即可；重症和慢性較難康復者，應採用全套綜合療法；有嚴重外傷史或青少年起病已形成脊柱側彎變形的患者，應有計劃地分療程作出治療方案，可連續 2 ～ 3 個療程（每個療程 20 次，休息 7 ～ 10 天作第 2 療程），學生可利用寒暑假期，每年作 2 個療程，至完全恢復正常為止，非治療期間應堅持脊柱側彎的矯正體操鍛煉。

五、典型病例

朱 ×× ，女，37 歲。因彎腰抬重物不慎扭傷腰部已 1 天，主訴腰及右臀部及大腿後側疼痛（在膝關節以上），不能彎腰，觸診第 2 腰椎棘突偏右，右側椎旁可摸到隆起物（痙攣肥硬結），壓痛明顯，腰肌板硬，直腿抬高試驗陰性，彎腰兩手指尖距地 49 厘米。X 線片腰部無異常發現。診斷：L2、3 椎間後關節錯位。治療先用熱敷腰部 20 分鐘，推拿放鬆腰部肌肉後，進行坐式脊柱旋轉復位法。經 4 次治療，上述症狀體徵完全消失，臨床痊癒。隨訪 4 年未見復發，恢復正常工作。

蕭 ×× ，女，18 歲。急診用擔架車推到理療科推拿室。

主訴：下床時從雙層床的上鋪跳下，自己聽到腰部咔嗒一聲，即時感覺很痛，活動受限。經檢查，3、4 腰椎兩旁壓痛明顯，確診是急性 3、4 腰椎小關節錯位。

治療：按腰椎後關節錯位，作正骨推拿手法，糾正腰椎關節錯位。因為病人疼痛厲害不能搬動，在擔架上做手法，用掌揉法、振法緩解腰肌痙攣後，改以正骨手法：按腰搬腿法為主，再以痛區手法舒緩腰腿痛部。一次治療後，病人即能自行活動、翻身下地了，臨床症狀完全消失，活動恢復正常。

第三節　腰椎滑脫症

先天性或後天性因素引起的腰椎峽部不連，使椎板、下關節突與椎弓根之間，只以纖維組織相連，骨質連續性中斷，稱為峽部不連或峽部裂。當這些纖維組織尚堅固，使椎體正常活動時，無症狀出現，但如果由於外傷、慢性勞損（負重、扭轉用力不當），致使峽部不連之椎體向前移位，稱為腰椎滑脫症。多發生於第 4 或第 5 腰椎，稱為腰椎滑脫症。

一、診斷要點

（一）除反覆出現慢性腰痛外，腰部變短，肋緣與髂骨嵴間距離接近，雙腿發脹，尤其腰部旋轉時雙腿疼痛，行走無力，甚至不能站立。

（二）滑脫嚴重者，腰部前凸後凹增加，腰骶部棘突有壓痛，向左右推動棘突有異常活動，有時在腹部可摸到前移的椎體。患者腰部缺乏支撐力，常用雙手叉腰減輕疼痛，行走困難或間歇性跛行。

（三）X 線檢查：

1. 腰椎生理前凸增大，可見腰椎峽部崩裂的各種 X 線徵象。

2. X 線側位片：自棘突至椎體前緣聯線之距離，滑脫椎體較相鄰的上位椎體為長。

3. 第 1 骶椎水平線之垂直線由骶椎前緣向上延長，正常時不通過第 5 腰椎，滑脫時則通過。

4. 根據滑脫程度分為四度：將骶椎分為四等份，滑脫 1/4 為 1 度，2/4 為 2 度，3/4 為 3 度，超過 3/4 者為 4 度。

二、物理綜合療法

　　腰椎滑脫症，除符合手術適應症必須進行手術固定者外，一般早期多採用非手術療法。物理綜合治療目的在於促進滑脫椎體復位，減少對神經的壓迫，增強腰肌的肌力以增強腰部穩定性，改善症狀。2 度以下，療效能鞏固者，可免除手術治療。2 度以上重症滑脫者亦可在取得較滿意的治療效果後再用手術治療，使峽部不連得以固定而達到根治目的，對手術的遠期療效得以提高。

（一）正骨推拿及牽引療法：

1. 放鬆手法：用揉、撥手法將下腰部、臀部肌肉放鬆，解除肌肉緊張、僵硬，為復位手法做準備。點按腰部有關穴位如腎俞、命門、八髎穴、環跳、委中、承山穴等，有鎮痛作用，並可進一步使肌肉鬆弛。

2. 正骨手法：根據病情而定，常用俯臥腰部間接分壓法、抱膝滾動法和牽抖兜肚法，促使滑脫的椎體復位。

3. 用輕揉手法結束，推拿中注意避免腰部後伸、扭轉等手法，推拿結束後必須使用彈性腰圍固定。

　　推拿手法一般每週 2 ～ 3 次，10 ～ 20 次為一個療程。

（二）選用一種熱療法作為輔助療法（參閱腰後關節功能紊亂節）。

（三）醫療體育治療。方法與一般腰痛鍛煉相反，主要作前屈或仰臥抬腿運動，目的是加強腹肌的肌力，放鬆腰背肌肉，要避免腰部過伸和左右扭轉動作。醫療體育需要長期堅持進行，有防止椎體再度滑脫的作用。

三、典型病例

　　周 ×× ，女，32 歲。下腰痛及雙下肢麻木疼痛反覆發作 7 年餘，加重半年，出現跛行、不能久坐、雙下肢無力、麻痛難忍，觸診第 5 腰椎凹陷並棘突向右偏歪，明顯壓痛及放射性痛，臀部觸覺減退。X 線片示第 5 腰椎峽部不連，向前滑脫 2 度。用物理綜合療法治療，正骨推拿以牽抖兜肚法和側臥搬按法為主，配合短波透熱及水針療法 20 次，腰椎滑脫減輕至 1 度左右，行手術治療作脊椎融合術。經半年臥床及逐步作康復期鍛煉，症狀及體徵消除，恢復原體力勞動工作，隨訪 22 年無復發。

第四節　腰椎間盤突出症

腰椎間盤突出症，又稱腰椎髓核脫出症。是常見病，多發病於青壯年。本症係腰椎間盤發生外傷或退變等原因引起纖維環部分或全部破裂，連同髓核一併向外突出、脫出，壓迫神經根或脊髓，引起一系列神經症狀，一側或雙側腰腿串痛，十分痛苦，本症如不及時治療，往往長期影響生活和勞動，近年來應用物理綜合療法，取得較滿意效果。

一、病因病理

本症發生原因，主要是腰部的急性外傷或慢性勞損，使腰椎間盤纖維環破裂而致髓核突出，嚴重的破碎而脫出，直接壓迫或因損傷出血、滲出而損害神經根或脊髓而發病。40 歲以上的人，許多已有較明顯的腰椎間盤變性，但無外傷誘因，髓核未發生突出，可完全無症狀；一旦受傷，其中一個髓核輕微加重突出，即可突然引起劇烈腰腿痛發作。

若纖維環裂縫較大，可發生較大的突出和纖維環碎片的脫落移位。突出物直接壓在神經根或脊髓，或因局部出血、水腫甚至無菌性炎症黏連等而引起一系列神經根及局部組織疼痛、緊張、功能障礙的症狀和體徵。突出物多發生在一側，亦有發生在中央而引起雙側腰腿痛（詳見上篇第三章）。

本症發病常見年齡在 20～40 歲，男性比女性多。20 歲以前和年齡較大、不作重體力勞動者發病率就少。發病部位以 L4、5，L5S1 較多，腰椎 1～3 椎間盤發病較少，發作時稱高位腰椎間盤突出症。

二、臨床主要症狀

(一) 腰背部疼痛：多數開始腰部扭閃後突然出現，下背部比較明顯，有的經臥床休息後可逐漸減輕或消失。

(二) 下肢放射性疼痛（又稱腰腿串痛）：很多患者腰背疼痛消失後，有一個時期無症狀期，但是恢復工作後感到一側下肢放射性疼痛，從臀部開始逐漸擴展到大腿後側，小腿後側或外側，有的發展到足背、足跟、足蹠部等，咳嗽、噴嚏或大便用力時均加重其疼痛。少數人顯示兩側下肢放射疼痛，個別病例為單純腰痛或腿痛。

(三) 下肢麻木感：尤其病情較長者，多有主訴的麻木區，局限於小腿外側、足背、足跟或足蹠。

以上症狀早期通過物理綜合療法可獲滿意效果。但有的再經外傷或工作較勞累或受涼，上述症狀又可復發，有的反覆出現可達數次甚至十餘次，10 ～ 20 餘年之久。症狀逐漸隨之加重，則應及早改用手術治療。

三、主要體徵

(一) 腰脊柱側彎：有的資料統計 80 ～ 90％顯示功能性側彎，凸側多向痛側。亦有少數例向對側，這是髓核突出在神經根腋部時脊柱向健側歪，突出在神經根肩部時脊柱向患側歪。也有少數病例的側彎時左時右 (中央型突出者較多)。腰脊柱生理前凸減小或消失，平腰，甚至腰向後弓反張。

(二) 脊柱活動受限：多數後伸受限，有些前屈、側彎也受限，其活動受限的方向大小和突出物的病理改變與神經根的受壓的關係起決定的作用。

(三) 腰旁有明顯壓痛點：讓患者坐位或俯臥位，盡可能使肌肉放鬆，先從上而下檢查棘突按壓，後按壓脊柱兩旁，患者不但感到突出椎旁有明顯壓痛，而且向下肢放射。中央型腰椎間盤突出症，按壓時多向兩下肢放射。腰部壓痛點對確定診斷和定位有極其重要意義。

(四) 直腿抬高試驗陽性：患者仰臥位，兩膝伸直，徐徐抬起患腿，引起腿痛及腳背伸時疼痛加重者為陽性。一般地說單純抬高高度受限，而無神經放射疼痛不能屬於陽性，如兩側抬高均受限亦有放射性疼痛者可

考慮為中央型突出。趾背伸試驗陽性，頸靜脈壓迫試驗陽性。

(五) 患側腱反射異常、肌萎縮等。

(六) X 線片檢查：

正位片：顯示脊柱側凸，有病的椎間隙兩側的寬窄多不相等，而其加寬之處又相當於側凸的頂點。

側位片：腰前凸減小或消失，纖維環破裂的間隙有時變窄，有時前窄後寬。

斜位片：有病間隙左右寬窄不等，多數病例間隙變窄，而且前窄後寬。反之，健側的間隙加寬，而且是前寬後窄。有病間隙的關節間隙多半加寬。

(七) 其他：電診斷與肌電圖檢查，有助於確定診斷和定位診斷。必要時用 CT 檢查或脊髓造影確診。

四、診斷及鑒別診斷

(一) 診斷，主要根據好發年齡、有外傷史、主要症狀、體徵及 X 線照件、CT、 MRI 檢查確診。典型的腰椎間盤突出症診斷不難。非典型的要注意觀察，可邊治療邊觀察。

(二) 鑒別診斷

1. 腰腿部的軟組織損傷：如腰腿部同時有扭、挫傷可以出現腰痛和腿痛，但兩者沒有串痛 (即不屬神經放射性痛)，疼痛或壓痛部位多在傷處和肌肉處。咳嗽、打噴嚏無加重表現。

2. 梨狀肌損傷綜合徵：該症腰部無症狀和體徵，疼痛及壓痛在梨狀肌表面投影範圍內。做梨狀肌緊張試驗檢查為

陽性反應。

3. 坐骨神經炎：本病常由風濕痛、受涼等因素而致坐骨神經發炎，而無外傷勞損史，夜間加重，活動和臥床休息後疼痛無變化，腰椎檢查無陽性體徵。

4. 腰骶椎體變異：如腰椎骶化、骶椎腰化、腰椎峽部不連。

五、治療

腰椎間盤突出症的治療分為手術療法及非手術療法兩大類。重症患者或非手術療法無效患者，應及早採用手術療法。絕大多數患者應用物理綜合療法可取得滿意療效，我院不少腰椎間盤突出症經物理綜合療法治癒後，加強預防復發措施，隨訪 10 ～ 30 年無復發。本節重點介紹物理綜合療法（手術療法見上篇第七章）。

（一）物理綜合療法：

物理綜合療法的基本治則是促使腰椎間盤突出部能還納，受壓的神經根移位，或突出的椎間盤破碎以去除對神經根、脊髓的壓迫、損害；加速神經根及椎間盤周圍的無菌性炎症的吸收消散，使神經痛得到減輕或消除；恢復腰椎及下肢的活動功能，防止復發。

1. 牽引及正骨推拿法：腰椎間盤突出症的非手術治療，首先要分析椎間盤突出有無併發腰後關節錯位，有錯位者應先用正骨推拿糾正後關節錯位，再用牽引床作超體重牽引；若無明顯錯位或錯位輕微，則用重力牽引，牽引後加腰腿部一般推拿手法即可（牽引療法及腰椎正骨推拿法詳見上篇第六

章）。

正骨推拿分四步進行。第一步放鬆手法，第二步正骨手法，第三步強壯手法，第四步痛區手法。技術重點在第二步手法，第二步常規程序以① 搖腿揉腰法使後關節沿軸心轉動，初步糾正其排列偏歪（旋轉式錯位），屬緩慢復位法，患者易於接受。② 側臥搬按法是加強搖腿揉腰法對旋轉式錯位的矯正，屬快速復位法。在緩慢復位法後應用，此時即使較重症的患者亦可接受而使後關節復位。③ 牽抖衝壓法是快速復位法，對有腰弓反張或單椎後凸併側擺式錯位者最適用，用力適當，還可促使髓核還納。④ 雙手重疊衝壓法或間接分壓法是加強和補充牽抖衝壓法的作用，分壓法用於腰軸成角（椎體傾仰式錯位者）。⑤ 俯臥按腰搬腿法或抱膝滾動法要有分析地選用。腰椎後移為主，用俯臥按腰搬腿法；腰椎成角或向前移位為主者，用抱膝滾動法。⑥ 牽引床作重力牽引，無機械設備時，由助手二人在治療床上作俯臥式或仰臥式手法牽引。根據病情每日 1 次或隔日 1 次，20 次為 1 療程。

此外坐式旋轉復位法或揹揯法均可治癒部分患者，手法簡便。總之復位是取得療效的關鍵，必須認真進行。但要取得良好療效，應強調三步定位診斷及分析是否合併後關節錯位，錯位型式要診斷準確，才能取得滿意的療效。牽引後症狀加重者，多合併後關節錯位，注意選用正骨推拿手法，手法應簡化，但是常因錯位或嵌頓而

難以復位而須按四步手法進行。

第二套四步正骨復位手法

（1）放鬆手法：患者俯臥位，以揉、撥、按手法將患部軟組織充分放鬆。

（2）正骨復位四步手法：

① 伸腰手法，患者俯臥於牽引床上，胸部用固定帶固定，兩踝關節綁上牽引繩，置於滑輪上，放 50 ～ 100 公斤重量牽引持續半小時（牽引重量視患者病情及體質強弱而定），牽引同時可熱敷腰部，以使腰肌鬆弛，將腰椎間隙拉開。

② 腰部痛點按壓法：術者用肘部尺骨鷹嘴突在椎旁痛點按壓，由輕到重，反覆多次。

③ 腰前彎手法：患者坐在牽引床上，兩腿平伸，雙手盡力摸向足背。術者站在患者背後，雙手扶住患者雙肩或腰部，幫助患者做腰前屈動作，反覆 10 次，休息數分鐘後再重複一遍。

④ 搬腿按腰法：患者俯臥，膝髖關節伸直。術者左手按壓腰部，右前臂托着患者大腿作腰部過伸動作，左右腿反覆交替多次。

以上四步手法連接運用，每兩天 1 次，15 次為一療程。

2. 輔助理療法：腰椎間盤突出症的坐骨神經痛是由 ① 椎間盤突出時發生的局部創傷、出血、滲出而繼發性損害局部軟組織（椎周韌帶、骨膜、脊膜及關節囊等）引起局部無菌性炎症過程；② 突出物壓迫損害神經根、脊髓及馬尾神經，壓迫重引起下肢及腰、臀部麻木不適，若損害引起神經根炎，則有劇烈的放射性疼痛。牽引及正骨推拿去除壓迫後，加速椎周軟組織及神經根炎症的吸收，是止痛的重要措施。牽引、推拿合併應用各種熱療、電療、磁療、針灸及超聲療法等，均可取得良好的協同作用。無菌性炎症是繼發性的，若不治好椎間盤突出，即使用多種理療也難以達到消炎止痛的目的。故理療仍屬輔助治療。應根據病變深度及配合應用時的目的而選用。急性期腰肌痙攣、板硬，為了使牽引、推拿順利進行，此時可用表淺性熱療：蠟療、磁療、紅外線配合，目的是促使腰肌放鬆（解痙）和減輕牽引、推拿引起的軟組織反應；當神經根受壓迫減輕，則可選用深透的熱療：如微波、短波。超聲療法對治療深部的關節炎、神經根炎有良好效果；當恢復期為促進腰椎關節功能及神經功能的恢復，可選用各種中、低頻電療及電針療法，使腰腿麻痛加快消除；肢體功能要完全達到康復，最重要的是在康復期應用醫療體育，加強腰背肌鍛煉及自身懸吊練習，可選用腰背保健功、站椿功等鍛煉項目，但要注意體育運動中，一年以內，不要作跳高跳遠及球類比賽，以免椎間盤突出復發（各種理療詳見上篇第六章第三節）。

3. 水針療法：椎間盤突出症的局部應用水針療法，能加速病情好轉和預防復發，一般在急性期過後開始綜合應用。10% 葡萄糖注射液 20 ～ 30 毫升，配維生素 B_1 注射液 2 毫升混合後用 5 號細長封閉針頭，分別在患椎棘突上下椎間旁開一橫指處（相當於華佗挾脊穴）進針達多裂肌、棘肌或在椎板黃韌帶後方處注射。每個點注射 10 ～ 15

毫升；對併發傾仰式錯位或在椎間盤變性（狹窄）基礎上發病的，可在棘間狹窄的中點注射（注入棘間韌帶處），用快速推注法（詳見上篇第六章第四節）。

我們用上述療法治療腰椎間盤突出症 661 例，優良率為 81.2%；需用手術治療者只 56 例，佔 8.5%。

（二）典型病例：

李 ×× ，男，49 歲。1982 年 7 月 10 日入院。主訴：腰痛伴雙下肢疼痛八個月，回憶中曾有一次騎單車不慎扭傷腰部，當時無不適感覺，次日睡醒起床時出現腰痛，此後漸次加重，近八個月出現雙腿後側及小腿串痛，麻木不適，咳嗽及大便時疼痛加重。查體：脊柱側彎，平腰，腰肌僵硬，L4、5 兩側椎旁明顯壓痛並向雙下肢放射。直腿抬高試驗雙側均為 35°，X 線平片：側位片示 L4、5 椎間隙後緣增寬。確診腰椎間盤突出症（中央型），外院曾擬給予手術治療，但患者有顧慮不願手術。

物理綜合療法：以正骨推拿及牽引為主治法，每日一次，配用短波電療法，溫熱量，每日一次，每次 20 分鐘，10 次治療，急性腰痛緩解後加水針治療勞損點（患椎棘間及棘旁），隔日 1 次。先後二個療程共 38 次。脊柱側彎基本糾正，腰腿麻痛基本消除，直腿抬高達 60°，取得良好療效，免除手術治療，囑其堅持腰肌鍛煉，隨訪 2 年，除偶有腰痛外，餘均正常。

龍 ××，女，26 歲。小時有外傷史，因跳高再次扭傷腰部，出現腰部左下肢及左臀部疼痛 4 年餘，曾先後三次住院行牽引、理療，石膏背心固定，仍經常復發。此次復發，除腰痛及左下肢麻痛外，夜間下肢尤以左足背部冷厥感，足背麻木，痛覺遲鈍。查體：輕度脊柱側彎，L4、5 棘突偏歪（L4 向左、L5 向右），直腿抬高試驗左 35°，右 65°，拾物試驗、頸靜脈壓迫試驗陽性，左大腿及左小腿肌肉明顯萎縮，比健側周徑小 2.5 厘米。X 線片：正側位片示腰椎輕度側彎（偏右），L5S1 椎間隙左寬右窄，側位片：腰軸變直，L4、5 關節突進入椎間孔，未見骨質增生。確診：L5S1 椎間盤突出併發 L4、5 腰後關節錯位。

物理綜合療法：正骨推拿手法復位，四步手法：正骨選用搖腿揉腰法、側臥搬按法、牽抖衝壓法為重點手法，隔日 1 次，配以短波電療法（腰及左腿部並置法），溫熱量，20 分鐘 1 次，10 次後，放射痛消失，恢復期加水針治療勞損點，以 L4 ～ S1 椎間及椎旁為重點，隔日 1 次，治療共 20 次。腰及左下肢疼痛完全消失，遺留左足背冷厥及麻木感，直腿抬高試驗：左 65°，右 90°，頸靜脈壓迫試驗、拾物試驗陰性。X 線片示已恢復正常。康復期堅持醫療體育鍛煉，每晨起床時練腰保健功，半年後左下肢功能恢復正常，已無麻木及冷厥感，肌萎縮有所恢復，肌張力已正常。隨訪 10 年無復發。

第五節　腰部軟組織損傷

腰部軟組織損傷，主要是指腰骶部的肌肉、韌帶、筋膜等軟組織，由於急性外傷、慢性勞損或其他原因引起腰骶部的肌肉、韌帶、筋膜在臨床上出現各種疼痛、局部緊張、僵硬、壓痛、活動受限和功能障礙為特徵的綜合症候羣。

　　腰部軟組織損傷，是最常見的多發病。它可分為急性損傷和慢性損傷。

一、急性腰部軟組織損傷

　　急性腰部軟組織損傷，多見於青壯年和體力勞動者。長期坐辦公室缺少鍛煉或由於腰部肌肉不發達的人亦不少見。凡抬重物時動作不協調或突然失足；猛然抬起過重物體；所提物體離軀幹中軸線過遠或姿勢不正確，均可使腰部各肌肉羣用力失調或直接撞擊等而產生急性損傷。主要表現為局部軟組織受損、急性無菌性炎症過程、出血、水腫、疼痛、壓痛、功能障礙等症狀和體徵。

（一）診斷要點：

1. 有明顯扭腰、受撞擊等外傷史。

2. 傷後即出現腰部劇痛、活動困難，嚴重者不能翻身。咳嗽、大聲説話、深呼吸、腹部用力均可加重疼痛。傷後次日疼痛加重，有時訴説受傷當時腰部有響聲或突然斷裂感。

3. 初時常呈瀰漫性腰痛，腰部肌肉痙攣、僵硬、平板腰，可有脊柱側彎。腰部各方向活動均明顯受限制。

4. 壓痛定位：在棘突旁骶棘肌處，腰椎橫突或髂嵴後部有壓痛者，多為肌肉或筋膜損傷；在中線棘突間壓痛者，多為棘上韌帶或棘間韌帶損傷（圖116）。

5. 急性腰扭傷一般無下肢疼痛，部分有牽涉性下肢疼痛，一般不超過膝關節。

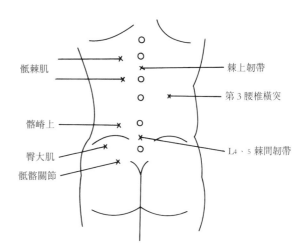

圖116　腰部常見的壓痛點

抬腿時腰部疼痛，但抬腿踝背屈試驗陰性。痛點封閉後腰腿痛減輕或消失則為牽引痛，屬軟組織損傷。

6. X 線檢查：無異常改變或僅有先天性缺陷。

（二）治療原則

1. 臥硬板床休息，可減輕肌肉的痙攣和疼痛。

2. 局部痛點封閉：用醋酸強的松龍或醋酸氫化可的松 0.5 ～ 1 毫升加 1% 奴夫卡因 4 ～ 5 毫升局部痛點封閉，對腰肌、韌帶、筋膜損傷效果較好。每週封閉 1 次，一般 1 ～ 3 次可明顯好轉。

3. 內服與外敷舒筋活血、散瘀止痛中草藥。

（三）物理治療

1. 急性損傷期可用局部冷敷法或旋磁治療，損傷 24 小時之後可用熱療如蠟療，紅光、紅外線照射，超短波、短波電療，電興奮，電針等。

2. 推拿手法治療：用揉法、㨰法、按法放鬆肌肉，痛點按法及震法。手法應以輕柔、鎮痛、散結為宜，先輕漸重，再以輕鬆手法結束，忌在受傷點用重手法。

3. 急性疼痛減輕後，漸加強腰背肌的醫療體育鍛煉，促進局部血液循環，加速出血和滲出液的吸收，增強腰部肌力，預防轉為慢性腰背痛。

二、慢性腰部軟組織損傷

慢性腰部軟組織損傷是腰椎綜合徵中最常見的症候羣。由於長期工作姿勢不良或常處於特殊體位，形成積累性勞損變性。腰部先天或後天畸形、腰部外傷、腰肌過度疲勞或下肢畸形等也易發生腰部肌肉勞損。急性腰肌損傷治療不及時或治療不當，損傷組織未能充分修復而遺留引起慢性腰痛。現按主要受損傷部位的不同分述如下：

(一) 腰肌勞損

腰肌勞損可因急性腰部扭傷未獲及時有效的治療，損傷的組織未能修復所致。但多由慢性勞損而致病。

1. 診斷要點

(1) 一般有急、慢性腰部扭傷史或與一定的職業、工種有關。

(2) 慢性腰痛，勞累後加重，休息後減輕，過度活動時加重，適當活動或變換體位時減輕，有反覆發作史。

(3) 腰部有壓痛點，常可觸及索條狀或團塊狀的痛性結節。壓痛點和痛性結節多分佈於兩側腰肌，腰椎橫突尖、髂骨嵴後部和骶骨後腰背肌止點處。

(4) 腰部活動功能受限制，彎腰時尤甚，彎腰工作困難，久彎則疼痛加劇。

(5) X 線檢查：一般少有陽性發現或僅有先天性缺陷或骨質增生。但增生與損傷處不在同一部位。

(6) 鑑別診斷：本病要注意與腰椎陳舊性壓縮性骨折、結核、脊椎腫瘤、腎臟病變、婦科病 (慢性盆腔炎、附件炎) 及前列腺炎等作鑑別。

2. 治療原則

(1) 預防為主：要注意糾正不良的工作姿勢，工作中注意調換體位。

(2) 痛點封閉療法：用醋酸強的松龍或醋酸氫化可的松 0.5 ～ 1 毫升加入 1 ～ 0.5% 奴夫卡因 8 ～ 10 毫升局部痛點封閉，每週 1 次，一般 3 ～ 4 次有效，注意封閉部位要準確。

(3) 痛區外敷傷濕止痛膏、狗皮膏、追風止痛膏等。中醫認為本症多為腎虛腰痛，可用右歸丸加減內服。

3. 物理治療

(1) 熱療法，常用蠟療、紅外線、熱醋療法，每日 1 次，每次 20 ～ 30 分鐘，15 ～ 20 次為 1 個療程。

(2) 拔罐療法，可用局部拔火罐、放血拔罐、針罐及藥罐等，每日或隔日 1 次，10 次為 1 個療程。

(3) 推拿手法等綜合性物理治療：慢性腰肌勞損，時好時壞，反覆發作，比較頑固，我們常採用多種物理療法綜合治療，具體作法是先行紅光或紅外線照射腰部，使腰肌放鬆，隨即進行推拿，採用分筋理筋手法，將痛點硬結物分散，最後在勞損點或痛區用 10% 葡萄糖液 10 ～ 20 毫升加入維生素 B_1 或複合維生素 B 注射液 2 毫升，混合後在勞損點上注射。每點 5 ～ 10 毫升，隔日 1 次，20 次為 1 療程。

(4) 醫療體育：堅持腰背肌、腹肌鍛煉，增強肌力，有鞏固療效和防止復發的作用。要充分發揮患者的主觀能動性，同時要耐心教會患者進行正確的鍛煉方法，並持之以恒。

(5) 其他物理治療如短波透熱、感應電刺激治療、超聲波治療以及藥物蒸熏療法等均可應用。

(二) 第 3 腰椎橫突綜合徵

第 3 腰椎位於五個腰椎之中心，活動度較大，橫突較粗長，上有腰大肌、腰方肌起點，並附有腹橫肌、背闊肌的深部筋膜。當腰、腹部肌肉強烈收縮時，該處受力最大，因而易反覆損傷產生創傷性炎症，繼發骨膜、纖維組織增生。鄰近神經纖維亦可因反覆受到刺激變性而產生腰痛和腰肌痙攣，稱為第 3 腰椎橫突綜合徵。

1. 診斷要點

(1) 患者常有腰部急、慢性扭傷史。

(2) 雙側腰部酸痛，時重時輕，活動多後或天陰潮濕加重。疼痛有時向臀部或下肢放射，但不超過膝部。

(3) 骶棘肌外側緣第 3 腰椎橫突處有明顯壓痛點，常可觸及圓形硬結，反應非常敏感，往往輕觸即刻引起強烈的觸痛。

(4) 直腿抬高試驗可能出現弱陽性，但作加強試驗則為陰性 (將足背伸)。

2. 物理治療

(1) 推拿手法治療：先以揉、㨰法使腰部軟組織放鬆，繼在痛點及硬結處採用分筋彈撥鬆解硬結手法，最後用叩打法或震法結束，每次約 10 ～ 15 分鐘，每日或隔日 1 次，10 次為 1 個療程。

(2) 針刺阿是穴，每日 1 次，10 次為 1 個療程。

(3) 局部痛點封閉或水針治療。

(4) 其他物理治療如超聲波局部治療或音頻電療等。

第六節　骶髂關節損傷

骶髂關節損傷發病率低，女多於男，青年時期多見，由局部急性損傷或姿勢不良致慢性勞損引起骶髂關節錯位而發病。婦女因妊娠和產後骨盆韌帶鬆弛，輕微外傷或半俯臥姿勢不良時易誘發。出現下腰疼痛、功能受限等症狀。

一、診斷要點

(一) 有急性下腰部及骨盆部外傷史或慢性勞損史。

(二) 有下腰部及臀部疼痛，部分患者有大腿及臀部肌肉緊張或放散性痛。

(三) 骶髂關節面不正常，出現骶椎後移 (隆起) 或前移 (凹陷) 和雙側骶髂關節不對稱等現象，局部有明顯壓痛。

(四) 骨盆擠壓、分離試驗，“4” 字試驗，單髖後伸試驗均為陽性。

(五) X 線照片檢查：通常少有陽性發現，或有骨質增生或先天性畸形，有的可從骨盆平片觀察到雙側骶髂關節不對稱的錯位現象。X 線照片還可作為鑒別診斷，排除致密性骨炎、類風濕關節炎及其他骶髂關節骨質破壞性病變。

二、物理綜合療法

(一) 急性損傷初期：絕對臥床休息，局部用旋磁療法治療，24 小時後可加用蠟療或其他熱療，均有解痙、鎮痛及促進無菌性炎症吸收的良好作用。亦可應用局部輕柔的推拿手法治療。

(二) 正骨推拿為主的物理綜合療法，適用於亞急性及慢性期治療。根據觸診確定骶髂關節間骶椎後移或前移位選用手法，骶椎後移位用按骶搬髂法或提臀撞正法；骶椎前移位選用屈髖屈膝按壓法和分壓骨盆法；髂骨上移位 (骨盆不對稱) 用牽抖衝壓法 (詳見上篇第六章第二節)。正骨手法前應先行用放鬆手法將腰、臀部軟組織充分放鬆，一般不用第三步，有下肢放散痛者可加第四步手法。

配以局部熱療或選用超聲療法療效均會較好，恢復期亦可應用電興奮局部治療。

對局部慢性勞損和韌帶鬆弛者，加水針勞損點注射 (詳見上篇第六章第四節)。

物理綜合療法可根據病情決定，初次發病與急性損傷有關者，一般 1 ～ 5 次可癒，不必按療程治療，可每日 1 次，症狀體徵消除後即可停止。慢性反覆發作者，應按療程按計劃性治療，可推拿隔日 1 次，其他理療每日 1 次，20 次為 1 個療程。

三、預防復發

(一) 婦女產後，骨盆結構鬆弛者，恢復期加強腰臀肌及腹肌鍛煉。

(二) 糾正不良姿勢對預防復發十分重要。

(三) 急性損傷者治癒後，在短期內 (3 ～ 6 個月) 避免搬扛重物及彎腰勞動。

(陳士富)

第七節　骨盆旋移綜合徵

一、概述

骨盆旋移綜合徵 (flared pelvis syn)，簡稱盆移症。腰、盆、髖整體學說，是國際整脊療法 (Chiropractic) 的核心理論。中國骨科診治本症的重點是：骶髂關節損傷和炎症。在本書中，亦以 "骶髂關節損傷" 論述的，作者經過學習和進行了近 15 年的臨床研究，深感骨盆旋移綜合徵的發病機理比較複雜，不能單以骶髂關節損傷替代，故將此節改為骨盆旋移綜合徵。據中國黎秉衡統計，以腰、骶部痛為主的腰腿痛患者，診查結果表明，腰椎間盤突出症併發骨盆旋移綜合徵者最多，單純骨盆旋移症者次之，單純腰椎間盤突出症最少。按其門診患者統計，有盆移症者佔 50%。香港黃傑，對骨盆旋移症的深入研究，並推廣歐美最新發展的骶－蝶－枕共扼系統理論。從脊柱整體的生物力學研究，對生理、病理作更深入探討。

課題研究重點：

(1) 腦脊液流變學，認為盆移症影響

腰池中腦脊液的壓力而改變整體腦脊液循環；

(2) 脊膜的張力和拉應力；

(3) $C_1 \sim 3$ 的頸脊膜韌性；

(4) $S_1 \sim 2$ 脊膜韌性；

(5) 骶骨在骨盆中的力學平衡；

(6) 骶－脊－蝶－枕的協調搖擺運動（引自《實用脊柱病學》）。

二、應用治脊療法的作用機制

骨盆旋移綜合徵的病因，多由骨盆諸關節發生扭、挫傷，引發無菌性炎症病變的一組臨床綜合徵。男性以外傷為主因，多因滑倒時某側臀部挫傷或骨盆受較重的撞擊傷。其次為慢性勞損、久病臥床、體質虛弱狀態下，長時間的姿勢不良或輕度外傷而發生本症。婦女比男性發病率高，除上述原因外，婦女在更年期、妊娠、分娩後，骨盆韌帶鬆弛，

因輕度扭挫傷（例如踝關節扭傷）而誘發，或因長時間的坐臥姿勢不良而引發骨盆旋移綜合徵。

盆移症受損相關部位常見的有：

(1) 骶髂關節錯位；

(2) 腰骶關節錯位；

(3) 併發恥骨聯合錯位；

(4) 腰椎間盤突出症併發盆移症；

(5) 骨盆旋移綜合徵導致脊柱力學失衡，使脊椎（頸椎、胸椎、腰椎）多關節功能紊亂；

(6) 骨盆旋移綜合徵繼發性的髖關節、膝關節或踝關節，因力學失衡發展為勞損性骨關節病等。

骶椎的錯位機理與頸腰椎相同，也由損傷時的各種體位姿勢所決定，主要是骶椎的異常錯動引發的。

骨盆是連接軀幹與下肢的樞紐，盆腔內有泌尿、生殖器官和結腸、肛門、尿道等。當盆移症刺激或損害植物神經

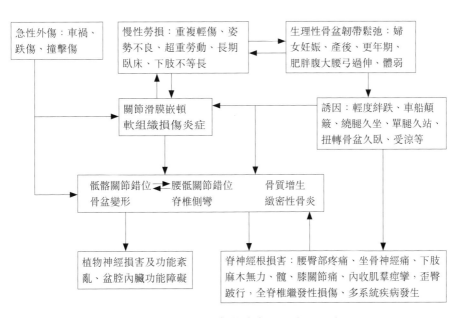

圖117　骨盆旋移綜合徵的病因、病理示意圖

時，將引起盆腔內的臟器功能障礙而發生多種病症（詳見本書脊椎相關性病症章節）。

骨盆由骶骨、雙側髖骨（髂骨、坐骨和恥骨）組成，是人體中軸的座基。人站立時，體重沿脊柱下傳，經第 5 腰椎傳至骶骨，經骶髂關節分力於左右髂骨達髖關節，再經雙下肢而達地面；若在坐姿時，則經骶髂關節分傳至兩側髂骨、恥骨和坐骨部；人體活動時，腰骶關節和骶髂關節成為脊柱與下肢聯繫的樞紐，是重力分配的主要環節；人在步行時，骨盆隨左、右下肢邁步而旋轉扭動，以協調身體使之更靈活和省力。

骶髂關節屬微動關節，骶骨可作"點頭"和"仰頭"的伸屈微動，亦可隨骨盆的傾斜而作"順時針"或"逆時針"方向的側屈輕微擺動，髂骨可沿此關節面作上下滑移和輕度旋轉。骶髂關節呈耳狀面，其間有不規則的凸起和凹陷相交錯，故稱叢合關節，關節間隙是個崎嶇不平而紆曲的間隙，關節周圍有強大的骶髂前後韌帶、髂腰韌帶、骶結節韌帶、骨間韌帶和骶棘韌帶等連結，正常時是十分穩固的。然而骶髂關節發生錯位，復位比頸胸腰椎難度大，需用準確的診斷，和適當的巧力才能將叢合關節調正。

坐骨神經和股後皮神經的神經束，緊貼在骶髂關節的前側，梨狀肌附麗於骶骨中段外側沿，坐骨神經在梨狀肌下方通過；部分交感神經由腰、骶椎旁前側下行與骶 2～4 發出的副交感神經組成神經叢支配降結腸、乙狀結腸、直腸和泌尿生殖器官，是盆移症引發盆腔臟器功能障礙的解剖學基礎。

三、診斷

1. 臨床表現：

骨盆旋移綜合徵的臨床表現較複雜，早期以骨盆和下腰椎的症狀為主，病程長導致脊柱側彎、過伸駝背變形，造成全脊柱多節段平衡失調後，臨床症狀涉及全身，十分複雜。簡要而言，凡因腰臀部外傷或不明原因，發生急性或慢性腰腿痛，坐骨神經痛，下肢無力，肌肉萎縮，下肢循環不良等。重症或急性損傷者，臥位翻身困難，坐和站立時常以健側負重的強迫體位，起立和坐下及翻身等變換骨盆體位動作時，下腰、骶髂部疼痛加劇。平臥時患側下肢不能伸直，晨起初期，腰腿痛症狀加重，活動後可減輕。腰椎間盤突出症併發骨盆旋移症者，咳嗽或打噴嚏等腹壓增加時會出現下肢放射性疼痛。

2. 臨床體徵：

歪臀跛行是特徵性姿勢。

（1）陰陽腳：患者仰臥床上，雙下肢自然伸直略分開（約與肩寬），放鬆雙足，表現一側外旋（稱陽腳），是髂骨後旋位使髖關節後移所致，另側相對內旋（稱陰腳），是髂骨前旋位使髖關節前移所致。（為形象易記，按中醫定位法，內為陰，外為陽）

（2）長短腳：患者仰臥，雙下肢伸直併攏，雙踝間中點與臍、鼻中點成一直線，術者將其足作背屈，如兩足跟不等長，即為"長短腳"。是由骶椎順時針或逆時針方向側擺，髂骨與骶骨間的上下錯動引起的，要分析其損害是腰骶關節的側擺式錯位，或由骶椎側擺致骶髂關節間的髂骨向上／下錯位。要注意脊柱側彎亦會引起"長短腳"，故應作進一步檢查腰三角和骶三角作出鑒別。骶三角檢查法：病人俯臥，術者測量其兩側髂後上棘、與骶尾關節間的等腰三角形，若左右不等腰長，即為陽性（骶髂關節上下錯位），錯位側的骶髂關節部多有壓痛或叩擊痛，結合 X 線照片診斷可確診；若此三角形左右邊等長，局部無壓痛，應檢查髂後上棘與各腰椎棘突間的等腰三角形，以鑒別長短腳是否由腰椎間盤突出症、脊柱側彎所引起。

（3）骶骨"點頭"（傾位式錯位）或"仰頭"（仰位式錯位）：是由腰骶關節滑脫式錯位引起，骶椎"點頭"是腰骶關節向前錯動、致骶椎過伸成角，L_5/S_1 呈成角 > 35°；骶椎"仰頭"是腰骶關節向後錯動，形成平腰或後突反張。

（4）壓痛點檢查：骨盆旋移主要以骶髂關節錯位，和腰骶關節錯位為主，恥骨聯合是受其影響發生分離、上下錯動或左右兩側的前後錯動。凡有關節損傷和無菌性炎症時，可在關節部觸到明顯壓痛點，範圍局限固定，急性期壓痛明顯，病程長或慢性期，壓痛輕，或按壓時，患者訴說既痛又舒服。恥骨聯合有錯位時，亦有壓痛，當骶髂關節、腰骶關節復位後，恥骨聯合會自行隨之復正，故從略。

骨盆旋移呈"陰腳"的大腿內收肌多有痙攣和壓痛，手法鬆解後可消除。

（5）坐立彎腰試驗：此法可作為腰骶關節錯位或骶髂關節錯位的鑒別診斷方法，若立位彎腰時，出現腰腿痛，坐位彎腰不痛，屬本症的骶髂關節錯位體徵；若坐立位均同樣痛，病變多屬腰椎而不是骨盆；若立位彎腰疼痛重，坐位彎腰雖有疼痛，但較明顯減輕，則病變以骨盆為主，但腰椎亦有病變。如仍未能鑒別時，可用動態檢查出骶髂關節有無失穩，從而確定病變部位。此法取坐位或立位，術者雙拇指按住其雙側髂後上棘部，令患者彎腰，受損害的一側關節向上移動幅度增大，可考慮為骨盆有損害失穩；床邊試驗，骨盆擠壓試驗、骨盆分離試驗、4 字試驗等可助鑒別診斷。

3. X 線照片檢查：

骨盆正側位平片為常規檢查。

（1）排除腫瘤、結核、嗜伊紅細胞肉芽腫、強直性脊椎炎，排除外傷性骨盆骨折、脫位等推拿禁忌症。

（2）觀察、測量腰骶關節和骶髂關節，與上述檢診所得結果綜合分析，以確診骶椎錯位類型：旋轉式錯位、側擺式錯位、滑脫式錯位、骶椎傾位（點頭）仰位（仰頭）式錯位和混合式錯位，均會在平片上顯示位置異常：骨盆正位片示：① 髂骨旋前時變窄，旋後時變寬，髖關節旋前時股骨頸變短，旋後時股骨頸變長，可見左右骶髂關節紊亂或有炎症，與臨床"陰陽腳"表現吻合，證明是骶髂骨間發生前後旋轉式錯位。② 腰椎棘軸與骶椎正中脊不在同一垂直線時，多由腰／骶關節側擺式錯位造成，顯示 L_5/S_1 椎間隙左右不等寬，此為骶椎"順時針"或"逆時針"方向側擺偏移；或顯示兩側髂脊不等高的，與臨床"長短腳"表現吻合，證明為骶椎側擺式錯位；③ 骨盆或腰椎側位片觀察：骶骨呈"點頭"或"昂頭"位，結合正位片，注意兩側骶髂關節面結構是否紊亂，有無緻密性骨炎。證明腰骶關節發生滑脫式錯位。④ 關節錯位形態不同，恥骨聯合錯動方向各異（前後、上下、扭轉、分離），有可疑者，增加拍攝骨盆矢狀位片，可見左右恥骨發生前後錯位。以上三步定位診斷如仍未明確，應作進一步檢查：CT、MRI 和實驗室檢查。

4. 骨盆關節錯位類型：

　　既由骶椎發生錯位所形成，亦可因腰椎或髂骨的錯位而發生，與頸腰椎關節錯位相似，但更為複雜。錯位類型分為旋轉式、側擺式、滑脫式（傾仰式）和混合式四類型。骨盆諸關節正常時互相制約而更穩固，一旦發生錯位時亦互相影響，故在診斷時，應注意查明諸關節錯位的主次輕重。治療時要有重點，又要全面調理，才能取得滿意療效。

　　（1）骶椎的左（右）旋轉式錯位，發生在骶髂關節時，髂骨旋前（後）或骶骨旋後（前），檢診可見"陰陽腳"，術者觸摸其雙側髂脊，能分清左右髂骨旋前（隆起）、旋後（低平），觸摸髂後上棘與前側方向相反（混合式錯位有不同變化）；發生在腰骶關節時，觸診有 L_5/S_1 棘突旋轉式錯位徵，重症者導致脊柱側彎。

　　（2）骶椎側擺式（順時針／逆時針方向）錯位時，檢診可見兩側髂前上脊不等高和"長短腳"，病程長者，引發脊柱側彎。要結合骨盆 X 線照片作出分析，是 ① 只有腰骶關節側擺式錯位，② 只有骶髂關節側擺式錯位，③ 腰骶關節和骶髂關節均有錯位。

　　（3）腰骶關節滑脫式錯位（骶椎點頭或仰頭）：向前滑脫式錯位者，觸診腰／骶部成角凹陷壓痛，若仰臥位雙足均為"陽腳"，可能為骨盆分離，恥骨聯合變寬。向後滑脫式錯位者，俯臥觸診腰／骶部呈平坦或後突，有叩擊痛。

　　（4）混合式錯位：兼有上述兩種錯位類型的表現，或變形較複雜。

附：國際整脊學會對髂旋方向的診斷十項標準（資料來源：《實用脊柱病學》）

觀測項目	前傾	後傾
1. 患側肢軸相對長度 RLL	延長	縮短
2. 髂前上棘 ASIS	下降	上升
3. 髂後上棘 PSIS	外上移	內下移
4. ASIS－PSIS 聯線傾角	＞20°	＜20°
5. 髂脊水平 ICY	下降	上升
6. PSIS－後正中線距	增寬	靠攏
7. 骶骨旁溝 PSS 形態及壓痛	淺化	深化
8. 坐骨結節 ST 間距	縮窄	增寬
9. 患側恥骨聯合 PSm	下移或前移	上移或後移
10. X.R. 骨盆 A.P.V. 閉孔縱徑高度 OBH	縮短	延長

四、治脊療法常規方案

（一）急性外傷初期，排除骨折、脫位後，臥床休息，中西藥物（解痙、消腫、鎮痛），磁療、針灸（消腫、止痛），劇痛者，用脫水療法。24～48h 或軟組織創傷好轉後，應用治脊療法。

（二）治脊療法適用於
　　（1）單純骨盆旋移症；
　　（2）腰椎間盤突出症併發骨盆旋移症；

（3）頸胸腰椎多部位椎關節功能紊亂，經局部治療療效難鞏固，有骨盆旋移者（骶－蝶－枕共扼系統失調者）；

（4）盆腔內臟功能障礙患者，經專科排除危重器質性病變，有骨盆旋移症者；

（5）髖、膝、踝關節退變性骨關節病，經局部治療效差者，應診查腰椎（包括胸腰交界區）和骨盆，確診後一併治療。

1. 主治法——正骨推拿復位法

（1）腰骶關節錯位的正骨推拿手法：腰骶關節錯位、腰椎間盤突出症併發骨盆旋移症者。先用搖腿揉腰法調理改善脊柱側彎，用側臥搖扳法糾正 L_5/S_1 椎間旋轉式錯位，用牽抖衝壓法復正滑脫式錯位。正骨手法前，應認真按骶骨錯位類型選擇定點，例如骶骨旋轉致髂後上棘左、右兩側不等高（陰陽腳），用直接衝壓法時，定點選後突的骶髂關節部（髂後上棘隆起處）。骶骨側擺致兩側髂骨不等高（長短腳），定點選在後突或側擺的腰椎（$L_4/5$）棘突上，兩手交叉將另手按於向上移位的髂後上棘部。腰骶關節滑脫式錯位，骶骨"點頭"用雙向分壓法；"仰頭"作直接衝壓法（詳見骶髂關節復位手法）。

定點方向選準，是取得療效的關鍵。復位後作"強壯手法"和"痛區手法"，軟組織筋結的彈撥、拿捏，點穴法，內臟病者加"捏脊療法"。

（2）骶髂關節錯位的正骨推拿手法

① 側臥牽抖衝壓法：適用於糾正骶椎側擺錯位的"長短腳"，兼治旋轉式錯位的"陰陽腳"。患者取側臥位，"陽腳"在上伸直，"陰腳"屈髖屈膝平放於床上，並用手緊抓床頭或床沿，以固定上身（年老體弱者由助手協助）；術者立於患者背側，操作如下。舉例：以右下肢為陽腳又屬長腳者，患者先取左側臥位，術者立其背側，用右手（或右肘前臂部）按其右臀髂脊部，發力時促使髂骨旋前，左手按在其右髂脊上方，發力時促使髂骨下移，另一助手雙手抱握其右踝上部作好牽抖姿勢。術者口令"1－2、3"時，二人同時用力完成側臥牽抖衝壓法，由於術者雙手方向不同，將使髂骨既向前旋又向下，而達糾正錯位目的。患者翻身，體位同前，術者立位不變（站其前側），第二助手立於患者背側，用右手掌按壓在患部骶椎部作"定點"，術者右手掌按於其髂脊上前方，發力時衝壓其髂骨向後旋移，左手按壓其左髂脊上方，發力時向下加力，促使其左側向上錯位的髂骨能達復位，將髂骨既向後旋，又向下推而達"復位"。術者發出口令，三人同時發力完成手法。"鬆解"手法用力輕，重複 1 ～ 2 下；"復位"手法重，重複 2 ～ 3 下。對骶髂關節錯位的復位操作，術者和第一助手雖用較強的推扳牽抖力，才能使骶髂關節復位。

② 屈髖屈膝旋髖按壓法：此為中醫傳統手法之改進方法。適用於骶髂關節旋轉式錯位，利用股骨的槓桿壓力，對髂骨作定向按壓，以糾正"陰陽腳"。先放鬆手法施術"陰腳"痙攣的內收肌（4字試驗陽性）：將"陰腳"屈曲作 4 字狀，術者將拇指按壓於內收肌羣的恥骨附麗處（可免彈撥時，骨膜牽張劇痛），另手揉捏、彈撥其痙攣的內收肌羣（病程長者有攣縮），由上而下，4 ～ 8 遍，緩解

肌痙攣後 (4 字試驗陽性轉陰性)，術者一手握緊 "陰腳" 踝部，另手托扶膝部，將此下肢作屈髖屈膝位的旋髖動作，"陰腳" 旋髖由內向外，重複旋髖活動 2～3 下，將髖旋向外屈髖位時，助手固定 "陽腳" 大腿部，術者雙手將其 "陰腳" 大腿向外上方用力按壓 2～3 下，隨即將其腿向下牽抖 1～3 下；"陽腳" 復位時，不用作內收肌羣鬆解手法，如髂脛束緊張者，可用拳推擦法鬆解，屈膝屈髖和牽抖法同 "陰腳"，但旋髖方向不同，而是由外向內旋，衝壓方向，將患者膝部屈向對側肩部，按壓 2～3 下，隨大腿由內旋回正前方，即向下牽抖 1～3 下。按病情此手法可重複 2～3 遍。

③ 俯臥牽抖衝壓法：適用於糾正骶骨 "點頭、仰頭" 的滑脫式錯位。患者俯臥床上，胸前墊軟枕，用搖腿揉腰法調整腰椎側彎後，再用牽抖衝壓法。腰骶關節向前滑脫、骶骨傾位 "點頭" 者，只用一個硬高枕墊於下腹部，術者雙手交叉分別按於 3～4 骶椎和 2～4 腰椎間作雙向 "分壓法"；腰骶關節向後滑脫式錯位、骶骨 "仰頭" 者，上腹部和髖部各墊枕一個，將後突的腰骶部懸空於二枕之間，術者雙手重疊按於後突隆起處。術者口令 1－2、3，術者作衝壓，助手同時用輕力先牽抖長腳，2～3 下，再稍重力牽抖 "短腳" 3～5 下，雙腳等長後，隨術者口令兩人同時用中等重力牽抖雙腳 2～3 下，手法完成。仰頭易復位，"點頭" 者，若復位未完善，可再選用抱膝滾動法或提腿撞擊法。

混合式錯位者 (同時兼有 "陰陽腳"、"長短腳" 和 "點、仰頭" 者) 上述

手法可綜合應用，由於骶髂關節內面的凹凸不平狀，尤在急性外傷後關節內的無菌性炎症重，或錯位後已有軟組織黏連時，復位難度增大，必要時，可先作局部封閉後，用較重的牽抖衝壓力，才能達到完全性復位。此時，手法後疼痛加重，必須臥床休息 1～2 天，加強消炎鎮痛的輔治法。

2. 輔治法

(1) 深部熱療：選用微波或短波電療，或中藥熱敷、熏療，每日一次，20~30min，加速無菌性炎症消退，改善局部血循環，達到消炎止痛輔助治療作用。

(2) 急性炎症期，劇痛難忍者，內服中西藥物，或應用脫水療法。

(3) 可選用水針療法、封閉療法、微形外科 (小針刀) 療法，均能加速骨盆軟組織的康復。

3. 預防復發

(1) 糾正不良姿勢，防止外傷和受涼；

(2) 教會患者練習骨盆保健功：① 仰臥位屈膝屈髖左右擺動 5～10 下，由 "陽腳" 側用力擺向 "陰腳" 側，幅度宜大，用力由輕漸進；② 仰臥抬臀：雙手抱頸，雙下肢伸直，將臀部抬起、快速放下 10～30 下。骶椎 "仰頭" 者，此法改用屈髖屈膝位，放下時往床上撞擊骶部，由輕漸重；③ "陰腳" 側內收肌羣自我揉捏，至緊張的肌肉放鬆為佳；④ 因穿高跟鞋而引發骶椎 "點頭" 者，可教其練 "抱膝仰臥起坐法" (又名不倒翁功法)，每日練 1～2 次，每練 10 下；⑤ 骶椎 "仰頭" 者，每日練跪坐 10～30min，

"點頭"者，練盤腿坐 10 ～ 30min。

五、應用治脊療法的典型病例

例一：余 ××，女，32 歲。在外院骨科確診為 L_5/S_1 椎間盤突出症，經多種治療無效，又不願接受手術治療。來我科作門診牽引療法治療，主訴：左下肢後側至足跟部疼痛 6 年，時好時發，時輕時重，近 2 年來出現左小腿及足部發涼，肌力減弱，小便有時失禁，及痛經等症狀，以往經住院治療能減輕，但病情仍繼續發展並加重。詢問病史，起病時正值產褥期，因女兒感冒發熱，夜睡不寧，過度勞累後開始感到左臀及下腰部痛，未作處理，幾天後逐漸消失。但自此後反覆發作，逐漸加重。查體及 X 線片，確診為 L_5/S_1 椎間盤突出併發骨盤旋移症。主治法，正骨推拿法和牽引療法（因骶椎點頭錯位，牽引時取屈髖屈膝位）；輔治法，選中藥熏蒸療法以改善左下肢循環；預防復發，在 3 次治療後，加水針半環形注射法治療 L_5/S_1 及腰臀部軟組織勞損點，指導她練單槓懸吊及盤腿打坐、腰背保健功。20 次治療，原有陽性體徵（歪臀跛行、4 字試驗、床邊試驗、骨盆分離試驗、坐立彎腰試驗和陰陽腳、長短腳，骶椎點頭）恢復正常，臨床痊癒（MRI 覆查，椎間盤突出如前）。

例二：劉 ××，男，61 歲。因急性腰痛及右下肢坐骨神經痛入我院，經骨科確診為 $L_4/5$、L_5/S_1 腰椎間盤突出症及 $L_3/4$ 椎間盤膨出。經推拿、牽引、針灸、理療、藥物等治療後，疼痛略改善，但臥床仍不能自己翻身，起立、坐下、咳嗽時仍劇痛，經來研究所作進一步檢查，有盆移症體徵，以往患腰椎間盤突出症，經治療而癒。此次發病，是出差期間，在浴室滑倒，右臀部着地，當夜發生劇痛，不能翻身，至今近兩月，仍未根本好轉。經查體及加攝骨盆 X 線片，確診為盆移症，逐按腰椎間盤突出症，併發骨盆旋移症設計治脊方案，從腰椎椎旁壓痛輕，骶髂關節壓痛重分析，治脊方案分兩步進行。先作骨盆正骨推拿為重點，以側臥牽抖衝壓法為主調正陰陽腳和長短腳，配用脫水療法，3 次治療，已可自行翻身，開始腰椎和骨盆同步復位，正骨推拿法 5 次，加用小針刀治療，10 次治療，明顯改善。第二療程，用正骨推拿配合牽引療法，每週 2 次，加微波治療腰骶部，10 次治療，臨床症狀消除。

例三：馮 ×，女，59 歲。右下肢麻木（小腿部有如被紙包緊感）、無力、腰及右臀部疼痛十多年入院治療。入院診斷：椎管狹窄症。患者經多間醫院診治，以 $L_4/5$ 腰椎間盤突出症併發椎管狹窄症，MRI 顯示 $L_4/5$ 椎管內的椎間盤和黃韌帶形成三角形壓跡，其患椎間的椎管矢狀徑 < 1/2，經各種非手術療法治療無效，均主張手術治療。患者有間歇性跛行病史，步行時，明顯的歪臀跛行，站立彎腰明顯受限，坐位彎腰正常（此徵鑑別，可確定盆移症為主要病因），仰臥位雙下肢自然伸直呈陰（右）陽（左）腳和長（左）短（右）腳，直腿抬高試驗、右腿 4 字試驗、床邊試驗均陽性，俯臥位，腰椎呈左側彎，L_2 傾位左

旋，L3 右旋，L4/5 凹陷壓痛，重按誘發右下肢放射痛，右側腰肌僵硬壓痛，骶椎右側後凸上移位，右大腿、小腿肌張力減弱，輕度萎縮，大小腿均比健側周徑小 1.5cm。入院後檢查時加攝骨盆正側位 X 線片，符合盆移症，診斷為 L4/5 椎間盤突出症併發骨盆旋移綜合徵。結合患者幾十年擔任攝影記者工作，姿勢不良且過度勞累而造成的腰部勞損和整體體徵，制定治脊方案分三階段進行：第一階段：首先糾正骨盆錯位為主，次以緩慢復位法舒緩胸腰椎錯位變形，及早改善植物神經功能紊亂，治療下肢循環不良，和減輕右側骶髂關節引起的臀部疼痛，用正骨推拿法配以中藥熏蒸療法。第二階段：用 10% 葡萄糖注射液 10ml 加

入 30% 胎盤注射液 2ml 混合後分注入右側腰肌僵硬部，注射後即用鬆解手法推拿治療，並用適宜力度的正骨手法調治脊椎變形，配以微波治療腰部。第三階段：用正骨推拿治療腰椎和骨盆錯位各點，用牽引療法治療腰椎退變和黃韌帶皺摺以改善椎管狹窄，配以常規法水針治療腰椎失穩部（L2/3、L5/S1），停用微波改用短波電療，腰 / 右下肢併置法，溫熱量，20min/ 次，20 次為一療程。經三階段的分型分期治療共住院三個月，臨床症狀消除，體徵大部分恢復正常，免除了手術。教其今後堅持單槓懸吊，和床上保健功練習，以鞏固療效，隨訪 2 年無復發，健康狀況明顯改善。

（龍層花）

第一節　治脊療法

一、概述

　　植物神經功能紊亂是引起許多疾病的病因之一。以往對此病因的進一步的原因，多不十分明瞭。我們經過二十多年的調查和臨床研究，發現了脊椎關節錯位而造成交感神經損害，是臨床上植物神經功能紊亂的原因之一，故稱之為脊椎病因。針對脊椎錯位問題，進行正骨推拿復正，配合水針治療錯位脊椎周圍軟組織勞損，使脊椎恢復其穩定性，從而對植物神經功能紊亂導致的內臟疾病得到較滿意的治療，這種治法，稱為治脊療法。

　　植物神經系統的功能是支配腺體、血管、心肌、平滑肌及各臟器的活動功能。交感和副交感神經的作用是相互協調又相互拮抗的。如果其中一方發生損害，就會導致其支配的臟器功能紊亂。因此，臟器功能的正常，有賴於植物神經功能的健全。從解剖生理學研究分析，頸、胸交感神經節前纖維隨脊神經根通過椎間孔，椎旁交感神經節附麗於肋骨小頭和頸椎橫突前側。椎小關節錯位引起椎周軟組織損傷而致滲出、水腫甚至出血、機化。脊神經根與交感神經一方面受到椎間孔變窄的骨性刺激或壓迫，另一方面受到軟組織無菌性炎症刺激或因軟組織腫脹、黏連、深筋膜的牽張而受壓迫，加劇神經繼發性損害，嚴重的引起神經脫髓鞘炎症病理變化。炎症刺激可引起神經興奮；壓迫重或壓迫時間長，可使神經進入間生態而出現抑制狀態。由此可見，脊椎損害是可以繼發性地損害交感神經而引起其功能紊亂的。為此，我們進行了臨床普查和動物實驗研究。

　　結合臨床診治工作對 22 個病種作相應交感神經節段的脊椎損害的調查，證明了某些內臟、器官的發病，是因為交感神經節前纖維在椎骨通道中受到壓迫或受到椎周軟組織的無菌性炎症的刺激而繼發性損害，導致植物神經功能紊亂而使其支配的臟器功能障礙。誠然，植物神經功能紊亂的病因是複雜的，脊椎病因只可能是病因學中的一個新課題和補充。其中消化性潰瘍脊椎損害的符合率最高。消化性潰瘍的病因是複雜的，目前發病學說亦較多，但仍未明瞭，多認為與精神、飲食和體質有關。我們在脊柱病因學理論指導下，1978 年對 20 例同期住院病人進行脊柱檢查，全部病人均經胃鏡確診者，均有 $T_{5\sim8}$ 椎小關節錯位體徵。為了擴大驗證範圍，對三間工廠 238 例消化性潰瘍患者普查脊椎損害情況，結果：$T_{5\sim8}$ 損害者 122 人，$T_{5\sim8}$ 併有其他胸椎損害者 107 人，T_5 ~8 棘上韌帶有損傷者 9 人，其中有脊柱側彎者 17 人。合計 $T_{5\sim8}$ 勞損錯位者佔 94.11％。在普查後對二間廠的 135 例受檢者進行治脊療法，輕者即停用藥物治療，重症患者治療 3 次症狀改善後停用藥物治療。每週 1 次，10 次結束覆查。近期療效：痊癒 61 例，顯效 41 例，改善 30 例，無效 3 例；有效率 98.51％，顯效率 76.12％；半年後隨訪覆查，療效鞏固率為 96.86％。

我們從脊椎病因學理論研究時曾作動物實驗證實，手術將家兔 $C_6 \sim T_5$ 的不同節段脊椎造成錯位，即可出現心律失常及 T 波改變；去除固定使脊椎復位後，心律及 T 波改變可自癒（詳見上篇第三章第二節）。

在生理解剖，正常人與患者脊椎 X 線照片對比，臨床某些病種患者的脊椎損害普查及動物實驗的驗證後，我們設計出治脊療法的方案，以中醫學"異病同治"的理論指導下，對三十餘種病症應用治脊療法，取得良好的治療效果。

二、適應症

治脊療法應用範圍是十分廣泛的，對於臨床上的慢性疑難病症，屬於與植物神經功能紊亂有關的，可注意從脊柱檢查觀察，如相應脊椎有異常者，即可採用治脊療法。

三、治脊療法的檢診方法

（一）脊椎觸診：

1. 橫、棘突偏歪，2. 棘上韌帶及椎旁軟組織勞損點（摩擦音處）的分佈，3. 椎旁壓痛點。

根據病症器官所屬交感神經節段而檢診其相應脊椎損害情況（交感神經詳見上篇第二章）。

（二）脊椎 X 線照片檢查：

常規正側位，根據診斷需要可加攝特殊體位，例如症狀與體位有關的加特殊體位照片，頸胸交界部可攝下頸上胸 45° 斜位，環樞關節可攝張口位。如平片難以確定，可選用 CT 或磁振顯像等檢查。檢查目的：① 排除脊椎牽引推拿禁忌症；② 按三步定位診斷要求，觀察有關脊椎關節錯位情況及脊椎退行性變情況。必須強調，目前國內外對脊椎輕度錯位尚無診斷標準，常因放射診斷認為"無異常改變"而將此類椎關節錯位排除而難以確診。因此，應由接診醫師親自觀察，結合觸診檢查的情況，可從各椎間孔的變形變窄，各橫、棘突及椎體的排列、位移情況，分析神經根受刺激、壓迫或因椎體位移導致椎周軟組織牽張壓迫而損害交感神經（節前纖維或椎旁節）。

（三）各種病症的專科檢查

綜合上述各項檢查資料，按三步定位診斷確定受損脊椎部位及關節錯位形式。

四、治療方法

治脊療法是以脊椎病因學理論為指導，運用正骨推拿（根據需要加用牽引）糾正脊椎關節錯位，以解除損害交感神經（副交感神經間接受損害）的骨性壓迫（各椎關節的正骨推拿法詳見上篇第六章及下篇第一至三章）；以熱療改善脊椎及其周圍軟組織的血液循環，緩解背肌痙攣及促進無菌性炎症吸收；以水針治療患椎有關的軟組織勞損，促進脊椎穩定性的恢復。並根據每個患者的發病誘因不同，做好預防復發的指導工作。

各椎間關節錯位的定位及其不同的錯位類型，應選用最適宜的正骨手法，盡可能免除因手法不當或用力不當引起的副損傷而招致疾病加重的後果。胸背部的水針療法，必須由熟悉解剖生理學的人執行，以免發生事故給患者帶來更大的痛苦。

治脊療法的廣泛應用，將使醫師們難以滿足廣大患者治療的要求，因此我們應用新設計的治脊床以便使醫師能為更多的患者服務。只有在治脊床難以達到復位完全的重症患者，才由醫師作補充性手法糾正。

第二節　消化系統病症

一、消化性潰瘍

胃及十二指腸是由第 5～8 交感神經胸節支配，其纖維經內臟大神經至腹腔神經節至腹腔叢，沿腹腔動脈枝而行，與動脈分佈於胃及十二指腸。

消化性潰瘍是指僅見於胃腸道與胃液接觸的部位的慢性潰瘍。其形成、發展與胃液中的胃酸和胃蛋白酶的消化作用有關。消化性潰瘍主要發生於胃和十二指腸，故稱胃、十二指腸潰瘍。消化性潰瘍的病因是複雜的，目前發病學說亦較多，但仍未十分明瞭，多認為與精神、飲食和體質有關。

（一）治脊療法治療消化性潰瘍的作用機制

通過普查和治脊療法的臨床觀察，我們認為消化性潰瘍的發病，主要是胸椎勞損錯位而損害 T5～8 交感神經節前纖維而導致植物神經功能紊亂。我們對治脊療法治療消化性潰瘍的作用機制圖解如下（圖 118）。

（二）診斷和檢查

臨床表現：較長期的上腹疼痛，呈週期性發作，與季節、過勞、飲食失調有關，伴噯氣、反酸和其他消化不良症狀；有局限性壓痛，全身症狀；體重減輕、乏力、便秘或黑便等。

按脊椎綜合徵的檢查進行三步定位診斷：常見為 T5～8 受損。

胃鏡檢查或 X 線鋇餐檢查。

胃液分析。

舌質淡紅、舌苔薄白者為適應治脊療法者。

（三）治療方法

1. 正骨推拿糾正 T5～8 錯位，每週 1～3 次。前後滑脫式錯位加牽抖衝壓法。
2. 水針治療椎旁軟組織勞損點（棘上韌帶、多裂肌、最長肌為重點），通常在疼痛減輕後開始（3～5 次後），與正骨推拿結合進行。

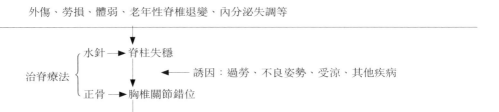

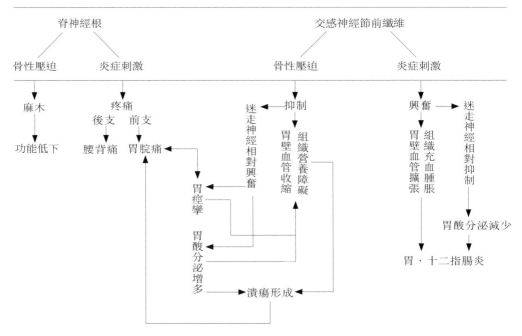

圖118　治脊療法治療消化性潰瘍作用機制示意圖

3. 紅光照射胸椎部，每日1次，每次15分鐘，至疼痛消除即可停止（10～20次）。

4. 體療：恢復期進行。①注意勞動姿勢；②加強背肌鍛煉；③內養功或新氣功的慢步行功；④單槓懸吊練習。

　　本法對胃下垂亦有較好療效。

（四）典型病例：

　　歐××，男，34歲。1970年開始出現嘔吐，每日1～4次。1975年胃脘痛發作並反酸。1976年經住院作胃鏡檢查為胃竇炎、糜爛性胃炎、胃小彎有綠豆大潰瘍。1977年3月胃鏡檢查，原潰瘍已癒，但出現幽門前部潰瘍，黃豆大，6月胃鏡覆查，幽門前潰瘍擴大1厘米多，7月底再覆查仍無好轉，住院時用中西藥物治療100天無效而出院，擬天氣轉涼後作手術治療。同年8月門診進行治脊療法。觸診：胸椎棘突6右7左8右偏歪伴壓痛明顯，背部軟組織勞損廣泛，第8胸椎旁有過敏區。治療中停服藥物，作1次治療後，夜間胃痛明顯減輕，從不能入睡至能睡 4 小時，3 次治療疼痛反酸基本消除，食慾明顯改善，共治療 8 次，症狀完全消失，全身情況明顯好轉，停止治脊療法囑其覆查胃鏡。但因本人顧慮潰瘍惡變未作胃鏡覆查，仍於同年 10 月 7 日作胃次全切除術，術中發現幽門前上方胃部有一白色疤痕，可觸及疤痕塊。病理報告：胃幽門前組織改變符合已癒合的潰瘍。本例説明通過治脊療法已將潰瘍治癒。

阮 ××，女，35 歲，工人。上腹隱痛年餘，伴噯氣、反酸、藥物治療無效，經纖維胃鏡檢查見十二指腸球部前壁有一 0.8×0.6 厘米潰瘍，在球後壁見有一 0.6×0.4 厘米潰瘍，其周邊充血，水腫，底部均有白苔覆蓋，胃竇部大彎側見糜爛面，充血，略凹陷。確診為十二指腸球部多發性活動性潰瘍併胃竇部糜爛性炎症。體查：劍突下壓痛明顯，觸診 T5～7 棘突向右偏歪，X 線正位胸椎片示胸椎輕度側彎，餘無特殊。應用治脊床治療，每日 1 次，每次 20 分鐘，治療 3 次，每日發作頻度明顯減少，痛感減輕，7 次後疼痛及反酸噯氣消除。治療一個療程 20 次，覆查纖維胃鏡，十二指腸球腔擴張度好，潰瘍已癒，未見黏膜充血現象，胃竇黏膜已無糜爛，但仍有小片狀充血。患者為鞏固療效，雖已無症狀，仍要求延長治療 10 次。停止治療後，覆查 X 線胸椎片側彎已糾正。隨訪 1 年無復發。

二、結腸功能紊亂症

（一）臨床表現

結腸功能紊亂分為運動性及分泌性兩大類。運動性（痙攣性）腸功能紊亂有腹部絞痛發作，排便或排氣後可緩解，腹瀉或便秘，腹瀉時大便有黏液，無膿血，便秘時呈栗形乾糞。分泌性（黏液性）腸功能紊亂亦有便前腹痛、腹脹等不適，大便呈黏凍狀，無膿血。腸功能紊亂大便檢驗無膿細胞及血液。查體除腹部可捫及腸形或有壓痛外，無其他陽性體徵。纖維腸鏡多可見腸黏膜輕度充血或有激惹現象。應排除腸癌、痢疾、結腸憩室及血吸蟲等器質性病變。

（二）治脊療法治療腸功能紊亂的作用機制

捏脊療法及腹部多種理療均有一定療效，但療效不易鞏固。

從解剖學看，小腸由第 5～10 胸交感神經節支配，其纖維亦由內臟大神經至腹腔節、圍繞腸繫膜上動脈的腸繫膜上叢，節後纖維佈於腸壁。小腸的副交感神經起於延髓內迷走神經背核。交感神經興奮時，腸蠕動遲緩可出現便秘，副交感神經興奮（或交感神經抑制）時，腸蠕動增強。

內臟小神經起於第 10～11 胸交感節，穿膈腳而終於腹腔節。內臟最小神經起於第 12 胸交感節。腸繫膜下神經叢分佈於結腸及直腸。

根據脊椎病因學理論診治本症，脊椎損害多發生於 T9～L2 椎間關節，棘突觸診有偏歪，椎旁伴輕度壓痛，椎旁軟組織：棘上韌帶、與患椎有關的最長肌、多裂肌附着點有摩擦音,胸椎 X 線片可見椎間關節排列紊亂,左右不對稱,較重者有側彎表現。慢性病程長者或中年以上患者有骨質增生。由於椎關節失穩,在姿勢不良,疲勞過度,受寒冷或失眠煩躁等誘因下致胸椎錯位,因而損害胸交感神經,受刺激使交感神經興奮或受壓迫使交感神經抑制而發病。從生理病理方面分析,一個自主效應器被去除神經後,它將對化學物質的敏感性越來越增加,稱為去神經敏感性。椎關節錯位,交感神經節前纖維受到嚴重壓迫,神經功能低下,腸壁細胞處於類去神經的過敏狀態,對許多正常食物或某些刺激性食物顯示過敏現象而致腸功能紊亂(臨床表現為副交感神經相對興奮狀態)。治脊療法去除神經的壓迫原,消除無菌性炎症,使腸功能恢復正常,只要脊椎功能穩定,疾病不再復發。

(三)治療方法及典型病例

治脊療法同消化性潰瘍。理療可根據分類選擇:痙攣性腸功能紊亂可用短波透熱或磁療。黏液性腸功能紊亂可用針灸、超聲波等。

(四)典型病例:

李 ×× ,男,56 歲。患多種內臟病,腸功能紊亂 14 年,多次住院未能治癒,腹脹腹痛,溏便或水瀉,大便 3 ～ 8 次 / 日,食慾差,全身倦怠,大便檢查除有黏液外未發現異常。觸診 T9 ～ 11 棘突偏歪伴壓痛和多處勞損點。治脊療法 1 次即改善,7 次腹脹痛消除,大便恢復正常。全身情況改善,恢復正常工作,隨訪 7 年無復發。

三、呃逆

(一)臨床表現

呃逆是一種症狀,常因胃部疾病,或膈下病變而發生呃逆。還有一些是原因不明者,或屬神經性者。我們觀察到 C3 ～ 5 錯位(鈎椎關節側擺式錯位者多多),關節錯位損害到膈神經,可引起呃逆,針刺新設穴能治呃逆亦屬此原理。

(二)診治方法

檢查:觸診第 3 ～ 5 頸椎橫突,明確偏歪及壓痛部位,X 線片正側位或 45° 斜位頸椎片可幫助定位診斷。

治療:

1. 頸椎正骨推拿治療或牽引下正骨法,糾正頸椎錯位,配合紅光照射後頸部,每次 15 分鐘,1 ～ 3 次可癒,對頑固病人可加水針治療勞損點,療程可延至 10 次。

2. 指壓法:對偶發性呃逆病人,可用右手拇指、食指按壓 C3、4 兩旁新設穴處,左手將病人頭盡力後仰、雙手同時用力按壓 1 ～ 2 分鐘,多能使呃逆停止。

典型病例:鄧 ×× ,女,35 歲。主訴,10 年前第一次分娩後發生呃逆,伴頸僵及疼痛,近兩年加重,日夜不止,嘔吐,上腹抽痛。查體:上腹壓痛脹滿,唇乾舌燥,舌紫紅無苔,曾長期診斷為癔病性呃逆,用中西藥治療無效,十分痛苦。從湖南來穗求治,經觸診及 X 線頸椎片均符合 C3 ～ 4 側擺式錯位,牽引下正骨法,治療 1 次,於復位後 3 小時,呃逆止,配合水針治療共 8 次,上述症狀體徵完全消除,隨訪 3 年無復發。

四、慢性消化不良及兒童厭食症

慢性消化不良多為慢性胃炎的一種類型，亦可由急性胃腸炎發展而成。慢性胃炎大多數是病因未明的。主要表現為食慾差，時有上腹部或臍區不適，有時腹脹飽滿感，噯氣，重症者伴有噁心嘔吐，全身乏力，消瘦，貧血。發生於兒童則發育遲緩，體重及身高比同年兒童相差明顯。舌質淡紅，苔薄白或微黃，重症者厚膩。體查可有上腹部壓痛，為彌散性，亦有壓痛較輕。胃腸鋇餐檢查除有功能性的改變外，多無病理性表現。重症者可見胃黏膜皺襞粗大或萎縮現象。化驗室檢查，胃液為低酸或無酸，但多數無明顯改變，有時反為增高，若為萎縮性胃炎者，則游離酸減少或缺乏，組織胺注射試驗亦不增多。空腹胃液檢查，常可發現有黏液、上皮細胞、白細胞及細菌等。

(一) 治脊療法治療消化不良症的作用機制

消化不良是整個消化系統功能減退，按脊椎病因學觀點指導，應從頸椎（膈神經、椎動脈）、胸椎（T$_{5 \sim 12}$）作全面檢查，其發病脊椎所損害的交感節段不同，將出現不同的臨床表現，例如全身乏力，頭暈，噁心為主的厭食，多由中上段頸椎錯位引起；上腹飽脹，噯氣而食量減少者，多見於T$_{5 \sim 7}$椎損害；臍區不適，便秘或腹瀉為主者，多見於 T$_8 \sim$ L$_2$ 之間損害，不少兒童由於遊戲、外傷而引起胸、頸椎小關節功能紊亂而反覆出現消化不良，影響發育，以致食慾不振，大便稀溏，頭昏，面色蒼白，全身乏力。以往用捏脊治療有較好療效，但捏脊療法為常規法，治療無重點，治脊療法按現代醫學的解剖學為基礎，重視脊柱力學的作用，通過正骨推拿糾正錯位椎關節，使交感神經受損害的骨性壓迫消除後，胃腸功能可以迅速恢復正常。水針治療改善椎旁軟組織勞損，糾正姿勢不良和加強背肌鍛煉，使脊椎完全康復。因此治脊療法不是對症治療，而是病因治療，能使消化不良達到治癒的目的。

(二) 診治方法

1. 根據脊椎病三步定位診斷檢查出的病椎節段進行正骨推拿（參閱上篇第六章第二節），重症患者加用捏脊術和腹部按摩術。每日 1 次，20 次為 1 療程（輕者症狀消除後即可停止治療）。

2. 患椎部紅光照射或熱敷，重症加腹部熱敷或用短波透熱，胃區對置法，微溫量，15 分鐘，每日 1 次，15 次為 1 個療程。

3. 症狀減輕後，開始水針治療勞損點，用複合維生素 B 注射液 2 毫升與 10% 葡萄糖 10 毫升混合於患椎有關的軟組織勞損點注射，每點 6 毫升。隔日 1 次，按病情需要決定治療次數。

4. 有脊柱側彎者在恢復期進行矯形體操練習，無脊柱側彎者，堅持練頸保健功 1 ～ 2 年。

(三) 典型病例

王 ××，男，14 歲，學生。從 3 歲開始食慾不振，全身倦怠，學習情緒低落，常要臥床休息。每餐吃飯均要父母勸說，甚至被打罵。主訴從無飢餓感，零食還可以吃些，每餐開飯就發愁，吃飯菜不覺可口，經常便秘，2～3天1次。14歲身高1.40米，體形消瘦，比同班同學矮。查體：上腹部有輕度壓痛，鋇餐檢查無異常發現，大小便及其他化驗檢查均在正常範圍。脊椎觸診T6、7棘突偏左並後突，脊柱輕度側彎以T6左凸及L2右凸成S形，椎旁輕壓痛。X線片正位示脊柱輕度側彎與觸診相似，側位片未見明顯異常。按胸椎錯位進行治脊療法，用緩慢復位手法，3次後食慾明顯改善，開始感到飯菜好吃。加用矯形體操及水針勞損點注射，治療共20次，精神、體力已恢復。停止治療後，半年內身高增長較快，此後食慾良好，大便正常，隨訪4年，身高達1.75米。

五、神經性嘔吐

神經性嘔吐是神經官能症的一個類型，又稱心理性嘔吐綜合徵。以往認為發病與精神創傷有關。其臨床表現是長期噁心嘔吐，體形消瘦，多於進餐時發作或餐後即行嘔吐，可自行控制，各項檢查均屬正常而排除器質性胃腸疾病，多發於女性及兒童。

(一) 治脊療法治療神經性嘔吐的作用機制

嘔吐中樞是延髓外側網狀結構的背部，當椎動脈受損害而致椎基底動脈缺血時，可造成延腦缺血而引起頭昏、噁心。若同時發生C3～5椎小關節錯位，損害膈神經時，頭昏、噁心、嘔吐並伴發上腹疼痛不適。T5～8椎小關節錯位時，易引起胃痙攣而發生厭食、上腹痛或嘔吐。因此，根據交感神經及椎動脈受損害之病因，以往被人們所忽略，其實不少神經官能症起因為精神創傷，由於思想上的苦惱而失眠、體質下降，使脊椎失穩而發生頸胸椎小關節功能紊亂，最常見為C1～4及T3～8的多關節錯位。當頸胸椎關節復位後，即能使嘔吐得以控制。這種患者由於疾病的折磨使體質虛弱，再加上神經官能症常使其周圍的人誤認為無病、假病，而精神受到難以忍受的壓力，使之惡性循環，甚至失去生活的信心。因此，脊椎病因能明確此類疾病的發病機制，亦可消除患者精神上的不必要的負擔，能積極加強脊柱鍛煉，促進疾病康復。

(二) 典型病例

李××，女，32歲，護士。主訴：噁心、嘔吐已8個月，緣於2年前在產後3個月時，因工作過度疲勞，出現頭昏、失眠症狀，曾用鎮靜藥物，稍有好轉，以後每因勞累而反覆發作，有時整日難以成眠。此次發病時出現頭昏、全身乏力、噁心嘔吐，以後每於吃飯即作嘔，有時乾嘔，有時嘔吐，伴胃脘區疼痛不適，近3個月來加重，每餐吃不下，吃半碗稀飯亦會嘔吐，有時飯後即嘔，全身軟弱消瘦，體重由50公斤，下降至38公斤。住院經藥物治療2個月嘔吐頻度稍好轉，但仍失眠、頭昏、上腹隱痛，有時胸悶氣短，觸診發現其枕環關節明顯右偏，頸軸右側彎，上胸椎系列左側彎，T5、6棘突左右偏歪明顯，椎旁有壓痛及軟組織摩擦音，經頸胸椎X線平片檢查符合椎小關節功能紊亂，未發現骨質增生及其他病變。按多關節錯位進行治脊療法，每日1次，用仰頭搖正法糾正枕環關節錯位為主。作 1 次治療後，睡眠改善，頭昏減輕；3 次治療後，嘔吐停止發作；10 次治療後，全身情況改善，精神及食慾明顯好轉，開始練頸保健功。先後治療 2 個療程共 42 次，臨床治癒，停止治脊療法，繼以中藥治療調理，半年後體質康復正常，體重恢復至 48 公斤，工作如常，隨訪 8 年未再復發。

六、環咽肌（食管、賁門）失弛緩症

環咽肌失弛緩症 (achalasia of cricopharyngeus) 吞咽困難是本症的主要症狀，患者常疑患食道癌而就醫。吞咽困難是食物由口腔至胃部過程發生困難的一組症狀，輕者無疼痛，稀軟食物尚能通過，固體食物多用湯水送食，尚可保持飲食量正常。病情加重時，可因進食引發咽部或胸骨部疼痛發作，重症患者出現食物返流、梗阻，在梗阻以上的食管發生擴張及炎症，因進食量減少而營養不良、消瘦、全身乏力。食道鏡檢查或 X 線鋇餐檢查，排除器質性病變，較易確診。

（一）治脊療法治療環咽肌失弛緩症的作用機理

環咽肌失弛緩症屬五官科疾病，食管、賁門失弛緩症屬消化科疾病。目前認為是神經功能障礙所致，但為何導致神經功能失調，則病因未明。我們在收治本症患者的臨床研究證明：環咽肌失弛緩症是中段頸椎關節錯位引起環咽肌功能障礙；食管、賁門失弛緩症是下段頸椎和上段胸椎錯位（$C_6 \sim T_5$）引起。部分患者可有頸椎椎前巨大骨刺（與頸椎

壓縮性骨折、椎間盤突出相關）。脊椎病損害交感神經節前纖維或椎旁節，導致相關的括約肌痙攣，而致失弛緩的功能障礙，關節錯位，椎間孔變窄，使脊神經根同時受損害時，就會出現咽部或胸部的疼痛，重症患者的其他症狀，是發生梗阻後繼發性的。由五官科和消化內科排除器質性病變後，才確診為治脊療法的適應症。

（二）環咽肌失弛緩症的治脊療法方案

1. 以三步定位診斷法：明確發病的頸椎或胸椎範圍，關節錯位的類型（錯位方向），脊椎退變的程度，分析退行性變與發病的關係（椎間盤膨出、骨質增生的嚴重程度），引發脊椎錯位的誘因，以決定治脊療法的方案。

2. 選主治法；首選牽引療法或是正骨推拿療法？如果是老年患者，多屬退變性基礎上，併發椎關節錯位者，頸椎應選用牽引下正骨推拿法，或床邊懸吊衝壓法，中上段胸椎應選用牽抖分壓法、搖腿揉背法和定向捶正法，較易徹底復位，盡快消除交感神經受損害的病因。

3. 退變程度較重和有較重的外傷史者，應配合微波治療頸、胸椎患部，改善深部的血循環，消除椎間孔部的無菌性炎症，加速緩解括約肌痙攣。對咽部、胸骨部有劇痛者，是錯位部神經根的無菌性炎症所致者，必要時，可用脫水療法 1 ～ 3 天。對復位後因失穩而療效不能鞏固者，加用水針療法或電腦中頻電療，亦可選用針灸、拔火罐等療法。

4. 改用保健枕和糾正不良姿勢，是預防

247

復發和加速痊癒的重要措施，此後應注意防止外傷和慢性勞損。

(三) 吞咽困難的典型病例

例一：黃××，女，43歲。吞咽困難，胸骨部疼痛，逐步加重半年，來消化科住院，經內窺鏡檢查，排除食道癌及其他器質性病變。按三步定位診斷，確診為 $C_7 \sim T_3$ 多類型關節錯位，用治脊療法治療3次，症狀消失，改用保健枕，教其練保健功，5次治療，治癒出院，隨訪2年無復發。

例二：陳×，男，26歲。廚師工作三年，吞咽困難伴咽部、胸骨部疼痛近四年，身體日漸消瘦，曾因胸骨部劇痛而急診，排除心絞痛。經常失眠、頭昏，偶有噁心，但只有返流食物而無嘔吐，易煩躁、多汗而怕風。近三年來，每餐要用開水送飯，很易飽脹而食少，體重由58kg降至45kg，消瘦明顯。胃鏡檢查，診斷為食管、賁門失弛緩症，並患淺表性胃炎，藥物治療效果欠佳。經按三步定位診斷法的脊椎檢查，發現頸椎 $C_1 \sim C_4$ 多關節多類型錯位，$T_1 \sim T_5$ 側彎並旋轉式錯位；X線照片無明顯的退行性改變，符合頸椎病、胸椎病的關節功能紊亂型。詢問其有無外傷史時，始回憶起五年前體育訓練中從高處跌下，頭皮受傷縫合的病史。按環咽肌、食管失弛緩症的脊椎相關病症，設定治脊療法方案，1次治脊後，頭昏、咽痛、胸痛明顯改善，5次治脊後，吞咽困難消失，睡眠改善，治脊療法20次，用保健枕，練保健功及單槓懸吊練習，治癒後，隨訪3年無復發，恢復正常工作和生活。

例三：張××，男，68歲。因間歇性吞咽困難反覆發作兩年入院診治，患者兩年來反覆出現咽部不適、阻塞感、吞咽困難、時有嗆咳、食物從鼻腔溢出，先後三次住院，曾診斷為慢性咽喉炎、會厭功能失調，本次入住五官科，經食道鏡檢查，排除器質性病變。頸椎X線照片顯示：頸軸變直，$C_{3/4}$ 椎體後緣聯線中斷、$C_{5/6}$ 椎間隙變窄，C_4、$_5$、$_6$ 椎體後緣骨質增生。食道吞鋇檢查照片：鋇劑於 $C_{4/5}$ 相應部位食道通過受阻，最後確診為環咽肌失弛緩症。中西藥物治療效果不滿意，改用治脊療法治療。查體：C_2 右旋，$C_{3/4}$ 左旋，C_6 後突，$C_2 \sim _4$ 椎旁壓痛。

治脊方案：用臥位正骨推拿法糾正上位頸椎錯位，三次後改用牽引下正骨法為主治法，配以紅光照射後頸部，每日1次，4次治療後，上述症狀明顯改善，8次後，椎旁壓痛明顯減輕，自覺症狀基本消除，17次治療，症狀完全消失，鋇餐覆查照片，鋇劑通過食道已無障礙。痊癒出院，隨訪1年半未復發。

(宋文欣　龍層花)

第三節　神經系統病症

一、腦震盪後遺症

腦震盪後遺症是指腦震盪經早期臨床治癒後，仍反覆發作而出現頭昏、眩暈、頭痛、噁心嘔吐、失眠或嗜睡，或伴發耳鳴、頭脹、視力模糊等症狀。經根據脊椎病因進行檢查，我們認為有一些患者在外傷造成腦震盪時，頸部也受到挫傷或扭傷，致使上段頸椎小關節錯位和軟組織損傷，早期只按腦震盪治療而忽略頸部骨關節和軟組織損傷的診治，使其發展致中上段頸椎失穩，在一定誘因下頸椎關節出現錯位時，即致發病而出現症狀。按頸椎病因（關節功能紊亂）診治，可獲徹底治癒。

典型病例

許××，女，48歲，某醫院主治醫師。半年前從卡車上跌下，頭及肩背部跌傷，不省人事十多分鐘，經住院按腦震盪治癒出院。出院後不久，又出現頭昏、頭痛，右側肩背沉重不適。按腦震盪後遺症治療半年多，病情漸次加重，發作頻繁，出現右側半身無力，失眠，頭脹難忍，全身多汗，視力模糊。發作時煩躁不安，坐不到十分鐘，感頭昏、噁心、頭脹即要臥床，但臥床十多分鐘，又感右側肢體酸脹麻木，出汗而復起坐，十分痛苦，經多間醫院診治仍認為腦震盪後遺症及更年期綜合徵。到北京某院檢查診斷為頸椎病（C_5、$_6$椎間盤變性、骨質增生），主張手術治療。傷後1年來我院診治，經三步定位診斷：觸診$C_1 \sim 4$橫突右側彎，伴明顯壓痛，C_6橫突左後偏歪。X線片示：頸軸變直，C_1仰旋，椎體後緣聯線於C_4、$_5$中斷後移，正位片示C_4、$_5$椎體向右側擺，C_5、$_6$椎間盤變性及輕度骨質增生。確診為C_4、$_5$椎間側擺式錯位併發多關節功能紊亂，施以治脊療法：① 正骨推拿糾正上位頸椎錯位後，用牽引下正骨法糾正$C_4 \sim 6$椎間隙變窄併發後滑脫及右側擺。配以微波治療後頸部，溫熱量，15分鐘／次。

初期不願接受水針治療。經10次治療除下肢無力尚存在外，其餘症狀明顯改善，因地震預報，廣州可能要發生地震即回東北。由於頸椎失穩仍存在，3個月後又再次發作，再次入院治療，除上述療法外並接受水針、改枕、練功等治療。經2個療程的鞏固治療，完全康復，回單位恢復醫師工作。

二、血管神經性頭痛

血管性頭痛、神經性頭痛均為臨床上最常見的頭痛類型。其中相當多的患者是兩者兼有。血管性頭痛呈跳痛性質，神經性頭痛常為麻痛、串痛或脹麻感為主。

（一）治脊療法治療血管神經性頭痛的作用機制

頭痛的病因十分複雜，顱內組織具有疼痛敏感的，如硬腦膜、動脈、靜脈及部分腦神經（三叉神經、舌咽神經及迷走神經等）。脊椎病亦是頭痛的重要病因之一，以往未能引起重視，尤其是因為許多年輕人，由於頸椎尚無骨質增生而被排除頸椎病，故必須強調頸椎小關節功能紊亂是引起頭痛發作的臨床常見病因。應首先通過各項物理診斷及化驗室診斷，排除顱內器質性病變及脊椎器質性病變，血管神經性頭痛具有時好時發、時輕時重的特點，與器質性病變的持續性、進行性加重可加以區別。按脊椎病因分析頭痛的發病原因所致的頭痛是：

1. 以前額、眶區或前頭痛為主者：常為枕環關節或$1 \sim 4$頸椎多關節錯位引起。用雙拇指觸診環椎橫突可對比出其偏移方向，X線側位片可見其出現五種錯位形態中的一種（詳見下篇第一章圖115～118），張口位可見環齒間距左右不對稱。若多關節錯位則症狀可出現更廣泛區域的頭痛（分析見下）。前額及眶區屬三叉神經支配，三叉神經感覺核是脊髓後角的直接延續，尤以脊髓束位於第2頸髓以上，故枕環關節錯位時，可因脊膜的牽引而刺激到三叉神經脊髓束。三叉神經比頸神經更具敏感性，故每當頸椎關節錯位時，即引起頭痛發作，若錯位部位及方向固定，則疼痛發作的部位及性質不變。此種頭痛患者多發生於枕環關節有勞損或體質較弱的人，女多於男。若同時損害頸上交感神經節及椎動脈第三段時，則可併發頭昏、眩暈、失眠及眼部症狀。

2. 以一側或雙側頭痛或以枕部麻痛為主者：常為C2、3或C3、4椎間小關節側擺式或旋轉式錯位。頸神經叢由1～4頸神經組成，除純運動神經的枕下神經外，大部分均含感覺纖維，耳大神經及枕小神經分佈於耳區皮膚及枕部，枕大神經及第三枕神經分佈於深部頸肌穿過頭夾肌及斜方肌腱而達上項線的枕部皮膚。故2～4頸椎小關節錯位可引起顱外性頭痛。按頸椎綜合徵的三步定位診斷法，不難確診。此類患者臨床上多診斷為神經性頭痛，亦有不少屬神經衰弱患者。若第C2、3橫突前移錯位時，損害頸上交感神經節時，冬伴發植物神經功能紊亂的複雜症狀。

3. 以血管性頭痛為主，跳痛或灼痛性

質，可檢查斜角肌，沿緊張的斜角肌向上捫至橫突附着處，即為錯位關節的所在，壓痛明顯，必須糾正椎體的側擺、旋轉或滑脱式錯位，才能迅速清除此類頭痛。由於頸椎鈎椎關節錯位，極易刺激交感神經而引起劇烈頭痛。交感神經的頸上節、頸中節或頸下節（星狀神經節）緊附於頸椎橫突的前方，尤其鈎椎關節錯位，容易損害竇椎神經，該神經含交感神經纖維，故易引起交感神經興奮或抑制，而使頭、腦及上肢血管舒縮功能障礙而出現灼性神經痛或血管性頭痛（跳痛）。若椎間關節錯位損害椎動脈或頸動脈竇，將同時出現頭昏、眩暈、血壓升高或降低的症狀。

（二）治脊療法

正骨推拿是主治法，應認真按上述三種不同表現檢查分清錯位關節的部位及錯位型式，才能準確地去除骨關節對血管、神經的壓迫或刺激。手法後必須配合消炎止痛的輔治法和促使頸椎失穩康復的措施（詳見頸椎綜合徵有關章節）。

（三）典型病例

例一，徐××，男，53歲。右側頭痛三天，就診時訴不能忍受的跳痛及閃電感，右側顳區及耳後皮膚觸痛明顯，藥物治療無效。頭痛反覆發作已7～8年，近年發作頻繁，以往服止痛藥及安定藥睡1～2天可癒，此次發作後日漸加重，藥物不能止痛，並難以睡眠，煩躁不安，伴右眼不適，流淚。內科檢查排除其他病變，診斷為血管性頭痛。查體：急性病容，面色蒼白，以手托頭部，每次跳痛均使全身肌肉緊張，頭部閃動一下，痛劇時出汗。觸診 C1～2 橫突左偏，雙側均有壓痛，右側乳突前莖突下可觸及一小塊硬結，觸痛明顯，頭頸部因跳痛而不敢活動，頸椎 X 線片示頸軸變直，環椎仰旋位，張口位片示環齒間距左寬右窄，5～7 頸椎後下緣骨質增生（輕度）。診斷為 1～3 頸椎小關節錯位。給予正骨推拿，用四步手法，先治左側，以側搬、側頭搖正及仰臥作仰頭搖正及手牽引幾種正骨手法將樞椎側擺及環椎旋轉錯位糾正後，改用左側臥低枕位作右側輕柔的撫摩、掌揉及小塊硬結彈撥（先輕後重）。此時頭皮觸痛緩解，跳痛明顯減輕，作痛區手法時，患者入睡，給予臥床紅光照射右側乳突至 C3 橫突區 20 分鐘，治療完畢，頭痛消除。改用頸保健枕，練頸保健功，隨訪 7 年無復發。

例二，韓 ×× ，女，28 歲，醫生。主訴頭痛 10 天，輕時以枕部麻木及脹痛，重時全頭疼痛，有時伴有頭昏及雙側肩背沉重不適。從 14 歲月經來潮開始，經常出現頭痛，近年多於經前發作，曾診斷為經前緊張症，以往服止痛藥，經期病休 3～4 天即可自癒，近幾次發作加重，經期過後仍難以控制。內科排除其他病變，並在不同醫院曾診斷為"張力性頭痛"及"神經性頭痛"。查體，頭頸活動輕度受限，前屈後伸 20°，左轉 40°，右轉 30°，左右側屈 15°，觸診 C3、5 橫突偏向右後，C4 橫突偏向左後，伴椎旁壓痛，局部後關節呈慢性腫脹感，患者自小喜斜靠床上看書、夜間用高枕等不良習慣。雙側頭半棘肌輕度代

償性肥大、緊張，枕部附着點處有壓痛，X 線側位及 45° 斜位片示：頸軸變直，C3～5 椎間後緣聯線中斷後移，椎間孔變形變窄，輕度骨質增生。治脊療法以正骨推拿四步手法為主治法，正骨以牽引下搖正、側搬及推正手法為主，痛區手法臥床作頭部揉、點叩打法。配合超聲療法治療中段頸椎兩側，4 次治療，症狀完全消除，改用保健枕，堅持練頸保健功，隨訪 6 年經前期發作現象消除，頭痛未復發。患者體會到糾正不良習慣（靠床欄看書）及用保健枕對預防復發很有效，頸保健功使其增強體質，以往每晨起床後約半小時內的倦怠、頭腦不清醒狀態完全消除。

三、癲癇

癲癇是一種較常見的神經病，多於青少年時期起病，目前認為其發病與腦內或腦外的某些病變有關，但大多數病因不明，只有少數可確診為某些疾病的繼發性疾病。診斷癲癇，主要是典型的發作病史及作腦電圖檢查，排除其他疾病（如癔病、外傷性癲癇、腦腫瘤等）。

（一）治脊療法治療癲癇的作用機制

癲癇是突發性短暫性的大腦功能失調，失調的廣泛程度與發病的輕重有相關關係，臨床上分為大發作：出現全身性抽搐及意識喪失；小發作為 2～15 秒的一過性意識喪失而無全身痙攣現象；局限性癲癇無意識喪失現象，多為某一肢體發作性抽搐或某內臟器官痙攣性疼痛發作。發病年齡多為兒童及青年。若臨床排除症狀性癲癇，可根據癲癇的發

作部位按神經定位診斷法進行脊椎全面和重點部位的詳細檢查。目前觀察到的全身性癲癇發作，多與頭頸交界處的損害有密切關係，枕環關節因產傷，幼兒跌傷或先天性枕環關節半脫位有關，單側上肢局限性癲癇發作與中下段頸椎鈎椎關節錯位而損害及交感神經有關，胃腸痙攣性發作多見 $T_{5～10}$ 損害有關。總之，癲癇發作症狀的部位，可作為定位診斷的依據，腦性（全身性）的從腦缺血原因檢查除椎動脈供血屬頸椎骨關節錯位直接激壓引起外，更要注意因頸交感神經受頸椎錯位刺激引起頸動脈痙攣或因枕環關節錯位引起顱底筋膜緊張而刺激各顱底動靜脈孔道對血管的刺激，引起顱內血管痙攣而致腦功能紊亂。軀體其他部位的局限性癲癇可按內臟神經或脊神經定位診斷為依據，檢查可疑的有關節段的脊椎，若有錯位體徵者，進行 X 線攝片或 CT 檢查，按照治脊療法的治療方案進行診治，常能獲得根治的效果。

（二）典型病例：

例一，刁××，女，12 歲。急性腹痛發作 3 天，發作時面色蒼白，出汗，煩躁，在床上亂滾動，哭叫不停，小兒科詳細檢查，排除胃腸、肝膽器質性疾病，腦電圖檢查符合癲癇發作。患兒 3 歲發病，每年少則 1 次，多則 10 餘次發作，輕時只有腹痛，重時出現煩躁，亂動，全身出汗，面色蒼白，頭昏，拒食等症狀，偶有意識一過性喪失。發病前（一歲半）有墜床史。觸診檢查發現其環椎及 $T_{6、7}$ 有錯位徵，X 線片檢查符合小關節錯位，無其他病變，按頸胸椎錯位用正骨推拿緩慢復位法為主的綜合療法，康復期堅持全身保健操鍛煉，與學校聯繫一年內不參加體育課。經三個療程治脊療法（利用寒暑假期進行），癲癇治癒，學習成績提高，隨訪 5 年未再發作。

例二，張××，女，30 歲。左上肢抽搐疼痛發作 3 年多，發作逐漸頻繁，近半年幾乎每日均有 1 ～ 3 次發作，內科檢查確診為局限性癲癇。排除其他病變。查體：停止抽搐時左上肢肌張力及握力稍弱外，腱反射正常，未引出病理反射，痙攣發作時左肩高聳，肘腕部屈曲，緊握拳頭，肱二頭肌痙攣成硬塊狀，壓痛明顯，頸椎橫突觸診為 $C_{4、5}$ 側擺式錯位，左側橫突向前錯位，明顯壓痛。患者 5 年前有翻車外傷史。於其發作緩解期作牽引下正骨法，糾正 $C_{4、5}$ 右側擺及前滑脫式錯位，繼而仰臥作左前拗角搬按法糾正前滑脫錯位，按四步手法進行。配合熱療及水針。3 次治療發作減輕並由每日多次減為 1 ～ 2 次，治療 10 次，發作停止，仍治療 1 個療程共 20 次，臨床治癒，改用頸保健枕及堅持練頸保健功。

四、神經衰弱

神經衰弱是大腦的興奮和抑制失調，臨床症狀十分複雜，其主要特徵是極端興奮或極易疲勞、衰弱。通常認為這是由於大腦神經活動長期過度緊張，超過其生理功能的耐受程度後，神經細胞受到損害而致病。神經衰弱臨床表現主要有興奮性增高，情緒易激動或出現頭昏、頭痛（緊箍感或緊壓感），或伴發心悸，胃腸蠕動增強，或有全身酸痛不適，或怕外界煩擾、怕光、怕聲、怕冷、怕熱等甚至對某些食物易引起嘔吐、噁心等，日常生活難以適應。常見症狀是失眠和精神疲憊，全身倦怠，少數患者可伴發精神症狀，如焦慮、緊張、恐懼、多疑。多數患者呈緩慢起病而逐漸加重，病情有波動性，時好時差，症狀亦常有變化。體查及各種化驗均屬正常。要注意排除腦腫瘤、精神病及顱腦外傷等病症。

(一) 治脊療法治療神經衰弱的作用機制：

以往對神經衰弱發病機制的認識，過於強調了大腦皮層功能失調，長期採用對症藥物治療，有些患者療效常不夠滿意。不少患者否認有過度疲勞、用腦過度及精神不愉快等致病因素。我們經臨床診治神經衰弱藥物治療無明顯療效的患者，發現多有頸椎、胸椎關節錯位現象，經用治脊療法治療，均能取得迅速改善和治癒的療效。由於神經衰弱臨床表現各有不同，其發病的脊椎節段均與交感神經節段相符合，主要有以下幾個重點部位：

1. 頸椎錯位：$C_1 \sim 3$ 錯位，損害頸上交感神經節，常出現日間頭昏、腦脹，精神疲憊，面色蒼白，易瞌睡，但臥床又難入睡，頭腦清醒無睡意。此多因 $C_1 \sim 3$ 錯位，枕頭不合適而於臥位時牽引頸上交感神經節而興奮所致。我們為 1 例 15 年頑固失眠患者診治，1 次手法糾正上位頸椎，當晚便能安睡至天明。

2. 頸胸交界處關節錯位：錯位後損害星狀神經節，常見多汗、胸悶氣短、上肢無力、手部怕冷，時有心悸、多夢易醒等症狀。治脊療法糾正其錯位後，可使睡眠加深，植物神經功能紊亂症狀消除。

3. 胸椎錯位：$T_5 \sim 8$ 小關節錯位者，多表現為睡眠不安，夜間常突然醒來，多夢，胃腸不適，噁心噯氣，飽脹感，常出現肝脾區刺痛或隱痛，疑患肝病，但內科檢查消化系無器質性病變。按治脊療法診治，糾正錯位關節病情即可緩解。

$T_9 \sim 12$ 關節錯位者，常出現全身倦怠無力，伴腰背脹痛或全身不定位疼痛，或時有胃腸痙攣發生，腹脹或消化不良，若損害及腎上腺皮質功能將出現衰弱症狀。我們治癒一例原診斷為腎上腺皮質功能減退女患者，其皮質功能損害的檢查偶為陽性而大部分化驗均在正常範圍低值水平。經 3 個療程治脊療法將 $T_9 \sim 11$ 錯位糾正，水針治療及體療使失穩康復後，至今 6 年仍能堅持正常工作，全身衰弱現象消除。

總之，按交感神經支配進行定位診斷，不難查出致病的脊椎節段。有症狀多變者，要注意其多關節錯位的存在，這種病情常見於脊椎失穩者，在不同姿勢勞動時誘發不同部位的脊椎關節錯位，即出現不同的症狀。更年期的患者症狀多變亦與此有密切關係。因此我們認為神經官能症以往認為病因不明，主要是忽略了神經系統的低級中樞的檢查，只作一般臨床檢診，而未重視脊椎的檢查，在排除內臟器質性病變後，即冠之以神經官能症，採用調節植物神經功能的藥物治療，以致病情遷延難癒，使不少患者為此喪失勞動力，提前退休者屢見不鮮。誠然，脊椎病因不是神經衰弱症狀的唯一病因，故應深入了解病情和仍應作各系統的詳細檢查，以免因此而將器質性疾病誤診為神經衰弱。

(二) 典型病例

袁××，女，34歲。失眠、頭昏頭痛3年餘，近半年加重，通宵不眠，全身倦怠，肩背沉重如揹重物感，食慾不振，明顯消瘦，大便乾結成栗狀，漸出現易激動，煩躁不安，易哭，易怒，因極度痛苦而有自殺念頭，家人十分焦急，對她精神安慰鼓勵仍難以振作，整日臥床，但又不能入睡，住院3個多月用多種藥物治療仍無明顯好轉，按治脊療法診治，發現其 $C_{1、2}$、$C_{6、7}$ 及 $T_{9、10}$ 均有錯位體徵，身高1.65米，體重只有46公斤（起病前58公斤），慢性病容，面色蒼白，全身無力倦怠，對疾病失去治癒信心。來我院治療後，用治脊療法先重點糾正頸椎錯位，使其頭昏頭痛及睡眠好轉，治療期間，仍用少量鎮靜藥物及維生素類藥物（以原用藥物不改變），治療10次，頭昏頭痛基本消失，開始重點改治頸胸交界區及下胸椎。由於體質虛弱，脊椎失穩明顯，常糾正後又再錯位，全身無力不願練功，故加強水針治療，椎旁注射，每日1次，3個區域輪換注射，經20次治療後，食慾改善，睡眠基本恢復正常，繼而全身情況逐漸好轉，休息1週後作第2個療程，疲憊情況基本消失，鼓勵其進行醫療體育，經先後治療46次，完全康復，情緒樂觀，恢復全日工作，隨訪1年未再復發。

五、脊髓空洞症

脊髓型頸椎病能引起脊髓空洞症已為國內外學者所證實。椎動脈及脊髓前動脈缺血，或侵入脊髓的巨大骨刺對脊髓中央管腹側的損害，可成為空洞形成的病因之一。Wilkinson氏報導17例脊髓型頸椎病中有3例在病椎部位有明顯脊髓空洞形成。我組治療1710例頸椎病例有2例併發脊髓空洞症者，經頸椎病治癒後，脊髓空洞症的臨床典型症狀亦隨之而基本痊癒。其中一例黃××，女，32歲。某醫院工人，以往有外傷史，按脊髓空洞症住院治療2年多無改善，來我院檢查發現左上肢及右下肢肌萎縮，感覺分離，雙下肢無力、跛行，病理反射陽性，$C_{3～5}$ 有明顯錯位，頸側屈及左轉受限，X線片 C_4 左上關節突有陳舊性骨折癒合變形，$C_{3～5}$ 椎旁有明顯壓痛，用牽引下正骨推拿及微波電療頸部（教會其丈夫給予左上肢及右下肢局部推拿），10次後加水針治療軟組織勞損，每日1次，20次為1療程，程間休息10天，經2個療程治療後，回其本院進行醫療體育及繼續頸部微波治療。1年後來覆查頸椎病及脊髓空洞症均基本痊癒，恢復原工作，至今10年體格健壯，能堅持全日工作，走路十餘里而不出現下肢無力症狀。

脊髓空洞症病因較複雜，脊椎病因可能是其病因中的一種。因此，應重視對一些病因不明確的患者，注意從脊髓損害平面的相應脊椎按脊髓型脊椎病檢診，以便及早發現給予正確的病因治療。

此外脊髓側索硬化症及下運動神經

元性進行性肌萎縮，我們曾發現與頸、胸椎錯位有關而用治脊療法治癒，但病例尚少，其機制有待進一步研究。

此外，對震顫性麻痺、腦血管供血不足導致的老年性腦萎縮、腦功能減退及腦血栓後遺症等腦變性疾病，用治脊療法治療頸椎改善頸交感神經功能及椎動脈供血，對其康復及延緩病情發展亦有良好療效。

六、三叉神經痛

三叉神經痛（Trigeminal Neuralgia）是指在三叉神經分佈區的面部發作性的劇烈疼痛。本症好發於 40 歲以上的中、老年人，女比男略多，多為單側發病，右比左多。分為原發性和繼發性兩類，治脊療法適用於原發性患者。

（一）治脊療法治療三叉神經痛的作用機理

原發性三叉神經痛的病因至今尚不明確，對病理方面醫界意見分歧仍大，一種認識是三叉神經半月節和感覺根內均難找到特殊的病理變化，另一種認識在半月節可見炎症和動脈粥樣硬化的病理改變，還可見到三叉神經部分有脫髓鞘改變。

三叉神經痛多為一側面部發病，雙側發病極少。多以第 2 支或 2、3 支起病，以往認為眼支發病極少。筆者觀察眼支發病最多，由於眼支發病常併發頭痛，故多以頭痛就診（參閱上節神經性頭痛）。三叉神經痛每次發作短則數秒，多則數分鐘，每天發作少則 1、2 次，多則幾十次，早期發作較少，數日發作一次，

多逐漸加重，間歇期縮短，呈週期性反覆發作，發作期亦逐漸延長，持續數天或數月。常因說話、刷牙、進食、洗臉、剃鬚等面部動作誘發，發病各支分佈區內有些敏感點，稱為觸發點或稱扳機點。短暫性發作的劇痛，有的可引起同側面肌痙攣，故有人認為是癲癇發作，疼痛性質呈燒灼性、刀割樣、觸電樣、撕裂樣。患者神經痛發作時，常以手掌或濕毛巾按壓住面部痛區，部分患者有面部發紅、發熱感、流淚、流涕、流涎等症狀，病程長的，全身情況差，精神抑鬱，患部皮膚粗糙，經神經內科排除繼發性三叉神經痛者，均無明顯的病理性體徵。

脊椎病因研究發現，三叉神經痛與頸椎退變、椎間關節錯位相關。三叉神經脊束核，由延髓至頸髓，受到頸椎骨關節錯位的直接刺激或缺血性損害，引發三叉神經過敏性表現，或損傷了三叉神經脊束核內正常傳入活性的抑制機制，導致〔三叉神經脊束核內神經元衝動突然爆發〕（引自王江橋：《實用周圍神經學》，頁 259），有人認為，三叉神經痛是一種感覺性癲癇，其發放部位可能在三叉神經脊束核內，用鋁凝膠注入貓的脊核中，可以引發實驗動物面部感覺過敏反應（引自上海華山醫院等編：《實用神經病學》，頁 169）。經臨床研究證明，$C_{1 \sim 4}$ 椎間關節錯位，能引發三叉神經痛，不同的頸椎節段，不同的病理變化（關節錯位類型、單純椎管變窄、頸椎動脈或交感節同時受損），引發的臨床症狀不同。因此，在診斷時，先由神經科及五官科排除繼發性的三叉神經痛，再按脊椎病因作三步定位診斷法，明確

頸椎退變和錯位類型的定位診斷，以指導治脊療法方案的制定。

（二）治脊療法常規方案

常見的損害部位在枕寰關節至 C_5 部位，和頸胸交界區（$C_7 \sim T_2$），正骨推拿為主治法。正骨手法：先以俯臥旋轉分壓法糾正頸胸交界處錯位，繼以仰頭搖正法、仰臥側搬牽抖法糾正寰枕關節和寰樞關節錯位後，用牽引下正骨法調正中段頸椎各類型錯位和改善椎間退變。根據臨床症狀選用兩種輔治法和改用保健枕，糾正不良姿勢以預防復發（請參閱上篇正骨推拿法）。椎間失穩輕者用水針療法和練保健功，重症患者應用微形外科治療，康復較快。

（三）典型病例

例一：周××，女，45 歲，農民。患原發性右側三叉神經痛（第 2、3 支）12 年，初期曾用針灸、藥物（中醫、西醫）治療三年多，療效不理想，用封閉療法（酒精），痊癒三年多，後因勞累而復發，病情加重，十分痛苦，由於咀嚼引發劇痛，近五年只能吃粥和鹹菜，全身顯著消瘦、乏力，喪失勞動能力。查體：右面頰部皮膚粗糙，膚色暗灰，表情痛苦，發作時面肌抽搐，用手按撫，有時流淚，頸部僵直，活動功能伸屈明顯受限。

觸診：$C_1 \sim 3$ 混合式錯位，$C_{3/4}$ 滑脫式錯位，椎旁有壓痛；頸椎 X 線照片，與觸診相符，$C_{5/6}$ 椎間盤中度變性、椎體後緣、C_4 前沿呈鳥嘴狀骨質增生。根據頸椎退變併發多關節多類型錯位，按頸椎退變併關節錯位作出治脊方案：分二步進行：（1）針對病程長及其病理改變較重，用臥位作徒手正骨推拿法的四

步手法，加強活血舒筋手法，用緩慢復位法先調理 $C_1 \sim 3$ 混合式錯位，改善頸椎僵直狀況，配以針灸、頸後部微波治療，每日 1 次，5 次後頸部活動改善。（2）針對頸椎中度退變併發滑脫式錯位的治療難度，在牽引下正骨法之前，用拷角搬按法治療 $C_{2/3}$ 混合式錯位，仰頭搖正法調正 $C_{1/2}$ 後，即用牽引下正骨法為重點手法，糾正 $C_{3/4}$ 滑脫式錯位，正骨推拿手法完成後，繼用 18kg 作持續性牽引 10min，紅光照射頸背部，每日一次，20 次為一療程。8 次治療，即 C_2 左側擺為主的混合式錯位，和 $C_{3/4}$ 滑脫式錯位糾正後，右側上頜部劇痛漸次緩解，停用止痛藥，治療至 20 次（第一療程結束）。

患者自從患病後，12 年來只能無枕仰臥，治脊初期改用保健枕，反而不能適應，為使她糾正頸軸，先用毛巾捲成臂粗的筒形枕，讓其仰臥於上逐步適應，至病情好轉後，改用保健枕和正常睡姿（仰臥和左右側臥）。療程間停治一個月，療效基本鞏固。

第二療程，除按上述第二階段方案外，加捏脊療法和教其練習郭林新氣功的慢步行功。20 次療程結束，飲食恢復正常，體重逐漸恢復，治癒後，隨訪 5 年未復發。

例二：游××，女，53 歲，外籍醫師。確診左側三叉神經痛（第二支）6 年，在東南亞多處診治，中西醫多種療法，未能根治，左側迎香穴部成為扳機點，輕摩亦會誘發閃電樣劇痛，每次發作 < 1min，但有時可持續半小時以上，重則會面部發紅，出汗，頭脹，噁心嘔吐，工作疲勞或側臥時，右上肢沿尺側

麻痛。此次發病 7 月餘,每天少則 2～3 次,多則十餘次,吃飯、刷牙皆可誘發。按三步定位診斷,C1 左側擺,C2～5 呈右側彎,C2/3 反張,C7 棘突左旋、T1 棘右旋、T2 後突,錯位椎旁有壓痛或酸脹感。MRI 確診 C3/4、C4/5、C5/6 椎間盤突出,以 C3/4 為重,黃韌帶呈縐褶向前凸致該處,使脊膜前後受壓呈葫蘆狀壓跡,L5/S1 椎間盤膨出,經詢問其是否有外傷史時,始訴 9 年前乘馬車翻入路旁水溝史,十多天後皮內外傷痊癒未覺不適。

治脊療法方案與例一基本相同,本例因有外傷史和多個椎間盤突出,故以牽引下正骨法為重點手法,以解除黃韌帶縐褶,改善椎管矢狀徑的代償功能,微波治療頸椎部,因她工作忙每週只能來院門診治療 2 次,用旋磁治療扳機點(旋磁治療每日 2～3 次,在家自我治療),經正骨推拿配微波治療 3 次後,扳機點過敏程度改善,不服止痛藥已能安睡至天明(第一次治療即改用保健枕),7 次治療後,吃飯、刷牙均不會誘發,三叉神經痛基本停止發作。開始增加治療腰椎間盤膨出(L5/S1)併發骨盆旋移綜合徵。對脊柱側彎作整體調治後,頸椎穩定性康復加快,經 18 次治療,全身症狀基本消除,扳機點已不敏感。為使其頸椎失穩康復更好,予以微形外科治療 3 次,教會其練床上保健功。建議她回國後,用單槓懸吊和頸椎牽引療法,作為鞏固療效的治療。隨訪 2 年,療效鞏固。

七、短暫腦缺血發作

短暫腦缺血發作(TIA),是指顱內頸內動脈系統或椎動脈系統,由於某種原因發生暫時性的供血不足,常見病因:(1) 腦栓塞;(2) 小動脈痙攣;(3) 頭部血流的改變;(4) 心功能障礙等病因,導致受累腦組織出現一過性的缺血性功能症狀,而表現相應的臨床症狀和體徵,其持續時間短則數秒至數分,多則數小時,發作過後,多在 24 小時內症狀和體徵全部恢復正常。但會反覆發作,部分患者可自行緩解,此症若不及時重視診治,約有 1/3 的患者在幾年內發生腦梗塞或老年性癡呆症。

治脊療法治療短暫性腦缺血的作用機理

短暫性腦缺血發作的主要臨床症狀:一過性眩暈、自感頭腦一片空白、頭昏頭痛、噁心嘔吐,一過性視物模糊、複視,吞咽困難、飲水嗆咳、語音障礙,單肢或四肢乏力、麻痛等。重症者可見眼球震顫,或小腦性共濟失調,大腦後動脈受累時,可出現一過性皮質盲。活動頸部時可誘發症狀加重;脊髓受累者可突發四肢無力,甚至摔倒或暈厥,跌倒後可即醒來和四肢無力即可恢復。

頸椎病引發的短暫性腦缺血發作,椎動脈受扭屈的同時,並有交感神經受損害,可引起顱內廣泛性小動脈痙攣,除椎動脈受損外,同時出現頸內動脈供血區的腦功能損害症狀。因此,應與單純的椎基底動脈或頸內動脈供血不足,和腔隙性腦梗塞相鑒別,結合臨床症狀或顱腦 CT 掃描,不難鑒別。與梅尼埃綜合徵鑒別時，注意聽力減退特徵，多好發於年輕人，必要時請耳鼻喉科會診鑒別。

中老年患者已有腦動脈硬化症，是本症發病的病理基礎，由於這種早期動脈硬化可無自覺症狀。故頸椎失穩錯位，是短暫性腦缺血發作的重要病因之一。研究結果證明，本症的椎關節失穩錯位好發部位有：（1）與頸上交感神經節相關頸椎（$C_1 \sim 3$），臨床症狀多伴有頭痛和心悸（陣發性心動過速）；（2）與頸下交感節和星狀神經節相關的脊椎（$C_6 \sim T_2$），臨床症狀多伴發胸悶、氣短、胸痛、出汗或上肢麻痛；（3）與頸中交感節和頸動脈竇相關的頸椎（$C_4 \sim 6$），臨床症狀多伴發血壓波動，頭、頸、肩區脹痛僵直，頸活動受限，若血壓偏低，更易血栓形成。因此，及早診治這種椎動脈型、交感型併發的混合型頸（胸）椎病，預防椎動脈硬化症，是防治本症的有效措施。（治脊療法方案請參閱頸椎病章節）

八、小兒腦癱（大腦性癱瘓）

小兒的大腦性癱瘓（Cerebral Palay），是自出生起即已存在的肢體肌張力和功能的異常。既有先天因素，亦有後天因素。後天因素主要有早產、產程缺氧、產傷等。

（一）小兒腦癱應用治脊療法的作用機制

小兒腦癱是一組綜合徵。治脊療法適用於產傷、窒息、早產兒造成的腦癱，故應由小兒專科排除大腦和脊髓器質性病變所致的腦癱。嬰幼兒在出生時或早期即發病，表現為四肢、全身、半身或單肢癱瘓，肌張力增強，腱反射亢進、病理反射陽性；截癱者行走呈剪刀步態，有的為不自主運動，舞蹈樣動作或指劃運動；智力障礙程度不一，但無顱壓增高體徵。按脊椎病的三步定位診斷法檢查，可有脊柱變形（服鎮靜藥後拍攝脊椎 X 線側位和張口位片，分期進行，先攝頸椎），尤以 C_1、$_2$、$_3$ 椎間關節紊亂為多見，甚至寰枕關節或寰樞關節半脫位，在脊柱四段力學轉換區：頭／頸、頸／胸、胸／腰、腰／盆間均可測到錯位情況。治脊療法治療小兒腦癱，主要從如下幾方面進行：

（1）及時對產傷造成的頸椎關節錯位復正。以體位牽引復位法為主治法，術者坐於床邊，用手輕力牽引頭頸部，同時另手輕揉痙攣頸肌或背肌，重點先治產傷遺下的血腫硬結，從速改善腦缺血。如遇患兒煩躁哭鬧，為免意外，給予冬眠靈服後，進行 X 線拍片和復位法治療。

（2）痙攣性癱瘓患兒（角弓反張），先用針刺華陀挾脊穴，快刺不留針，頸椎旁 2 ～ 3 對穴位，胸腰椎旁 3 ～ 5 對穴位，每次輪換針穴，針後痙攣稍緩解，即行手法治脊。

（3）肢體弛緩性癱瘓者，可不用針刺華陀挾脊穴。治脊後加捏脊療法和點穴治療。

（4）年齡大的（5 歲以上），可配以頭皮針治療。

（5）教會家人給患兒抱起（手端雙腋下）作懸吊和左右擺動，和肢體按摩，以改善脊柱側彎、過伸等體形的康復，改善腦缺血，防止腦萎縮，促進腦功能康復，亦可教其家人輔佐肢體功能訓練治療。

（6）病情改善後開始醫療體育和功能訓練；中西藥物治療能加速康復進程。

治脊為主的綜合療法能及早調正頸椎，對促進腦功能的康復有顯著效果。

（二）典型病例

例一：阮 × ，男，2 歲 7 個月。自引產後出現斜頸（頭扭向右側），四肢痙攣性癱瘓，患兒煩躁不寧，不能坐立。曾用中西藥物、針灸和四肢按摩治療，無明顯效果。經脊椎三步定位診斷檢查，寰椎明顯左側擺，樞椎棘突左旋為主併發胸腰椎呈 S 形側彎，雙下肢交叉，四肢肌張力增強。繼續針灸治療，加治脊療法，用手牽引和正骨推拿手法，緩慢復正上位頸椎，8 次治療後，患兒能安寧入睡，煩躁哭鬧明顯減少。全脊柱治脊療法，開始肢體被動運動和逐步開展功能訓練，每次先行針刺華陀挾脊穴（選 5 ～ 7 對穴），快刺不留針，針後背肌痙攣緩解，用撫摩、掌揉法和搖腿揉背法調理胸腰椎，簡化捏脊後，仰臥位治療頸椎和四肢，家人每晚作四肢按摩和抱腋下作懸吊和左右前後擺動，經三個月治療後，開始會笑，發音學語，有靠背能坐，四肢肌張力降至正常。其母是護士，會針灸，教其簡易正骨推拿法，回湖北後堅持治療。隨訪 2 年，智力和肢體功能康復至基本正常。

例二：胡 ×× ，女，15 個月，福利院腦癱殘疾兒童，嬰兒時被父母遺棄。全身僵硬，很少活動，頭頸不會轉動，雙眼無神，仰臥時雙足內翻呈一字形（足底相對），俯臥時身體過伸，雙上肢分開向後翹起，似飛機狀，不能翻身；只能仰臥、俯臥，不能側臥、亦不能坐；會哭不會笑，哭聲微弱，吞咽遲緩，不會學說話。治脊療法和快速針刺一次，配合肢體運動功能訓練和智能訓練。治療 1 月後，頭頸部，能自主小範圍活動，雙眼有神，受人逗玩；治脊 3 個月時，四肢僵直明顯改善，有自主活動，已可側臥，對玩具有興趣，但仍不會用；治脊 6 個月時，仰臥位可自主翻身，能在兒童椅上靠坐；治脊至 8 個月時，會爬，可在扶持下站立，逗玩時會笑，飲食已正常；1 年時（兩歲三個月），初學走路，學說話。堅持三年治脊療法（不分療程），肢體功能除雙足內旋尚未完全矯正外，運動和感覺已完全康復，智能訓練有顯著改善，會叫媽媽、叔叔、阿姨、婆婆、奶奶，會簡單表達要求，如口渴、飢餓、大小便等，會選好的吃，能自理洗面、刷牙、去廁所大小便，能學唱歌，學拿粉筆塗鴉等。經小兒科作全身健康檢查，未發現其他疾病。

九、突發性面神經麻痹

（一）突發性面神經麻痹應用治脊療法的作用機制

突發性面神經麻痹（以下簡稱面癱）是莖乳孔內急性非化膿性面神經炎，引起周圍性面神經麻痹，又稱貝爾（Bell）麻痹。病因至今未明，目前有病毒感染學說、免疫缺陷學說，而大多數學者傾向於血管痙攣學說。我研究所經臨床研究，觀察一組早上起床發現面癱的患者，檢診多有頭頸活動部分受限（伸屈、側屈、轉頸），C_1、$_2$、$_3$ 橫突／棘突偏歪，尤以 C_1 橫突前移（對側後旋）多見，患側 C_1 橫突和莖乳孔處明顯壓痛，此組患者多有不良睡姿，或枕頭高低不合適，或因頸肩部感受風寒，引起部分肌肉收縮，引發失穩頸椎錯位。C_1～$_3$ 錯位時，將損傷局部軟組織，造成莖乳孔至 $C_{1/2}$ 之間的無菌性炎症，再傷及頸上交感節，可引發其支配的相關器官缺血（小動脈痙攣），因此，本症發病早期（5 天內），及早用正骨推拿法糾正 C_1～$_3$ 椎關節錯位，選用紅光、激光、超短波或超聲波治療莖乳孔（乳突後側）附近壓痛區，消除頸椎錯位對椎旁軟組織和頸上交感節的損害，加速骨性管內的無菌性炎症的吸收，將使面神經麻痺迅速康復。若上段頸椎錯位未及時復正，椎動脈和頸上交感節的受損害未及早消除，發展成椎－基底動脈缺血，造成橋腦面神經核循環障礙，或交感神經的鼓室叢受損而致迷路小動脈痙攣，將發展成中樞性面神經麻痺，使病情加重。當病症遷延到面神經發生變性時（肌電圖檢查證明），康復治療需加強麻痺的面神經區，選用針灸、埋藥（針刺貼藥對晚期患者療效較佳）、電刺激、面肌功能訓練和手法點穴按摩等療法，以促進神經功能的恢復（各種療法請參閱中篇各章節）。

（二）典型病例

龔××，女，42 歲。參加農村巡迴醫療隊工作期間，一天早晨，起床漱口時，左側口角漏水，始覺察自己患面癱，照鏡子，左額紋變淺，不能皺額和抬眉，左眼瞼不能閉攏，嘴向右側歪斜，不能鼓腮和吹口哨，鼻唇溝左淺右深，經神經科主任排除顱腦器質性病變引起。按頸椎病因檢查，觸診 C_1 橫突左側旋前，右側後旋並下移側擺，C_2 棘突右旋，左側乳突下後側區明顯壓痛，即以徒手復位法，用仰頭搖正法、挎角搬按法、側頭搖正法、側臥推正法等正骨手法，糾正 $C_{1/2/3}$ 椎間、寰枕關節和寰樞關節錯位，按摩左面部，點穴：頰車、下關、太陽、陽白、魚腰、頭維、上星、率谷、迎香、地倉、翳風、翳明和風池等穴位。用點揉法，枕下小肌羣揉擦法，讓同事幫助作頭頸牽引（仰臥位），左側耳後壓痛部貼消炎止痛膏並熱敷。1 次治療，即覺左側頭頸部緊痛感減輕，3 次治療，閉眼、撅嘴改善，7 次治療，左眼能閉合，吃飯已無食物滯留於齒頰間，喝湯不漏了，但鼓腮、吹口哨和皺額、蹙眉等尚未正常，堅持治療至 15 次，完全康復。

十、早老性癡呆症

（一）早老性癡呆症應用治脊療法的作用機制

早老性癡呆症（Presenile Dementia）是指大腦皮層高級功能受到廣泛損害，表現為智力、記憶力加速衰退。初發時是以近事記憶缺失，逐漸加重時遠事記憶亦障礙，判斷力和定向力不全，病情加重，發展至完全性癡呆。現代醫學認為，引起癡呆病因有：

（1）原因未明的退行性改變，或稱阿爾茨海默病（alzheimer）；

（2）血管性癡呆，由多次中風或慢性

腦缺血引起；

　　（3）其他顱腦器質性病變引起。

　　治脊療法適用於慢性腦缺血引起的早老性癡呆症（45 ～ 60 歲）和老年性癡呆（Senile Dementia）的早期患者（60 ～ 70 歲）。按脊椎病因進行三步定位診斷法，查明椎動脈型或交感型頸椎病：頸上、下交感節損害導致腦動脈痙攣；脊源性血壓異常和心律失常；骶－蝶－枕共扼系統損害，影響腦脊液流變學問題（有待進一步研究），均會導致腦內慢性缺血。因此治脊療法對早老性癡呆症，在於及時治好脊椎病，改善腦脊血循環，達到防治結合的作用。40 歲以上的中老年人，出現頭昏、頭痛、失眠、健忘等症狀，經藥物治療不滿意者，應及時檢查脊椎病（治脊方案參閱短暫性腦缺血和骨盆旋移症等有關章節）。

（二）早老性癡呆症典型病例

　　美籍華人劉太太，女，61 歲。患早老性癡呆症 16 年，在美國治療（藥物、理療、康復訓練）未能控制病情發展。就診時已不認識子女，不會回家，生活不能自理。表情淡漠，沉默寡言，不與朋友來往，晨昏顛倒，夜多失眠。經頸椎觸診，C_1、2、3 左側彎，C_4、5 反張，椎旁壓痛，X 線照片和 MRI 顯示，$C_{4/5}$ 椎間盤突出、$C_{5/6}$ 椎間盤膨出，寰椎仰旋，$C_{2/3}$ 椎關節混合式錯位。其丈夫回憶：發病前曾有車禍，頸背部受傷，曾用牽引和頸托固定，此後經常失眠、頭昏、頭痛，有時肩和右手麻痛，按腦震盪後遺症，用理療和針灸能緩解，三年後被診斷為早老性癡呆症，在三藩市癡呆研究所診治多年。治脊療法：正骨推拿法為主治法，配紅光照射後頸部，每次 30min，3 次治療，$C_{1～3}$ 關節錯位糾正後，睡眠明顯改善，加牽引下正骨法和繼續針灸治療（頭針和體針），8 次治療後，精神好轉，已能呼喚丈夫名字，表達要求，到癡呆研究所評分有改善。治脊療法 20 次，其子女向她問候時，會以點頭、搖頭表達，表情時有笑容，走路步態較前有力，步幅加大，認識家門，能與孫輩逗玩，日間已很少臥床。32 次治脊後，能與丈夫簡單說話表達要求，記憶自家門號、年齡，能自己洗手、刷牙、吃飯，走路不用別人扶持，大小便能自行上廁所，在家活動和到後院樹叢散步等，生活能力明顯提高，經癡呆研究所醫師評分，證明記憶力和思維能力均有所進步。

　　治脊療法治療早老性癡呆症和老年性癡呆症的早期，對預防和減緩病情發展有一定效果。

十一、神經性水腫

　　神經性水腫病因未明，臨床上有全身性、局部性兩類。我們初步總結 18 例，均與 $C_7 ～ T_1$ 椎體旋轉式為主的混合式錯位相關。

　　神經科收治一例全身性神經性水腫患者，男性，52 歲。患此症三年餘，每次發病時全身腫脹，體重增加 8 ～ 15kg，住院治療需 2 ～ 3 個月治癒。此次發病後入院治療已三個月，仍無明顯療效，因有頸背痛，臨床診斷頸椎病，送來研究所治療，經三步定位診斷，確診為 $C_7 ～ T_1$ 旋轉式為主的混合式錯位，應用俯臥旋轉分壓法和牽引下搖肩法、側向搬按法糾正錯位，1 次復位後，患者立即輕鬆，肩背痛消除，次日來治療，訴說全身水腫明顯消退，體重由 72kg 降至 68kg，3 次治脊後，全身腫脹完全消除，頸背痛未再復發，治癒出院。四個多月後，水腫復發，又有輕度頸背痛，再次住神經科，患者要求先不用藥物治療，而到我研究所行治脊療法，為此作為臨床研究病例。經 X 線照片覆查，證實其 C7 雙側頸肋，由於旋轉式錯位，左側頸肋旋前，引發淋巴回流和鎖骨下靜脈受骨性擠壓，發生神經性水腫。另一誘發原因，患者習慣俯臥，面轉向右，使頸椎扭轉過度，中年以後，頸椎退變、失穩加重，導致失代償而發病。為了根治，要求患者糾正不良睡姿，用保健枕，練保健功，頸椎椎周軟組織勞損點水針治療，按頸椎病診治 15 次，未經藥物治療，骨科會診意見，如療效能鞏固，切除頸肋手術可免除。

　　例二：男，37 歲，美國三藩市高級電子工程師。患右側面部和右上肢浮腫多年，時輕時重，伴失眠、輕度頭昏、左側頭痛、頸和右肩臂酸痛沉困感，視力疲勞。藥物和針灸治療可改善症狀，經會診時檢查：頸軸側彎呈 S 形，C1～3 左側彎，C4～6 右側彎，C7 斜形側擺（左高右低）並右前旋，按多關節多類型椎關節錯位治療，改睡木床，不再睡水床，用保健枕，配針灸治療 10 次痊癒。

十二、震顫麻痹綜合徵和頸性震顫

（一）震顫麻痹綜合徵治脊療法的作用機制

　　震顫性麻痹又稱帕金森病（Paralysis Agitans）。主要病變在黑質和紋狀體，可見黑質色素減少和神經細胞減少，近代研究證明，本徵與紋狀體中多巴胺和其代謝產物高香草醛酸明顯減少，5－羥色胺和去甲腎上腺素減少等變化有關。本徵分為原發性和繼發性兩類。治脊療法適用於中老年發病的原發性因腦缺血致病者，有較明顯的輔助治療作用。

　　青壯年發生上肢震顫，多為頸性震顫，好發於頸椎挫傷後，造成脊髓型頸椎病者，頸交感神經和脊髓供血的損害，使脊髓缺血、缺氧而漸次發展成變性反應，若損害支配雙上肢的頸脊髓前角細胞，或損害頸髓內支配四肢的錐體束纖維，可導致肌束震顫。經神經科排除顱腦病變，再經脊椎病因三步定位檢查，CT、MRI 檢查，可確診為頸椎病的椎動脈型和脊髓型者，用治脊療法，多可獲得明顯療效。但是，病程長，脊髓或腦部受損部位，已發生變性較重者，療效較差。

（二）治脊療法治療

1. 震顫麻痹基本方案

　　（1）主治法：正骨推拿法糾正頸椎錯位，牽引療法改善頸椎退變的椎間隙變窄和椎管變形變窄，調理關節排列紊亂。

　　（2）輔治法：(i) 腰背部和患肢推拿和功能訓練；(ii) 針灸：頭皮針、體針；(iii) 後頸部微波電療或全脊柱熱療法；(iv) 受累肢體伸、屈肌張力增強部位或

262

枕頸部用強磁療法；（v）改用保健枕、糾正不良睡姿，練保健功。

2. 頸性震顫按頸椎病治脊方案

(三) 典型病例

例一：華 ×× ，男，66 歲。臨床確診震顫麻痹 5 年，藥物治療未能控制病情發展，坐輪椅來診時，四肢震顫頻率高，右手如搓丸樣，口角流涎，問答詞語不清，面無表情，頸部過伸姿勢，兩人扶其走路呈慌張步態，步幅 10 ～ 15cm，臥床時，不能自行翻身和調節四肢姿勢，喪失自理能力。經查 C1 為混合式錯位，C2 ～ T2 呈 S 形側彎，C4/5 為向前滑脱式錯位 (導致頸軸過伸狀態)。在藥物治療同時，增加治脊療法，治脊初期，因肌強直難以正骨復位，每次先坐位作頭皮針和頸枕部旋磁共 30min，再俯臥位作背肌強擦法 (活絡油) 並指壓華陀挾脊穴，在肌張力緩減時，用床邊反吊姿勢作頸椎和 T1、2 錯位的正骨手法和牽引法，仰臥位作四肢按摩 (5 年來每日由護士執行) 加指壓點穴，足底拍打 (輕拍即激發肌肉抽搐)，拍 3min/ 次，每日治療 2 次。治脊 10 日後，四肢震顫頻率轉慢，頭頸姿勢已較正常，流涎基本停止，眼睛開始有閉合動作。頸肌強硬改善後，床上側臥位進行頸椎正骨推拿法，俯臥位如上述治療。治脊 30 日時，功能訓練時踏步，步行改善，步幅 15 ～ 20cm，慌張步態基本消除，面容呆板改善，吃飯吞咽改善，頸部活動已較自如，說話較前清楚。治脊改為每日 1 次，共治脊 3 個月，震顫明顯減少，步幅 30 ～ 40cm，面部時有笑容，功能訓練，上肢加精細動作，下肢加跨障礙，

改用保健枕後睡眠改善，因轉療養院而停止治療。

例二：陸 × ，男，21 歲，跳水運動員。兩年前頭部撞擊傷後，經常頭昏、頭痛、頸肩背痛，藥物和理療均可緩解，近半年來，出現雙手震顫，且慢慢加重，神經科排除 (腦) 震顫性麻痹。經三步定位診斷，MRI 和 X 線片證實：C4/5、C6/7 椎間盤突出併發 C1、2、4、5、7、T1 多關節錯位，尤以 C4、5 椎管狹窄，矢狀徑 10mm (我研究所 100 例正常人平均值是 15.3mm)，MRI 顯示，椎間盤突出與黃韌帶皺褶形成葫蘆狀壓跡，X 線片顯示 C4、5 椎體後緣聯線中斷前移達 2mm，兩年來頻繁發作，從而造成脊髓損害而出現震顫。按頸椎外傷造成的椎間盤突出併發滑脱式錯位為主的多關節損害作治脊療法，輔治法選微波治療和磁療敷貼穴位：天柱、肩井、大椎等穴，每日一次，3 次後加半環形水針注射於 C4/5 椎間，20 次痊癒，覆查 X 線照片，C4/5 間椎管矢狀徑增寬至 13.6mm。建議在家中設牽引椅，每週自行作頸椎牽引 1 ～ 2 次，用保健枕和注意預防運動創傷。隨訪 3 年無復發。

十三、多汗症

(一) 治脊療法治療多汗症的作用機制

多汗症 (Hyperhidrosis) 分為全身性和局限性兩類，病因大多不明，臨床多種疾病有多汗症狀，如結核、傷寒等傳染病、甲亢、肥胖症、肢端肥大症、腦神經疾病或腫瘤等病症，神經損傷亦會有此症狀。因此，應先排除上述疾病後，

才按不明病因的多汗症診治。治脊療法適用於病因不明者，臨床研究證明，全身性多汗，多因頸胸交界區 ($C_7 \sim T_3$) 椎間關節錯位，刺激或損害星狀神經節，而導致交感神經激惹症狀，引發全身出汗，常併發汗斑或毛囊炎。局限性多汗，在相應的交感神經節段，按脊椎病三步定位診斷法，若檢查出相關脊椎有錯位、退變體徵，可選用治脊療法。

大部分的血管、全身的汗腺和立毛肌，只受交感神經支配。交感神經的低級中樞，位於脊髓胸節和上三個腰節的側角內，側角細胞的軸突與脊神經前根穿過椎間孔，而經白交通支進入交感幹上鄰近的椎旁節，交感幹排列在脊椎前兩側，上至 C_1，下至盆腔。節前纖維經椎間孔時，若因椎關節錯位致椎間孔狹窄受損害，將引發其所支配的內臟、器官發生功能損害。節後纖維經灰交通支返回脊神經，隨脊神經分佈至全身的肌肉、皮膚的血管、汗腺、豎毛肌，調節血管收縮、豎毛肌收縮和汗腺分泌。臨床上身體健康者，患單純的全身性多汗症時，只需重點檢查其 $C_6 \sim T_3$ 椎間關節錯位體徵。治脊範圍小而療效確切。

（二）典型病例

冼 ××，男，42 歲，高級工程師。全身多汗 6 年，因工作經常出差，常於出差後多汗加重，有時伴發頭昏、失眠、頭脹、胸悶等症狀，神經科和心血管科診查，未發現異常，按亞健康問題用藥物治療無效，經檢查脊椎，X 線照片與三年前的對比觀察證實，發現其主要有 $C_7 \sim T_2$ 椎關節錯位，因旅途和工作過度疲勞及落枕影響，誘發頸椎病

$C_1 \sim 4$ 椎關節錯位而出現頭昏、失眠、頭痛等症狀。給予正骨推拿治療 1 次，頭昏、頭痛即刻消除，C_7/T_1 錯位與其當知青時槓大樹受傷有關，故每次復位後，3 天之內又再錯位，加用 30% 胎盤組織液 2ml 配 10% 葡萄糖注射液 10ml，混合後分注於 C_7/T_2 兩旁（挾脊穴），每週 2 次，10 次治脊後，6 年來的全身多汗症和胸悶難受等症狀完全消失。

第四節　心血管系統病症

一、原發性高血壓

原發性高血壓又稱高血壓病，病因尚未明確。臨床上凡經過多次核實血壓 ≥ 160/95 毫米汞柱，不論是收縮壓或舒張壓一項均可確診為高血壓。本病分為急進型和緩進型兩種，急進型好發於青少年，屬惡性高血壓，易併發心、腎、腦的損害，應作系統的住院診治。緩進型多有家族史，好發年齡在 40 歲以上，體質多較壯健，必須排除腎性高血壓、嗜鉻細胞瘤 ā ā 等多種引起血壓增高的疾病。一般認為發病與高級神經中樞功能失調有關，確診前應排除繼發性高血壓。早期以小動脈痙攣為主，久病可發展為廣泛性小動脈硬化和造成心、腎、腦的損害，目前對原發性高血壓的確切病因仍不十分明瞭。臨床上早期部分患者無自覺症狀而在體檢時發現血壓升高，但多數患者出現頭痛、頭暈、失眠、記憶力減退，或全身乏力、倦怠、心悸、胸

悶、耳鳴、眼花、性情急躁等症狀，血壓持續或波動升高。舒張壓輕型 <110 毫米汞柱，中型在 110 ～ 130 毫米汞柱之間，且有心臟肥大及眼底動脈變化，重型 >130 毫米汞柱，且有心、腦、腎功能損害。

（一）治脊療法治療原發性高血壓作用機制

治脊療法適用於原發性高血壓第一期患者，第 2、3 期患者應以藥物治療為主，治脊療法作為輔助治療，可明顯提高療效。

1. 頸上交感神經節附着於 C_1 ～ 3 或 2 ～ 4 橫突的前方，當 C_1 ～ 4 關節錯位使橫突發生位移時，或因錯位損傷而引起無菌性炎症時，均能引起交感節後纖維興奮性改變，而引致腦血管發生痙攣，若此種刺激持續存在，將繼發性影響腦血管舒縮中樞的功能而發展為全身性小動脈痙攣使血壓持續升高。據 Llush 氏報告，對未麻醉的小羊行頸交感神經作超限刺激，可致腦血流量減少，最大可達 55%。另方面頸上、頸中及頸下交感神經節發出的心支，參與形成心深叢及心淺叢，分佈於竇房結及房室結，並隨冠狀動脈分佈至心肌，故頸椎錯位對頸交感神經的機械性刺激可加速神經興奮而出現心悸、心跳加強、冠狀動脈舒張而導致血壓升高。

2. 頸動脈竇位於 C_6（因個體差異，頸動脈竇位置在 C_4 ～ 6）橫突前方，中下段（4 ～ 6）頸椎錯位時，若橫突前方的肌肉緊張或因橫突骨性位移的直接刺激或因鈎椎關節錯位而引起斜角肌及筋膜緊張而牽張刺激頸動脈竇使血壓發生波動，常見血壓突然升高，而有時反降低於正常值；患者多伴有頭昏或眩暈，頸部僵痛感，或肩背部沉重不適；若頸胸椎多關節錯位時，則伴發胸悶氣短或心律不齊。

（二）治脊療法

根據三步定位診斷確定其頸、胸椎發病節段及錯位型式，先採用緩慢復位法糾正錯位關節，又可避免手法刺激過強而引起血壓升高。高血壓患者多以鈎椎關節錯位或橫突前移位為多，故觸診時應重視斜角肌檢診。對椎間盤變性併發滑脫式前錯位者，用橫突前方定點作拷角搬按法較易復位，亦可用牽引下正骨法復位。其餘參閱頸椎綜合徵治療。

根據中國報導以頸椎病手法診治法治療血壓異常（原發性高血壓及原因不明的低血壓）已達 600 餘例，顯效率達 68%，其中廣西中醫學院對本症作較深入研究，從解剖生理病理及臨床觀察，報導 243 例，顯效率 50.6%。遠期隨訪 92 例，平均 3 年 8 個月，療效鞏固率為 69.6%，基本鞏固率為 18.5%；復發 11 例，佔 11.9%。該院為此定名為頸性血壓異常。

（三）典型病例

例一：張 ××，男 65 歲，幹部。五年前確診高血壓病，長期口服 "心痛定" 10mg／日，血壓基本上較穩定，近日無明顯誘因加重，出現眩暈，視物旋轉，頸及頭部脹痛，活動眩暈明顯，伴頻繁嘔吐，大汗淋滴，短暫心悸。有外傷史及睡高枕習慣。經神經內科及心血管內科檢查，排除心腦器質性疾病。確診：高血壓病。

診斷檢查：頭頸牽引試驗（+），椎動脈壓迫實驗（+）。觸診：C1 偏左，C2、3、4 向右側擺側彎，局部腫脹壓痛明顯。

頸椎 X 線正側位、張口位片。放射科診斷報告：頸椎生理曲度變直，鈎椎關節變尖，椎體前緣骨質增生，項韌帶及前縱韌帶見有鈣化影。專科診斷：正位片：C4、5、6 鈎椎關節骨質增生變尖。側位片：C5、6 椎體後緣輕度增生並項韌帶可見鈣化。錯位徵：頸軸上段變直，C3、4 聯線中斷 C3 前移位，C2、3 雙突徵，張口位：環齒間隙不等寬，左寬右窄。依據患者的症狀，體徵及 X 線，結合患者有外傷的基礎及長期姿勢不良習慣所致頸椎力學改變，引起 C1~4 關節錯位。確診：頸椎病併發高血壓病。

治脊療法方案：前十次治療繼服降壓藥，後十次停止服用降壓藥。按頸椎病作正骨推拿手法糾正 C1~4 關節錯位，重點以牽引下正骨法復正 C4 滑脫式錯位。微波照射後頸部，五次後加水針治療頸椎旁勞損點及 C4 滑脫椎間，使用保健枕以糾正不良睡姿，經十次治療，眩暈，嘔吐消失，頭頸活動已自如，血壓基本穩定。共二十次治療，頸部壓痛消失，血壓恢復正常。隨訪 10 年，高血壓病未見復發。

例二：黃 ×× ，男，44 歲，幹部。三年前患高血壓病，近日血壓不穩定，135~150/105~120mm Hg 之間，口服降壓藥效果不明顯，睡眠不足和疲憊時伴有頭昏，頸部疼痛及左上肢麻木，乏力，無外傷史。

診斷：經神經科和心血管科檢查，排除器質性疾病而確診：高血壓病。頸椎檢查：觸診：C4 偏左，C5 偏右，C5、6 椎旁腫脹壓痛明顯。頸椎 X 線片檢查：放射科診斷報告：頸椎生理曲度變直，椎體前緣上下增生變尖，椎體後緣於 C3/4 不連續，未見骨質破壞，C5/6，6/7 椎間隙變窄。專科診斷：正位片：C5/6 鈎椎關節骨質增生變尖，C5/6 左右關節間隙不等寬，C5 棘突偏歪。側位片：C3、4 後緣聯線中斷，C4、5 有雙邊雙突徵。雙斜位：C4/5、C5/6、C6/7 椎間孔變窄。依據症狀、體徵及 X 線片陽性結果，結合患者長期低頭作業所致頸椎力學改變，引起頸椎中段錯位引發高血壓病，由於睡眠不足及疲累時所致肌肉代償功能失調，引起頸椎多關節錯位、炎症而疼痛，麻木及乏力。確診：頸椎病併發高血壓病。

治脊療法：按頸椎病作正骨推拿手法糾正 C3~6 關節錯位，微波照射壓痛點，五次後加水針治療勞損點，經五次治療後，頸部症狀消失，血壓穩定，改用保健枕。共治療十五次血壓恢復正常，隨訪 8 年高血壓病未見復發。

二、冠心病（缺血性心臟病）

由於冠狀動脈循環改變引起冠狀血流和心肌需求之間不平衡而導致心肌損害。本病包括急性暫時性的和慢性的。可由於功能性改變或器質性病變而引起。其形成的機制牽涉及神經、內分泌、全身代謝、遺傳及精神因素等，與飲食、腦力或體力勞動有關。

診斷：採用世界衛生組織診斷標準。

分類：

1. 原發性心臟驟停；2. 心絞痛；3. 心肌梗塞；4. 心力衰竭；5. 心律失常。

治脊療法適用於心絞痛和心律失常兩類的慢性患者，其他類型只能作輔助治療。急性期不宜應用本療法。

治療前應進行下列檢查

心絞痛：

1. 病史、症狀、體徵。

2. 心電圖：靜止、運動試驗。

3. 血脂檢查。

4. 頸椎正側位、左右 45°斜位，胸椎（T1～6 為主）正側位。

國內外近年已有不少心血管專家們注意到植物神經功能紊亂在冠心病的發病上的重要因素。有人對死於冠心病的四百多例屍解中，發現有些病例並無冠狀動脈粥樣硬化。

冠狀動脈循環功能不全，引起心肌急劇的缺血、缺氧，即可引起心絞痛發作及心電圖改變。

從生理解剖方面來認識，右側交感神經纖維大部分終於竇房結，而左側纖維大部分終於房室結和房室束。交感神經節前纖維受壓功能低下後，副交感神經則相對興奮時，冠狀動脈發生痙攣性收縮亦可引起心絞痛發作。如果椎間發生旋轉式錯位，這種骨性刺激偏於某側，將會導致心臟異搏點出現而發生心律失常。為此我們對冠心病患者進行頸胸椎檢查。證實所檢患者相應頸、上胸椎有關節錯位存在。頸椎及 T1～5 段易導致心律失常、心絞痛發作和冠狀動脈痙攣。

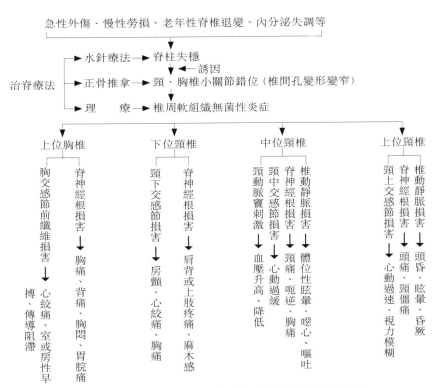

圖119　治脊療法治療心律失常和冠心病作用示意圖

使用治脊療法，能有效地糾正心律失常，緩解心絞痛，促使早期冠心病得以康復。

(一) 治脊療法治療心律失常和冠心病的作用機制

治脊療法包括：用正骨推拿使錯位的頸、胸椎得到復位，消除對脊神經根、交感神經的刺激或壓迫；用水針療法治療椎旁軟組織勞損，以達到脊椎穩定防止再發生錯位；用理療（以熱療為主）以治療椎周軟組織無菌性炎症（見圖119）。

由圖119可見，頸椎錯位能造成頸交感神經節的功能紊亂，頸上、中、下心支受到刺激而興奮；$T_{1\sim5}$椎間關節錯位，可因椎間孔變形變窄而直接壓迫或刺激交感神經節前纖維而造成損害。由此可見，脊椎錯位是植物神經功能紊亂的病因之一，頸椎及上胸椎錯位（前後滑脫式）能導致心律失常和血管痙攣而引起心絞痛。對已有冠心病冠狀動脈粥樣硬化者，脊椎病發作時，對冠心病起到激發作用。

我們自1971年10月至1983年12月診治36例的情況為：

住院16例，門診20例；男20例，女16例；60歲以上3例，50～59歲10例，40～49歲14例，30～39歲6例，20～29歲3例。臨床症狀、體徵與治療結果附表35。治療結果：頻發性室性早搏13例和房性早搏3例，治癒和顯效14例，改善2例，療次最短3次，最長44次，平均19.7次。房顫7例，治癒和顯效5例，改善2例，療次最短3次，最長61次，平均30.9次。竇房結阻滯（心

表35　臨床症狀、體徵與治療結果表

症狀、體徵	治療前（例）	治療後（例）			
		消失	顯效	改善	無改變
頭昏	15	14		1	
一過性昏厥	5	4	1		
眩暈	4	3	1		
頭痛	3	2	1		
頭脹	1	1			
眼脹	1	1			
視力模糊	1	1			
噁心	2	2			
背痛	5	5			
腰痛	2	1	1		
頸痛	3	3			
肩痛	2	2			
上肢麻木	6	6			
下肢麻木	1	1			
全身乏力	7	6	1		
胃痛	4	4			
腹脹	1	1			
便溏	1	1			
失眠	2		2		
易驚	1		1		
心悸	23	20	3		
氣促	8	7	1		
胸悶	23	21	1	1	
心前區痛	15	11	4		
心動過速	4	4			
心動過緩	1				
心臟擴大	1			1	
高血壓	2		2		
心電圖檢查	36	9	19	6	2

動過緩）1例，22次改善。冠心病心絞痛型10例，顯效8例，改善2例，療次最短10次，最長55次，平均27.7次。可疑冠心病1例，8次顯效。風心病換二尖瓣術後房顫1例，59次改善。

我們曾作動物實驗證明，下頸上胸段脊椎人工錯位，可導致實驗兔的心律失常、心肌缺血甚至猝死（室顫）。排除

手術出血及其他傷害的因素，以狗上胸椎人工錯位作出心肌缺血的動物模型，術中心電圖正常，術後二週出現心肌缺血心電圖，四週後拔除錯位固定的克氏針後，動物煩躁、呼吸急促現象消除。二週後覆查心電圖有明顯好轉，四週達到恢復正常。

（二）治療方法

治脊療法是以脊柱病因學理論為指導，運用正骨推拿糾正頸胸椎關節錯位以解除損害交感神經的骨性壓迫；以熱療促進無菌性炎症吸收；以水針（10%葡萄糖液 10 毫升加複方維生素 B 2 毫升，分二處勞損點注射）治療椎旁軟組織勞損點，促進脊椎穩定性康復。此項綜合療法為防治心律失常和冠心病提供一種行之有效的新方法。

（三）典型病例

例一：住院患者姜××，女，51歲，某醫院內科主任。臨床診斷為冠心病變異型心絞痛。1975 年發現心電圖運動試驗可疑陽性，1976 年陽性，但無心絞痛，診斷隱性冠心病。1979 年 4 月無誘因突發心前區灼熱感，局限於 4、5 肋間，半年後轉為灼痛，每晚發作 2～4次，每次持續 2 分鐘左右。1980 年因背痛（1967 年有勞動損傷史）骨科檢查發現胸椎棘突有偏歪和棘上韌帶剝離。1981年心絞痛發作加重，呈刀割樣，有一次因勞動誘發持續達 20 分鐘，心電圖示胸前導聯 S－T 段及 T 波異常，含硝酸甘油片能緩解，住院觀察心電圖有動態改變，數年內經用各種中西藥物治療，未能控制病情發作。於 1981 年 7 月入我院治療，體檢血壓正常，心律整，心率 80次／分，心尖區可聞一級收縮期雜音，靜止心電圖 T 波改變，3 次監測，TV2～TV4 有動態改變，由直立至倒置再直立，二級梯運動試驗陽性。心向量符合前壁心肌缺血，左心功能測定正常範圍。超聲心動圖檢查：主動脈彈性減退，室間隔厚度為 14 毫米。肺部檢查正常。脊柱檢查：C4 偏右，T3 偏左，T4 偏右且前凹，T6 偏左，T7 偏右，T3～T6 棘上韌帶剝離伴壓痛 ++。治脊療法初期只停服乙胺碘膚酮，原服用心可定、長效硝酸甘油片、潘生丁、安定及冠心蘇合丸，治脊療法有效，5 次後即逐步停藥。治脊療法 3 次後，心絞痛程度減輕，發作頻度減少；15 次後，頭昏胸悶消除。由於背部軟組織勞損較重，胸椎失穩較難穩定，症狀時有反覆，故加強水針治療和背肌鍛煉，牽引下進行 C4 滑脫復位後，病情即趨穩定，治療共 32 次，症狀基本消失，心電圖明顯改善。出院後堅持練頸保健功，改善枕頭，未再用藥物治療，能恢復正常工作和家務勞動。隨訪 4 年，情況良好。2 年後回院覆查，心電圖完全正常（靜止、運動試驗及動態觀察），全身情況良好，臨床基本治癒。

例二：門診患者林××，女，49歲。心悸、胸悶、氣促、頭昏約 2 年，加重 3 個月。1978 年初勞累後出現胸悶、心悸、多汗及頭昏頭痛、睡眠欠佳等症狀，查體及心電圖發現偶發性室性期前收縮，中西藥物治療，病情時輕時重。1979 年 6 月上述症狀加重，全身無力，入當地醫院，診斷為冠心病、頻發性室性期前收縮。系統藥物治療 3 個月，全身無力情況改善而出院。患者回憶，

1970 年參加水利工程勞動曾挫傷背部，此後常有背痛。來我院門診檢查，內科同意原診斷，按治脊療法診治，檢診心界不大，脈微弱，38 ～ 45 次 / 分鐘，心電圖：頻發性室性早搏（10 ～ 24 次 / 分鐘），T 波改變。觸診 C4、5 向右側歪，T4 ～ 6 右側彎，其中 T5 後突伴明顯椎旁壓痛。X 線片輕度骨質增生，按頸胸椎錯位作正骨推拿、局部熱敷及水針療法，停用藥物治療。1 次治療，胸悶氣促明顯減輕，4 次治療後脈搏比前有力，54 ～ 60 次 / 分鐘，早搏轉為偶發，1 ～ 4 次 / 分鐘。共治療 6 次，心電圖覆查，已屬正常心電圖。因工作關係，未能堅持完成療程治療。囑其回單位後堅持練頸保健功，熱敷頸胸椎局部，1 年後回我院覆查，頸胸椎除軟組織勞損仍存在，椎關節錯位徵已恢復正常，全身情況良好，原有症狀完全消失，心電圖正常，恢復全日工作。治療告癒，隨訪 7 年未再復發。

　　例三：李 ×× ，女，59 歲。在心血管科先後四次住院，確診為冠心病（心絞痛型）四年餘，以往有偶發室性早搏 1 ～ 3 次 / 分鐘。本次發病，出現心悸胸悶，心前區壓榨性劇痛發作，向左肩臂和背部放射，絞痛持續 < 3 分鐘，含服硝酸甘油後緩解，近日發作頻繁，伴有全身乏力、多汗、頭昏、失眠等症狀。心電圖示：頻發性室性早搏，呈二聯律，胸導聯 T 波倒置，藥物治療月餘，療效不滿意。經按脊椎病因診斷，確診為 C1/2 、 5/6 、 T2/3 、 4/5 椎間多關節多類型錯位，以 T3 仰旋式錯位為重。治脊療法每日一次，每次正骨推拿均先治

胸椎，繼治頸椎，半小時內完成。頸胸椎部配用短波並置法治療，溫熱量 20 分鐘 / 次，治療 3 次，胸悶、心悸、頭昏明顯改善，早搏減少，加水針治療 T3 仰旋錯位，用半環形注射法。8 次治療，早搏消失，全身症狀均明顯改善。共治療 15 次。因公出差而停治療，覆查心電圖，大致正常（T 波低平）。一年後來作鞏固性治脊療法 10 次。治療前心電圖已正常（T 波直立），據稱以往感冒時極易誘發冠心病，治脊療法後曾感冒二次，均未誘發，停治 5 年，療效鞏固。

三、心律失常

（一）治脊療法治療心律失常的作用機制
　　心律失常除心臟器質性疾病引起者外，不少患者是由植物神經功能紊亂所致。

　　中、上頸椎關節錯位，和椎旁軟組織無菌性炎症，使位於橫突前側的頸上、頸中交感神經節受到刺激而興奮，通過其頸上心支和頸中心支可引起心動過速或心動過緩。T1 ～ 5 關節錯位時能導致心、肺功能障礙。

　　交感神經節後纖維是椎旁（或椎前）神經節細胞發出的軸突，此類纖維為無髓鞘纖維，發出後，一部分與脊神經結合而隨神經分佈，支配周圍血管運動、豎毛肌與汗腺，一部分與血管偕行而分佈於內臟。

　　頸上交感節後纖維，進入頸動脈神經叢，支配頭面部器官及腦血管。

　　① 第 1 ～ 5 胸交感節內側枝分佈至主動脈。

② 第 2 ～ 4 胸節發出經肺叢而至支氣管（擴張纖維）。

③ 第 2 ～ 5 胸節及頸上、中、下節組成心叢位於心基底部，供給心肌，分為心深叢和心淺叢。深叢分為左右二部，左側心枝進入左心部，右側心枝進入右心部。深叢發枝至左、右冠狀動脈與肺前叢。淺叢分枝至右冠狀動脈叢及左肺前叢。頸部 3 個交感節之心枝主要傳導心跳加速衝動。

治脊療法適用於原因不明（或為植物神經功能紊亂引起的）的心律失常和冠心病非急性期的心律失常。心律失常的病因複雜，但目前確診並不困難，據我們觀察脊椎病因主要是引起植物神經功能紊亂而造成異搏點的興奮或心肌功能的改變。據臨床觀察，$C_{2、3}$椎關節混合式錯位（頸上交感節受損）易發生陣發性室上性心動過速；$C_{5～7}$椎關節鈎椎關節錯位（頸中交感節及頸動脈竇受損）易引起心動過緩；$T_{3～5}$椎左右旋轉式或合併前後滑脫式錯位（胸交感神經前纖維受損），易出現期前收縮（房性或室性）；$C_7～T_3$椎關節錯位（星狀神經節及$T_{1～3}$交感節前纖維受損），易發生心房顫動。

（二）治脊療法

心律失常：除作一般檢查外，應記錄心率、心律及脈搏情況。治脊療法包括：

正骨推拿：根據觸診和 X 線片確定發病頸胸椎的部位和錯位型式而選用正骨手法進行復位。每日或隔日一次。

理療：根據發病椎關節的無菌性炎症輕重緩急，選用微波、短波、超聲波、磁療或紅光局部治療，每日 1 次，10 ～

20 次為 1 療程。

水針治療勞損點：下頸上胸背部軟組織勞損點處選點注射（重點：大小菱形肌、肩胛提肌、棘上韌帶、多裂肌、最長肌等）。隔日 1 次，10 ～ 15 次 1 療程。應在正骨推拿和理療 3 ～ 5 次後開始，與正骨推拿結合進行。

（三）典型病例

例一：門診患者戴 × ×，男，41 歲，話劇演員。診斷：頻發性室性早搏。陣發性竇性及室上性心動過速。現病史：經常心悸，勞累後出現胸悶，心前區痛已 2 年，發病前有頸部扭傷史，常頭昏，左上肢無力麻木。心電圖示室性早搏，陣發性室上性心動過速。2 年來經多種抗心律失常藥物治療無效。體查：心率 66 ～ 78 次 / 分鐘，早搏 8 ～ 16 次 / 分鐘，觸診：$C_{2～3}$ 偏歪，T_3 左 T_4 右，T_6 右 T_7 左偏歪伴壓痛。停用藥物治療用治脊療法，5 次改善，共治 20 次。頭昏，右上肢麻木消除，心前區痛不再出現，心電圖恢復正常，心率 76 次 / 分鐘，律整。恢復演員工作，隨訪 5 年，參加緊張拍電影工作亦未復發。

例二：梁 × ×，女，42 歲。我院冠心病科研小組門診患者，頻發性室性早搏 3 年，經中西藥物治療無效。檢查 3、4 胸椎有錯位徵（指棘突偏歪、椎旁壓痛、棘上韌帶剝離），最長肌及大菱形肌勞損徵（指肌緊張硬結，骨附麗處摩擦音），治脊療法 1 次治療，胸悶、心區痛即時消失，當天晚上心律恢復正常，先後治療 5 次而癒，觀察 1 年無復發。我們分析，胸悶、心前區痛是屬於胸椎關節錯位刺激脊神經根，使肋間神經受刺激後引起肋間肌緊張而呼吸困難，神經痛而感胸痛，糾正錯位關節即去除刺激原，胸悶、心前區痛即時緩解，但心律不齊是因交感神經節前纖維受刺激所致，由於交感神經節前纖維屬 B 類有髓鞘纖維，其纖維細，傳導速度慢，潛伏期長。因此，去除骨性壓迫後，交感神經比周圍神經功能恢復正常的時間要慢一些。

例三：鄒 ××，男，55 歲。發作性心房顫動 12 年，每於工作疲勞，精神緊張易誘發。每次發病均按可疑冠心病入院治療，用中西藥物治療均未能控制發作。經按脊椎病因檢查發現 C7 棘突偏右，T1～3 棘突偏左，椎旁有輕度深壓痛。請其回憶外傷因素時，始訴發病於一次長跑後，當時作 5,000 米長跑後出現大汗淋漓、眩暈、胸悶氣促，心電圖證實為心房顫動，住院用抗心律失常藥無效，改用睡眠療法 3 天後心律恢復正常。此後每年發作幾次，近 3 年來發作逐漸頻繁，症狀增多，除胸悶、心悸、出汗外，還有煩躁、失眠、頭昏及全身乏力不適。用治脊療法治療 1 次，發作即減少，由於頸胸交界處手法復位難度大，且十多年來造成局部軟組織黏連變性，失穩較難康復，教其以單舉手自我復位法。每次發作開始，即用力作復位舉右手，房顫即止。內科醫師在場檢測，證實其轉律的可靠性。經 20 次治脊療法，全身症狀除失眠外均已基本消除。經 3 年隨訪，發作次數明顯減少，每次發作均能即行自我轉復，不須入院治療。

例四：郭 ×，女，51 歲。室上性心動過速半年，患冠心病 5 年多，時有心絞痛發作，半年前突然出現陣發性室上性心動過速，心律 110～200 次 / 分，經用中西藥物治療半年，療效不理想，來我院按脊椎病因檢查，發現為 C2、3 椎小關節混合式錯位。手法治療前心率為 120 次 / 分，臥位行緩慢復位法後，頓感頭腦舒適，胸翳頭昏消除，心率減慢至 72 次 / 分，即日心律正常。先後治療頸胸椎共 8 次，未再復發，觀察至今 3 年餘，冠心病亦好轉。

例五：房 ××，女，32 歲。因工作過勞，患頻發性室性早搏三年餘，經住院和長期門診，中西醫藥物治療無明顯療效，由湖南調來我院任護士長，工作更忙。經按脊椎病因診斷：T1～5 呈多關節多類型錯位，背部軟組織廣泛慢性勞損，心電圖示頻發性室性早搏，呈二聯律，治脊療法方案計劃治療 20 次為一療程。第一次正骨推拿尚未做完，當用牽抖衝壓法，調整 T2～4 混合式錯位後，自感早搏即時消失，立即作心電圖檢查（床邊即做），早搏消失，轉為正常心電圖。因其病程較長，建議她仍按計劃治療以鞏固療效。治脊幾次後，主訴日間工作累亦不會發作，但半夜醒來，仍感到有早搏發作的不適。為了檢查原因，給她進行不同體位時的心電圖記錄，發現其右側臥位時有頻發性室性早搏發作，仰臥、俯臥、左側臥和起床後坐、立、彎腰等姿勢時的心電圖均正常。用觸診檢查上述體位時 T1～5 棘突移位情況，與心電圖結果一致，右側臥位時棘突錯位最明顯。分析結果是：右側背部肌肉筋膜等軟組織勞損嚴重，致使胸椎骨間結構失穩較重。方案修改：加強水針治療全背廣泛的軟組織。20 次療程結束後，休息兩週，繼續短波和水針治療，三療程，胸椎失穩治癒。隨訪 5 年，療效鞏固。

（龍層花）

附：相關論文兩篇

（一）正骨推拿為主綜合治療脊性心律失常的療效觀察

（段俊峰　寧俊忠　王正和　宋文欣）

【摘要】

目的　以正骨推拿手法糾正脊椎錯位，並輔以水針治療脊椎失穩，從而達到治療脊性心律失常的目的，觀察其臨床療效。

方法　69 例藥物療效不佳且伴有頸、胸椎錯位的心律失常患者作為治療組，在繼續口服抗心律失常藥物的基礎上，應用正骨推拿手法糾正錯位的頸椎或上胸椎，超短波治療脊柱部位的無菌性炎症，注射水針消除脊椎或椎旁軟組織的勞損以及穩定脊柱，鞏固療效。對照組常規口服藥物治療。

結果　正骨推拿水針治療組優良率和總有效率（82.6%，97.1%）均較對照組（40.0%，71.7%）為高，經統計學處理，$p < 0.001$。

結論　與脊椎相關的心律失常多由頸椎或上胸椎小關節錯位而致的植物神經功能紊亂引起，常規藥物療效不佳，而應用正骨推拿手法結合水針治療相關脊椎，恢復植物神經功能，能有效治療此類心律失常。

臨床上發現，不少心律失常患者經反覆檢查並未發現器質性心臟病，這些患者常規藥物治療效果不佳，而在治療脊椎病後好轉。自 2000 年 1 月至 2003 年 2 月，我們應用以糾正脊椎錯位為主的正骨推拿手法，結合超短波治療與脊椎相關的心律失常 69 例，療效滿意，現總結報道如下。

資料與方法

1. 臨床資料

治療組為伴有頸椎或上胸椎錯位的心律失常患者 69 例，均經本院或外院心內科確診，常規應用抗心律失常藥物治療效果不佳，心電圖、X 線照片和心臟 B 超檢查排除了心臟器質性病變。其中男 32 例，女 36 例；年齡 20 ～ 73 歲，平均 33.6 歲；病程 2 個月至 10 年，平均 2.5 年。頸胸椎 X 線攝片：頸椎有小關節錯位或節段性失穩者 46 例，$T_1 ～ T_5$ 椎小關節錯位者 23 例，頸椎和上位胸椎有不同程度的退變、骨質增生或椎間隙變窄。

對照組 60 例中，男 29 例，女 31 例；年齡 21 ～ 70 歲，平均 32.3 歲；治療組與對照組在年齡、性別、病情嚴重程度和病程長短、輔助檢查等方面均具可比性。

2. 治療方法

推拿治療組：在口服抗心律失常和活血祛瘀藥物（複方丹參片 4 片，每日 3 次，或複方丹參滴丸 10 粒，每日 3 次，口服）的基礎上加用正骨推拿綜合治療：

（1）頸椎有旋轉式錯位者用搖正法糾正；有前後滑脫式錯位者用推正法糾

正；有側彎側擺式錯位者用側臥搬按法
糾正。

（2）有椎間狹窄者加用頸椎牽引治
療。頸椎牽引在 Q4 型牽引椅下進行，牽
引重量 14 ～ 20kg，每次 15 分鐘。可在
牽引下加用手法治療。

（3）手法完成後給予超短波治療，電
極前後對置放於胸背部，溫熱量，每次
20min，每日 1 次，10 次為 1 療程。

（4）有脊椎失穩者應用 10% 葡萄糖
液 20ml ＋複合維生素 B 液 2ml，與棘突
間或兩側椎板處注射，隔日 1 次，以穩
定脊椎和鞏固療效。

對照組口服活血祛瘀藥物種類和服
用方法同推拿治療組，根據心律失常的
不同類型分別給予心得安 10 ～ 20mg，
3/d；心律平 0.2g，3/d；慢心律 0.2g，
3 ～ 4/d；或乙胺碘呋酮 0.2g，3/d，等
治療。

3. 療效評定標準

優：心悸症狀消失，心律恢復正常，
頸背部壓痛消失。

良：心悸症狀基本消失，心電圖檢
查正常，頸背部壓痛大部消失。

可：心悸症狀好轉，心電圖檢查大
致正常，頸背部疼痛好轉。

差：治療後症狀、體徵及心電圖檢
查無變化或曾有好轉，但短期內又復發
者。

結果

兩組心律失常患者治療結果見表
36。

推拿綜合治療組治療後優良率和總
有效率與對照組比較，經檢驗 X^2 值＝
16，p ＜ 0.001，差異有非常顯著性意義，
提示正骨推拿糾正脊椎錯位結合超短波
綜合治療此類心律失常療效明顯優於單
純藥物治療。

討論

心律失常除器質性心臟病引起者
外，尚有不少患者是心臟以外的病因引
起的，一般稱為心外性心律失常。

在心外性心律失常中，最多、最常
見者是由頸椎 ① 或上胸椎病變引起。頸
椎或上胸椎骨關節的增生、退變，椎間
隙變窄，一方面導致椎周軟組織如韌帶、
肌肉、筋膜等相對增長而鬆弛，形成迂
曲、皺褶；另一方面椎周組織的鬆弛導
致椎關節失穩、錯位；而失穩處又易形
成增生、骨刺；軟組織的損傷、勞損及
其繼發的病理變化如無菌性炎症、肌肉
痙攣、軟組織攣縮等都可以使椎管內外
的交感神經收到激惹而引起複雜的交感
神經症狀。支配心臟的交感神經，其低
級中樞在胸 1 至胸 5 脊髓側索細胞柱，
由此發出的交感神經節前纖維隨脊神經

表36　兩組心律失常患者治療結果

組 別	例 數	優	良	可	差	優良率 (%)	總有效率 (%)
治療組	69	32	25	10	2	82.6	97.1
對照組	60	10	14	19	17	40.0	71.7

出椎間孔，然後上行到達頸部。在上、中、下頸神經節內換神經元或發出節後纖維，分別組成心上、心中、心下神經到達心臟神經叢而支配心臟。及交感神經的節後纖維上有脊膜反枝進入椎管，分佈於椎管內外的結構中。

脊椎退變、失穩錯位可使椎間孔變窄[2]；椎周軟組織的病變、骨質增生突入到椎管椎間孔內；這些因素均可以不同程度的影響到椎管內外或走行於椎間孔內的交感神經成分，而引起不同形式的心律失常。

我們曾在動物實驗中用鑷子夾持受試動物的頸神經根，立即出現了心律失常，鬆開鑷子後心律逐漸恢復，再用銀夾夾持神經根，出現同樣的結果[3]。證實了頸神經根內有影響心臟功能的交感神經成分。應用正骨推拿、牽引方法糾正脊椎關節錯位，使變窄的椎間隙增寬，椎周軟組織得到調理；超短波作用深透，可以消除局部無菌性炎症，解除軟組織痙攣，改善組織代謝和血液循環。以上措施從不同側面解除了對心交感神經的機械的、化學的刺激，是直接對因治療，因而療效較好。魏征[4]等人發現在對錯位頸椎進行正骨推拿糾正錯位後，於頸椎後方和兩側注射由葡萄糖液和複合維生素 B 液組成的水針，能在短期內穩定頸椎，防止症狀復發。

我們在治療中也發現，局部注射水針不但能在局部軟組織中造成人為的水腫區，短期內起到內固定作用，10％的葡萄糖液還有營養、消腫、緩解疼痛的作用。據觀察，上位頸椎錯位，病人發生心律紊亂、竇性心動過速與心悸；下位頸椎錯位，病人發生心動徐緩；頸胸交界處錯位，病人易出現心房纖顫；胸 3～胸 5 錯位，病人易發生房性、室性早搏及傳導阻滯。本組病人也基本符合此規律，其中 13 例有竇性或室上性心動過速的病人在糾正頸 1～頸 3 錯位後症狀消失；7 例心動過緩者在糾正下頸椎錯位後痊癒；19 例室性早搏或傳導阻滯患者頸胸交界或上胸椎處有壓痛和錯位，治療後心律復常。

因頸椎或上胸椎病變導致植物神經功能紊亂而引起的心律失常，臨床上診斷雖然較容易，但往往查不到病因，藥物治療效果不佳，此時應想到脊椎病因，積極檢查脊椎，應用手法糾正脊椎錯位，超短波消除局部無菌性炎症，可以收到較理想的療效。

註釋

① 楊克勤：《頸椎病》。北京：人民衛生出版社，1981，頁 23～29。
② 段俊峰，龍層花："脊椎相關疾病的解剖學研究"，《現代康復》，2001，5（5），30。
③ Wei Zheng, Yang Keqin. *The Study and Treatment of Spinal Diseases*. HongKong: The Commercial Press (H.K.) Ltd., 1995, PP. 42～66.
④ 魏征：《脊椎病因治療學》，香港：商務印書館，1987，頁 216～218。

（二）脊椎病與心臟病相關的研究及進展

（段俊峰　龍層花　寧俊忠）

【摘要】

目的　本文結合國內外的報道，介紹我科近年來對脊椎病與心臟病相關的臨床研究、動物實驗研究及康復治療的一些進展。

方法　臨床醫師觀察到在治療脊椎病後其伴隨的心臟症狀也隨之好轉或消失。根據此現象製作了實驗動物模型，用手術方法暴露動物頸胸椎棘突、關節突、人工造成脊椎錯位，觀察心臟變化。

結果　人工造成頸胸椎錯位可引起動物多種心律失常及心臟缺血性改變、心臟血流動力學失常，將錯位復位可使心臟功能恢復正常。臨床應用治脊療法治療此類疾病療效較好。

結論　頸、上胸椎錯位可以引起心律失常、心功能改變，以糾正脊椎錯位為主的治脊療法治療此類疾病療效滿意。

脊椎相關疾病是指脊椎的骨關節、椎間盤、椎周軟組織遭受損傷或退變，在一定的誘因條件下發生椎關節錯位、椎間盤突出、骨組織增生、軟組織痙攣、攣縮、鈣化或無菌性炎症，直接或間接壓迫或刺激周圍神經、相關血管、脊髓或交感神經，不但引起脊椎本身的症狀，也引起與之有關的內臟和其他器官的臨床症狀。目前已知與脊椎相關的多發病、疑難病有70多種，採用治脊療法治療此類疾病，是對因治療，可使病人較快的康復。它不包括脊椎骨折、脫位、腫瘤、結核、嗜酸性肉芽腫、類風濕性關節炎

等。下面僅就脊椎病與心臟疾病相關的研究與治療作一介紹，以供同道借鑒。

1. 歷史

1970年代以前，學者們主要是對臨床症狀進行了觀察。Nachlas[1]1934年報告了椎骨關節炎患者，其中2例有類冠心病症狀（Simulated heart disease），認為頸胸椎骨關節紊亂不僅引起頸肩或上肢麻痛，也可影響到運動神經的胸段代表區，引起胸痛。Hanflig[2]1936年報告了5例心絞痛樣病人經給予頸椎牽引治療而痊癒。Kelly[3]於1942年總結了40例頸椎綜合徵患者的臨床特點，其中8例有心絞痛樣症狀，佔20%。David Davis[4][5]在40和50年代詳細觀察了脊椎相關性心臟病症患者的臨床特點，發現其發病年齡多在30～70歲之間，並在50歲兩側呈正態分佈。胸悶、胸痛在心前區或胸骨後，可突發也可緩慢發生，多在頸部運動或體位改變時誘發，有時伴呼吸困難、眩暈或下枕部痛，疼痛多持續30分鐘以上。稱為脊—心綜合徵。晚近以來，此類報道逐漸增多，Podrushniak[6]1985年分析了脊—心綜合徵不同年齡的發病情況，發現此徵發病年齡和臨床症狀與冠心病一致。潘之清隨機統計30例院外診為冠心病患者中有14例經詳細檢查排除了冠心病，最後確診為頸椎病。1959年我科在研究頸椎病中發現2例房室傳導阻滯患者，在治療頸椎病後痊癒。此後進行了系列實驗研究[7]。

2. 實驗研究

2.1　屍體解剖研究　應用12具成

人屍體，切除脊椎周圍軟組織，保留椎間連接組織。對脊柱及椎管各部進行了各方向運動和位置的解剖學觀察，發現脊椎側屈、旋轉大於 30 度時是椎間孔縮小，椎間孔橫徑縮小到 1/3 時，神經根受到刺激，如縮小到 1/2 時，則受到壓迫。脊椎錯位時，椎管矢狀徑變小，在已有椎管狹窄或椎體後緣骨刺時可壓迫脊髓。

2.2　影像學研究　對 100 例頸椎病人和 100 例正常人頸椎 X 線照片進行了對比研究，發現頸椎病患者椎管矢狀徑平均 13.5mm，均小於正常人的平均值 15.3mm；頸椎病患者椎間孔橫徑平均 6mm，小於正常人的平均值 7.9mm。椎管矢狀徑和椎間孔橫徑的縮小多因退變和錯位引起，明顯的骨刺只有在突入到椎管、椎間孔或橫突孔時才引起發病。

2.3　動物實驗研究　急性實驗：應用 6 隻家兔，麻醉後以手術方法造成下頸椎和上胸椎棘突偏歪錯位，測量錯位前、後的心電圖變化，錯位前心電圖正常的家兔錯位後均出現了心律失常。慢性實驗：應用 8 隻家犬以同樣方法進行了慢性實驗也得到了同樣結果。隨機分組對照試驗：應用 36 隻家兔隨機分為實驗一、二組和對照組，除觀察心電變化外還進行了心肌和相應節段神經根的超微結構觀察，首次發現脊椎錯位可使相應心肌和神經根發生變性改變。

2.4　血流動力學的研究　應用 9 隻家犬人工造成頸 6 至胸 5 椎間關節的錯位，分別測定了錯位前、錯位後、錯位後 20 分鐘家犬的心輸出量、中心靜脈壓、平均動脈壓、肺動脈壓、肺毛細血管嵌壓。根據公式計算出心臟指數、每搏容積指數、肺循環阻力和周圍循環阻力，除中心靜脈壓和平均動脈壓外，其他 7 項主要指標錯位後都有了明顯改變。

2.5　臨床治療觀察：冠心病、心律失常可由多種病因引起，從大量的臨床病例中我們發現，植物神經功能紊亂在其發病上是一重要原因，特別是那些藥物治療效果不好的病例，尤要注意脊椎損害對植物神經系統的影響。有人對死於冠心病的四百多例屍解中，發現有些病例冠狀動脈並無粥樣硬化。冠狀動脈循環功能不全，引起心肌急劇缺血、缺氧，及可引起心絞痛發作及心電圖改變；各部分交感神經對心臟的支配是不一樣的，右側交感神經纖維大部分終於竇房結，而左側纖維則終於房室結和房室束。當脊椎錯位交感神經節前纖維受壓功能低下，副交感相對興奮時，可引起冠狀動脈痙攣而致心絞痛發作。如果椎間發生旋轉式錯位，骨性刺激偏於某側，將會導致心臟異搏點興奮性增高而發生心律失常。根據對 2,300 多例與脊椎有關的心臟病人的觀察，發現全部頸椎和 1～5 胸椎退變、錯位都可引起心臟症狀，但其症狀類型不同。上位頸椎錯位時，可出現心動過速、心悸；頸椎 4～6 時，可出現心動過緩；頸 7～胸 2 錯位，可引起心房纖顫；胸椎 3～5 錯位，可引起房性、室性早搏及房室傳導阻滯。

3. 治脊療法

與脊椎病相關的心臟病症狀與器質性心臟病在治療上迥然不同 ⑧。Froment

對持續性心絞痛狀態的 30 名冠心病患者進行最認真的治療未見效；而在查明同時患有頸椎病、膽結石或十二指腸潰瘍時，分別給予牽引、膽囊切除、十二指腸引流治療，這些患者幾乎終止了持續數月之久的心絞痛[9]。我科在臨床實踐中逐步摸索出了一套療效較好的系統療法，稱為治脊療法[10]。即以脊椎病因理論作指導，應用以正骨推拿和牽引為主的中西醫結合的綜合療法治療脊椎病和脊椎相關疾病稱為治脊療法（異病同治法）。

主治法 { 正骨推拿 —— 糾正椎關節錯位。
牽引 —— 改善椎間退變及骨刺傷害。

輔治法 { 熱療、物理治療 —— 消炎、消腫、解痙止痛。脫水（藥物）療法 —— 消腫止痛。
水針、針灸、小針刀等 —— 消炎、消腫、解痙止痛、鬆解黏連、穩定脊椎。

防復發 { 功能鍛煉、糾正不良姿勢 —— 鞏固療效、防治失穩、預防復發。
改睡保健枕、使用硬板床 —— 鞏固療效、防治失穩、預防復發。
防止外傷、受涼或過勞 —— 預防復發。

自 1972 年系統的應用治脊療法以來，治療與脊椎病相關的各種病症 71 種之多，共 2 萬多例。經對資料較完整的 11 種心律失常及冠心病心絞痛病例 578 例的統計，顯效率為 72%，總有效率達 96.8%。使許多疑難疾病和被稱之為奇難雜症的疾病都得到了有效的治療。

註釋

① Nachlas I. *The Journal of the American Medical Association*, 103: 233, 1934.

② Hanflig S. *The Journal of the American Medical Association*, 106: 523, 1936.

③ Kelly L. *Newyork State Journal*, Med. 42: 246, 1942.

④ Davis D. *American Heart Journal*, 35: 70, 1948.

⑤ Davis D. *Year Book*, Publishers Chicago, 1955.

⑥ Podrushniak EP. *Vrach Delo*, Aug 1985, (8)：21–24.

⑦ 魏征，龍層花，張德新等："脊椎病與內臟病相關的研究及中西醫結合治療"，《頸腰痛雜誌》，1990, 11 (4)：26–30。

⑧ 潘之清：《實用脊柱病學》，濟南：山東科學技術出版社，1996，頁 911–920。

⑨ Froment R: CoBET Me II (1)：26, 1979.

⑩ 魏征：《脊椎病因治療學》，香港：商務印書館，1993，頁 200–21。

第五節　呼吸系統病症

一、支氣管哮喘

支氣管哮喘是臨床常見病，患者的氣管、支氣管對各種刺激的反應性增高，發作時支氣管平滑肌痙攣使管道普遍狹窄而致呼吸困難，發作若持續較久，即發生黏膜水腫，分泌物大量增多。臨床上常見氣促、呼吸困難、肺部廣泛性哮鳴音（重病時因支氣管發生阻塞時，哮喘音反而不明顯）、紫紺、胸悶、吐黏液痰，大發作時強迫坐位，雙肩高聳，出冷汗，十分痛苦。

一般認為哮喘屬肺部過敏性疾病，接觸外源性過敏物質或內源性過敏體質為發病因素。兒童發病者，約 50% 的哮喘在成年後停止發作。

（一）治脊療法治療哮喘的作用機制

我院 1975 年對住院同期哮喘 11 例患兒作脊椎檢查，損害為頸胸交界處，尤以 T_1C_7 間為多。此後對成人哮喘患者作臨床診治觀察，亦多見 C_4～T_4 之間發生關節錯位，亦符合與交感神經節段及中醫經絡學說的定喘穴至肺俞之間發生脊椎及其周圍軟組織勞損有關。

從生理病理上分析，一個自主效應器被去除神經後，將對化學物質的敏感性越來越增加，稱為去神經敏感性。肺和支氣管的交感神經由 $T_{2\sim6}$ 胸髓側角發出，經椎間孔至星狀神經節及上胸椎旁交感神經節，交換神經元後經肺叢而達支氣管，交感神經興奮時，支氣管擴張，當交感神經節前纖維因關節錯位、椎間孔變形變窄，造成骨性壓迫，至使神經受損害而功能低下時，支氣管將出現過敏現象。

(二) 治脊療法

1. 單椎或多關節錯位者，用正骨推拿手法糾正（參閱頸、胸椎復位法），對併發慢性支氣管炎（肺氣腫）者，若有脊柱側彎的，要用治脊床或矯形體操同時治療，才能加速好轉。每日或隔日 1 次，20 次為 1 療程。

2. 肺部炎症較重的，熱療用超短波治療胸椎上段，用對置法，兼治肺部炎症，可促進支氣管水腫消除，併發支氣管炎或有肺氣腫者，用微溫量，每次 15 分鐘；無肺部炎症者，選用微波或短波單極（鼓狀極置大椎穴，即 C_7 處）為中心，溫熱量，20 分鐘／次，每日 1 次，12 ～ 20 次為 1 療程。

3. 水針治療椎旁軟組織勞損點，隔日 1 次，根據病情，治療至錯位關節恢復穩定時止。

4. 恢復期開始練呼吸操及堅持練頸保健功，應用頸保健枕。兒童哮喘患者，應 3 年內在好發季節期間作鞏固性治療 10 天，或在第一段治癒後，有復發

的先兆時，即行作一短程治脊療法，可控制不發作。重症患者，已有併發症的老年患者，應同時給予中西醫藥物治療。有肺心病的重症患者，不適宜用快速復位法，可用輕柔手法作為輔助性治療。

(三) 典型病例

胡 ×× ，女，17 歲，學生。自 3 歲開始患支氣管哮喘，每年冬春季期間反覆發作，近 5 年來，幾乎每年要住院幾個月。此次發作已 3 個多月，每天近天明即大發作，呼吸困難，面色蒼白，口唇及指甲均紫紺，端坐喘咳不止，大量黏液性痰，用平喘藥物控制。日間不敢出外，稍有冷感，即可誘發，發作期間，常訴背部肩胛間疼痛，聽診雙側肺部有廣泛性乾濕性囉音及哮鳴音。治脊療法：觸診 $C_{4\sim6}$ 左側彎，C_7 偏右，T_1 偏左並至 T_5 左側彎。背肌軟弱無力，下頸上胸椎周軟組織勞損有明顯摩擦音。用緩慢復位法及紅光照射後頸部，在病房進行，每日 1 次，3 次後哮喘發作被控制，肺部囉音明顯減少，開始能到室外活動，自行到理療科治療。改用超短波治療胸背部及加水針治療勞損點，15 次治療，臨床治癒出院，教以矯形體操，回家堅持鍛煉，次年冬季未大發作，但仍易感冒，輕度喘咳，再行一個療程治脊療法，不用平喘藥，亦不要住院治療，第 3 年冬季，全身情況比前壯健，偶有感冒喘咳，再行 1 個療程治脊療法，不藥而癒。先後 3 年共治脊療法 60 次。此後未再發病，身體健壯，參加正常工作。

例二：住院患者焦 ×× ，男，41 歲。慢性支氣管炎 8 年併哮喘發作，經

常胸悶、氣促、心悸。此次從東北來南方休養，仍有喘咳發作，症狀較輕。由於長期慢性發作，體力甚差，走平地亦氣促、胸悶。體查：桶形胸，雙側肺部有哮鳴音及乾性囉音，觸診及胸椎平片：胸椎棘突偏歪，T1 向右 T2 向左，下胸至腰脊柱左側彎。以往亦按慢性支氣管炎應用各種理療，療效均不滿意，此次應用治脊療法治療第 1 療程 15 次，胸悶、氣促、心悸消除；第 2 療程 11 次，下胸至腰段脊柱側彎糾正，水針治療 10 次後，T1、2 椎間失穩已恢復穩定性，能於晨間運動繞公園慢跑 800 米，平地快步走已無氣促，哮喘不再發作，聽診兩肺囉音及哮鳴音均消失。患者深有體會地説，治脊療法不但治癒哮喘，對慢性支氣管炎亦有很好的療效。

慢性支氣管炎病因以感染為主，或因吸入刺激性氣體及塵埃（如吸煙）而引起，故慢性支氣管炎應以抗感染及避免發病因素為主要治療方法。治脊療法是從改善植物神經功能着手，提高患者免疫力，少數患者病因不明（無感染、吸煙史）的慢性乾咳者，應注意頸（膈神經）及上胸椎（肺叢交感神經節段）的檢查，及時治癒因脊椎病損而引起的植物神經功能紊亂，可免發展成慢性支氣管炎。

二、支氣管擴張症

支氣管擴張症是以呼吸道反覆感染，長期咳嗽，痰量增多，部分支氣管分泌物排出障礙而致支氣管擴張變形。臨床上表現為慢性咳嗽；大量膿性痰，痰液擱置後可分成三層，上層為泡沫狀，中層為漿液，下層為膿液及細胞碎層；時有咯血。有些患者只有咯血史而無咳嗽多痰史。病變部聽診有固定而散在的濕性囉音，X 線胸片檢查，可見肺紋理增粗或環形透明陰影，重症者可見液平面，必要時可作支氣管造影檢查或支氣管纖維鏡檢查而得到確診。

（一）治脊療法治療支氣管擴張症的作用機制

下頸上胸段的交感神經節前纖維由於脊椎損害而繼發性受到刺激，與支氣管哮喘的作用機制類似，所不同的是交感神經受到刺激而興奮，而哮喘是受壓迫而抑制。其損害造成支氣管局部組織代謝障礙，免疫力低下，由於分泌物排出障礙引起劇烈咳嗽，組織脆弱而易於破裂導致咯血的發生。

治脊療法適用於藥物及手術治療無效而病因不甚明確的患者，可注意按脊椎病進行頸胸椎的檢查，符合脊椎損害者，可用治脊療法。治脊療法與支氣管哮喘同。

（二）典型病例

鄭××，男，30 歲。慢性咳嗽，反覆咯血而住院 8 年，經支氣管造影確診為支氣管擴張症。曾用各種藥物治療無效，發生 2 次大咯血，需進行搶救，行 3 次部分肺段切除，每次手術後病情稍穩定，但不到半年又出現另一段支氣管擴張而再次咯血，咯血的發生常與運動（打籃球）有關。於 1978 年按脊椎病因檢查，發現 C3、4 及 T1、2 椎間關節錯位體徵，頭頸後仰時出現胸悶不適，可誘發咳嗽，聽診兩側肺部均有局限性濕性囉音。

治脊療法：先俯臥位以旋轉分壓法

及定向捶正法糾正 T$_1$、$_2$ 椎間關節錯位及椎周軟組織勞損治療（手法加水針），做駝背姿勢的矯形體操，10 次後，加頸椎正骨推拿及頸保健功鍛煉。治療 3 次，開始改善；10 次治療後咳嗽停止，肺部濕性囉音明顯減少，共治療 16 次，治癒出院。觀察年半，未再發生咯血。患者體會說，以往極易感冒，每次感冒均引起慢性咳嗽，常需 1 ～ 3 個月始癒，有時這次尚未好又再次感冒，發生咯血比較頻繁，自從作治脊療法後(糾正 T$_1$、$_2$)，覺得心胸舒適及寬暢感，很少感冒，出院年半只發生 2 次，症狀輕，未發生慢性咳嗽及咯血，只服普通感冒藥（中成藥）幾日即癒。本例治脊療法過程中，開始仍保持住院原服中西藥物，不改用新藥，至出院後停用一切藥物。

支氣管擴張症因治療病例尚少，還有待繼續深入探討。

三、慢性支氣管炎

(一) 治脊療法治療的作用機制

根據王慶讓統計，"慢支"病人中，40 ～ 60% 有植物神經功能失調，表現為副交感神經功能亢進或交感神經功能抑制。脊椎病因的治療原理：相應脊椎（C$_3$ ～ T$_5$）病損（椎間錯位為主），導致頸、胸椎椎間孔變形、變窄，直接損傷交感神經節前纖維或椎旁節，而導致植物神經功能失調。腦幹內的呼吸中樞是分為呼氣中樞和吸氣中樞，此二中樞發出的網狀脊髓束，下行至 3、4、5 頸髓和上段胸髓，隨 3、4、5 頸神經組成的膈神經分佈和 1 ～ 5 肋間神經，支配呼吸肌和膈肌運動；交感神經節前纖維自 1 ～ 5 胸髓側角交感核發出，隨脊神經根通過 1 ～ 5 胸椎椎間孔，至星狀神經節及上胸部交感幹神經節，自這些神經節發出的節後纖維，與迷走神經組成肺叢，分佈於支氣管和血管平滑肌。交感神經亢進時，可使支氣管擴張；交感神經抑制時，可導致迷走神經功能相對亢進，使支氣管縮窄（痙攣）和分泌黏液。治脊療法能治癒脊椎病因相關的呼吸系統病症，是針對椎關節錯位，使椎間孔變形變窄，傷害交感神經節前纖維，而造成植物神經功能障礙。

慢性支氣管炎是氣管、支氣管的慢性非特異性炎症，臨床表現以咳嗽、咳痰為主的慢性的、反覆發作的疾病，部分病人伴有喘息症狀或胸悶氣短，常由感冒引起，或反覆肺部感染，多數病人有吸煙或粉塵吸入史，部分病人病因不明，或由於植物神經功能失調所致的呼吸功能障礙。部分病人隨脊椎退行性變，脊柱保護不善或外傷，極易誘發頸、胸椎關節錯位，致使抗感染的免疫力降低。脊椎病因是植物神經功能紊亂的重要病因，適用於慢支病人中的慢性遷延期有乾咳、胸悶氣短、反覆感冒、體弱多汗者。

(二) 治脊療法方案

1. 由呼吸內科確診：呼吸內科按標準作出疾病診斷，對有合併感染者，同時應用藥物治療。

2. 按脊椎病因進行三步定位診斷：重點對其頸椎和 1 ～ 5 胸椎檢查，根據三步定位診斷結果，排除治脊療法禁忌症，符合脊椎病因的病者，應用治脊療法。

3. 治脊療法常規方案：主治法：以正骨推拿療法為主，正骨推拿糾正頸、胸椎錯位，頸椎病有退變者加牽引下正骨法。輔治法：急性發作期，應用超短波作上胸部對置法電療，加速消炎和祛痰止咳，無超短波可選用拔火罐、針灸、穴位磁療等；慢性乾咳期，選用水針、埋線、微形激光針刀或拔火罐等療法，在錯位脊椎相關軟組織勞損點治療，加速失穩脊椎的康復。預防復發：改用保健枕是最重要的，高枕傷頸椎而低枕側臥傷害上胸椎，必須糾正不良睡姿，才能發揮保健枕的作用，應仰臥和左、右側臥兼顧，切勿俯臥。治脊療法能使脊椎病康復，根治交感神經受壓迫損害的病因，使植物神經功能恢復正常，有利於改善全身健康狀況，從而提高抗感染的免疫功能。

（三）應用治脊療法的典型病例

陳 ×× ，男，48 歲，美籍華人，來廣州工作六年。由呼吸內科確診為慢性支氣管炎已 12 年，近 3 年反覆感冒、發熱，急性發作時，伴喘息、胸悶、咳痰，長期失眠多夢、全身多汗、雙下肢乏力、右肩沉重疼痛、雙手麻痛、小便頻數、大便稀爛。自感精神體力日漸衰弱。查體：體胖壯實，但呈駝背頸前傾的老年體型，步態緩慢，年青時有頭頸部撞傷史。觸診：頸軸左側彎，C_1 向右後旋轉錯位，$C_{4、5}$ 旋轉並左側擺錯位，C_7、$T_{1、2}$ 旋轉並右側擺錯位，胸、腰段脊柱呈 S 形側彎，胸段右側凸、腰段左側凸，腰軸過伸（肥胖腹大）、骨盆前傾位，X

線照片符合脊椎早期退變併發多關節多類型錯位，$C_{4、5、6、7}$ 椎間盤變性並有骨質增生，CT 和 MRI 檢查，$C_{4/5}$，$C_{5/6}$ 椎間盤突出。診斷：$C_{4/5}$ 及 $C_{5/6}$ 椎間盤突出併發椎關節多類型錯位，臨床診斷為慢性支氣管炎、胃腸神經官能症（曾診斷為過敏性結腸炎、神經衰弱、頸椎病等）。經美國、英國、北京、香港、台灣等地診治，每日服藥量很多，療效欠佳。

按治脊療法方案，第一階段以 C_1 ～ T_5 的關節錯位為治療重點，以床邊俯臥懸吊的旋轉分壓法治療 C_7 ～ T_3 錯位，以側頭搖正法和仰頭搖正法，對 C_1 ～ C_6 作初步鬆解復位後，行牽引下正骨法，對治脊重點進行徹底糾正，配以紅光照射後頸背部，20min/ 次。3 次治療後，十餘年的右肩沉痛（岡上肌痙攣）、頭昏失眠、胸悶氣短即日漸減輕，第一階段 10 次完成，患者對治脊療法信心增強。

第二階段作整體調理，增加胸椎、腰椎和骨盆的治療。用搖腿揉腰（背）法、牽抖衝壓（雙向分壓）法，調理改善胸腰椎側彎和駝背凸肚體型，教其練保健功，改用保健枕。20 次為一療程，此時咳嗽消除，停服原有消炎止咳藥，全身症狀明顯改善，大小便恢復正常（以往急於找廁所的苦惱已成歷史）。

第三階段停用治療性藥物，因出差頻繁，治脊療法斷斷續續進行，三個月時間內，完成 20 次治療。其間曾患二次感冒，只服二天抗感冒藥即癒，未引發支氣管炎。結束治療後，個人購買一張治脊床，每日作保健治療 1 次。追蹤觀察五年，健康狀況良好，恢復正常體態，精力充沛，將公司擴展到上海發展。

第六節　泌尿生殖系統病症

一、慢性腎盂腎炎

慢性腎盂腎炎是臨床常見的感染性疾病，多由急性腎盂腎炎遷延不癒發展而成，部分患者可無急性期表現，發現時已呈慢性。慢性腎盂腎炎臨床上可分為隱伏型、慢性腎內感染型及慢性泌尿道感染型等。感染途徑多為上行性，亦有血源性及淋巴系統感染或鄰近器官炎症而感染。本病常呈反覆發作或時輕時重，發作時多有腰背不適、乏力、輕度泌尿道症狀，尿常規、尿細菌培養和菌落計數均有改變。重症患者多有腎功能受損害，可用同位素腎圖檢查或腎盂造影檢查確診。

（一）治脊療法治療慢性腎盂腎炎作用機制

慢性腎盂腎炎主要由感染引起。但若尿道無梗阻，感染經治療（抗菌藥物及尿液沖刷等）是較易徹底治癒的。其反覆發作或病情遷延不癒的原因是多種病因致的，而其中尿道有梗阻是使細菌易於潛伏而致復發的重要原因。尿道梗塞常見的原因有息肉、結石等便於查出的病因，而極易被忽略的是由於脊椎（T9 ～ 12）椎小關節錯位而導致交感神經受損害，引起尿路痙攣而致的梗阻病因。因此，對慢性腎盂腎炎的反覆發作患者除按常規進行腎及尿路的全面檢查外，應同時查出其引起尿路梗阻的病因，對

無結石、息肉等病變患者，要按脊椎病因作觸診及 X 線胸椎（或加上腰椎）正位攝片檢查，凡符合 T9 ～ L5 小關節錯位者，應接受臨床藥物治療的同時加治脊療法，將取得根治的療效。

（二）治脊療法無特殊要求，可參閱消化性潰瘍節。

（三）典型病例

例一：蕭 × ，女，55 歲。因慢性腎盂腎炎入院治療。患者蛋白尿反覆發作31 年。近因感冒尿蛋白增加，右腰半月來疼痛加重，常有輕度浮腫，全身倦怠無力，夜尿頻繁，每夜 5 ～ 8 次，影響睡眠。化驗室檢查：尿素氮 24 毫克%，肌酐清除率 38 毫升 / 分，酚紅試驗第一杯 9%，尿蛋白 +++，以往小便細菌培養為大腸桿菌，此次培養陰性。按脊椎病因檢查：觸診發現其 T11 ～ L2 向左側彎明顯變形，L1 後突變形，椎旁壓痛，腎區叩擊痛，X 線片符合胸腰椎側彎變形，腰胸交界處小關節明顯錯位，中度骨質增生改變。按治脊療法用治脊床作正骨推拿加交替牽引法，熱炕床及水針治療軟組織勞損點，常規法，對 L1 後突用正骨推拿牽抖衝壓法為主的正骨推拿法，每日 1 次，20 次為 1 療程，療程間隔為 1 週，開始治脊療法時即停止應用藥物治療。第 1 療程結束時覆查尿蛋白消失，夜尿減少至每晚 2 次，腰痛及腎區叩痛明顯減輕，腰部活動受限已消除，活動自如，能堅持練功。第 2 個療程完後覆查尿素氮降至 20 毫克%，肌酐清除率 85 毫升 / 分，酚紅試驗 18.9%，尿蛋白多次檢查 0 ～ +，下胸至腰椎側彎已基本糾正，椎旁壓痛基本消失，腰椎及

腎區叩擊痛基本消失，浮腫消除，夜尿 0～2 次，睡眠、食慾好，治療有明顯改善而出院休息。半年內無明顯自覺症狀，因再次腰扭傷引起復發，又出現蛋白尿 +～++，腰背痛、腎區叩擊痛，再次作治脊床及正骨手法、水針治療 1 個療程，症狀體徵基本消除。

例二：魏 ××，女，32 歲。產後不久發生急性腎盂腎炎，畏寒高熱 39.5℃，腰痛，下腹痛，尿頻尿急尿痛，小便紅血球 +++，白血球（膿球）+++，尿細菌培養為大腸桿菌。經住院用呋喃咀啶及慶大黴素等多種藥物及輸液治療，三天後退熱，小便及血液覆查已正常。出院後繼續口服藥物，但此後 2～4 個月復發一次，且越來越頻繁，發作時低熱或不發熱，以尿頻、尿急、尿痛及腰、下腹部痛為主要症狀，小便培養仍為大腸桿菌。先後應用過磺胺類及多種抗菌素，仍反覆發作，病程已達二年，確診為慢性腎盂腎炎。按脊椎病因檢查，發現為 T10～12 椎小關節側擺式錯位，X 線片符合小關節功能紊亂，無骨質增生改變，用正骨推拿糾正錯位關節，小腹痛即行消失，腰痛減輕，3 次後加水針治療椎旁軟組織勞損，只用肌注慶大黴素常規治療，共治療 10 次，症狀消失，小便覆查已無細菌生長，尿常規正常。停止治療，囑其堅持練腰保健功。隨訪 1 年無復發。

二、慢性膀胱機能障礙

慢性膀胱機能障礙是指神經原性膀胱中的一種病因不明的尿滯留和尿失禁為主的病症。以往認為屬大腦排尿中樞功能失調，或以某些疾病（如經產婦盆內組織鬆弛）引起尿道括約肌鬆弛而致病。目前已有不少學者重視研究腰椎間盤突出症、腰椎骨折、脫位併發的膀胱機能失調。民航北京醫院系統觀察 27 例脊椎病因引起的膀胱機能障礙患者，其中有外傷史者 17 例，脊柱側彎者 10 例，全部病例均有棘突偏歪或前後滑脫，以手法治療取得滿意療效。從病因學的分析，稱之為脊源性膀胱機能障礙。

（一）治脊療法治療慢性膀胱機能障礙的作用機制

交感神經自 T11～L2 的脊髓側角發出後，隨脊神經前根過椎間孔達椎旁交感神經節，沿主動脈叢在第 5 腰椎前形成骶神經叢或在盆神經叢更換神經元進入膀胱分佈於三角區、膀胱頸部、內括約肌、後尿道，傳導此區的膀胱痛覺，傳遞充盈膨脹感，抑制尿道張力，運動及鬆弛逼尿肌，收縮內括約肌和三角區。副交感神經自 S2～4 脊髓側角發出，亦經前根通過椎間孔，在盆神經叢交換神經元或穿該叢達膀胱壁內換神經元後分佈於膀胱及後尿道的平滑肌，傳遞尿意和膨脹感，屬控制排尿的主要運動神經。軀體神經與副交感神經同出自脊髓 S2～4 節段，支配尿道外括約肌和陰部肌肉，傳遞尿道的痛、溫覺和尿急感，亦為控制排尿的重要運動神經。

骶髓 2～4 平 L1～2 之水平，胸髓 11～腰髓 2 平 T12～L1 之間，L5 前與骶神經叢相鄰。故當 T11～L5 椎間發生急性或慢性損傷而造成脊髓內、外的牽張或壓迫，均可引起 3 組神經中的某部分受損害，導致神經興奮或抑制機能的改變。從而損害膀胱機能。故按脊椎病因觀點認識，此類病因不明的膀胱機能障礙，實際上是以往被醫者忽視了的脊椎慢性勞損導致的脊椎錯位、側彎等變形的骨性壓迫或刺激，繼發性地損害神經機能而引起器官機制障礙。這種不為人們（包括醫生和患者自己）注意的損傷，正是脊椎病因的原始病因。只要重視這一病因，這種所謂病因不明的膀胱機能障礙即可徹底治癒。

（二）典型病例

黃 × ×，女，39 歲。小便失禁及腰痛 6 年，以往有腰部扭傷史，小便檢查正常，經婦科、泌尿科及神經科檢查未發現器質性病變，認為是多次分娩後，尿道括約肌鬆弛有關，經多種局部理療及中西藥物治療無效。按脊椎病因檢查，觸診及 X 線片均符合 L1 ~ 5 多關節錯位及向左側彎，椎旁有壓痛。治脊療法糾正腰椎關節錯位及水針治療 3 次後，失禁情況明顯改善，以往凡腹壓增加（咳嗽、提重物或大笑時）或聽見流水聲，均會不能自控地流尿，每天要換內褲多次；失禁好轉後，再不用因此原因更換內褲。先後治脊 10 次，小便失禁痊癒。覆查腰椎錯位及側彎已糾正。加強自動腰背肌鍛煉後，經隨訪 6 年未再復發。

三、陽痿

（一）應用治脊療法的作用機制

陽痿（impotence）是男性陰莖勃起障礙，性交時萎軟不起或不堅影響正常性生活，是男性不育的病因之一。陽痿病因可分為器質性和非器質性兩類，治脊療法適用於後者。支配盆腔內臟和性器官功能的內臟神經，其交感神經來自 L1 ~ 3 腰髓側角的節前纖維，穿出椎間孔後加入腹主動脈叢，分出的腸系膜下叢，再分為上腹下叢和下腹叢，支配乙狀結腸、結腸和生殖器功能；其副交感神經除迷走神經外，主要來自 S2 ~ 4 節段中間帶的副交感核，隨骶神經前支穿出骶前孔至盆腔，離開前支後參與盆叢的組成，在器官旁節或器官內節交換神經元，節後纖維支配平滑肌和腺體功能。因此，性功能障礙的疾病，其脊椎病因主要檢查胸椎 11 以下至骨盆各椎間關節錯位和脊柱變形，尤以骨盆旋移症，更易造成損害。生殖活動功能直接受高級神經中樞的促性腺激素調節，也受低級中樞（脊髓內）支配。因此，排除器質性病因後，按脊椎病因檢查出有損害的，即為治脊療法適應症。治脊療法請參閱上篇相關章節。

（二）應用治脊療法的典型病例

陳 × ×，男，39 歲。結婚近 4 年，未避孕而不育，經專科檢查，女方正常。確診為男方不育，檢查陰莖能勃起，但不堅，夜睡勃起次數少，精子量 < 2000 萬 /ml，活動數 50%，中西醫藥治療效果不明顯，經朋友介紹來研究所診治。患者以往愛好足球運動，患 L5/S1 椎間盤突出症多年，經治療後已改善。三步定位診斷：胸腰椎呈 S 形側彎，T10 後突伴壓痛，骨盆旋移：骶椎仰頭，骶骨順時針側擺。按腰椎間盤突出症併發骨盆旋移綜合徵診治。治脊療法 3 次，陰莖勃起硬度增加，性交時順利，夜睡勃

起次數增多，加水針治療 T10 滑脫式錯位，20 次完成 1 療程，停止治療 1 週，以腰椎間盤突出症和脊柱側彎的治療目的作第 2 療程治脊療法，經 20 次治療，腰和左下肢麻痛消失。觸診和 X 線照片覆查，上述錯位的胸、腰、骶椎已恢復正常。半年內其妻已懷孕，後足月產下一男嬰。

四、痛經

痛經（Dysmenorrhea）是一組症候羣，不是一種疾病。分為原發性和繼發性兩類，以往對功能性（原發性）痛經的病因，多認為與精神因素相關。若排除器質性（繼發性）病因後，按脊椎病因檢查，常可觸到腰肌緊張，有胸腰椎和骨盆關節錯位體徵（參閱上一節"陽痿"脊椎病因部分），經確認為脊椎病因者，適用治脊療法。治脊療法方案，參閱胸腰椎關節錯位和骨盆旋移症各節。

典型病例：吳 ×，女，25 歲，未婚。自 14 歲月經初潮至今，每期來經均有明顯下腹痛，疼痛範圍：以恥骨上部為主，常伴腰痛和臍部痛，曾多次伴發胃痙攣、噁心嘔吐，全身大汗，肢端發涼。曾兩次痛經致休克而入院診治。多次全面檢查，排除器質性病變。經按脊椎病因檢查，確診為骨盆旋移症併發脊柱側彎，追憶其外傷史，12 歲時爬樹約二樓高跌下，臀部着地，此後常訴左下肢發涼不適。查體：左大腿和小腿部肌張力減弱，周徑比右側小 1.0cm，腰肌肌張力右強左弱，雙下肢不等長，陰陽腳明顯，X 線照片符合骨盆旋移綜合徵併發脊柱側彎

（L4、5 右側擺式錯位，胸椎左側彎）。治脊療法：糾正骨盆旋轉錯位及胸腰椎側彎側擺式錯位，治脊 4 次時來月經，暫停正骨推拿，改用針灸療法，痛經明顯減輕（以往用針灸療效不明顯），10 次為 1 療程，因骨盆損傷日久，每月治脊 1 療程，共治療 3 療程，痛經痊癒。月經期只有輕度腰酸不適，已無痛經發作，囑其堅持練腰保健功和單槓懸吊練習。兩年後結婚生子，隨訪 6 年無復發。

第七節　內分泌系統病症

一、2 型糖尿病

2 型糖尿病是中、老年人的常見病，主要是胰島素分泌不足，或胰島素受體不足，引起醣、脂肪及蛋白質代謝紊亂的一種疾病。通常表現為多尿、多飲、多食的"三多一少"症狀，出現全身乏力、消瘦、易感染等現象；重症 2 型糖尿病可併發多系統臟器的損害，引起心、腦、腎、神經、肝膽、胃腸、生殖器官、皮膚、骨骼及肌肉等病變；晚期可發生酮症酸中毒昏迷或非酮症酸中毒，將危及生命。

糖尿病分為幼年型（胰島素依賴型糖尿病，又稱 1 型糖尿病）和成年型（非胰島素依賴型糖尿病，又稱 2 型糖尿病）。

成年型糖尿病發生於中年以後為多見，一般認為其發病與過食和肥胖有關，故治療主要以控制飲食、增加運動

量及服用降糖藥物。糖尿病的病因學說很多，其病理比較複雜，國內外學者已深入研究，發病機制已較明確，但是仍有許多患者的治療遠期療效不夠理想，不少患者得不到控制，發展成危害生命的疾病。因此，我們作了脊椎病因的臨床研究。

（一）治脊療法治療 2 型糖尿病的作用機制

我們觀察一組 2 型糖尿病患者，脊椎損害均以 $T_8 \sim 10$ 為主，多系統有併發症者，則脊椎損害範圍亦大。胰腺的交感神經發自 $T_6 \sim 10$ 脊髓側角，經腹腔叢，在脾旁分為胃十二指腸支和胰十二指腸支，支配胰腺血管收縮及抑制分泌；副交感神經來自迷走神經背核，經腹腔叢分為脾及胃十二指腸分支，在內臟附近為終末節，支配分泌增加和血管舒張。交感神經在脊椎損害處因椎關節錯位，尤以滑脫式錯位時骨性壓迫而損害及脊髓、周圍神經的同時，可致交感節前纖維發生脫髓鞘的炎症病變，引起植物神經功能失調而致胰島血循環障礙及分泌紊亂。交感神經受刺激而興奮，除直接引起血管收縮外，還使交感—腎上腺功能亦增強，腎上腺素與去甲腎上腺素分泌增多，使副交感神經功能相對抑制，而致胰島分泌下降，又使肝糖原分解而血糖升高。血糖的持續升高，是各系統繼發性損害的主要原因。誠然，脊椎病因並非唯一病因，其他病因亦在發病因素中佔重要地位，但是如果能重視脊椎病因的骨性刺激／壓迫對交感神經低級中樞和節前纖維的傷害，將對 2 型糖尿病的防治是有重要意義的。

（二）治脊療法

2 型糖尿病的基本方案：根據三步定位診斷，明確發病胸椎節段（$T_6 \sim 10$ 為多見）。對全脊椎多節段傷害者，應先以 $T_6 \sim 10$ 為主，待糖尿控制後，再治療其他節段，亦可全脊治療同時進行，以 $T_6 \sim 10$ 為重點，但要按患者病情的輕重緩急為決擇。治脊療法第一療程，應保持原用降糖藥物治療不改變，此為安全方案。尿糖多在治脊 4 ～ 10 次後開始好轉、轉陰（治脊初期，少數患者血糖略增高，後漸降低），此時暫不更改用藥，待血糖恢復正常後，才開始逐漸減藥而至停用藥物。重症患者在第一療程，病情常有波動，多在第二療程才逐漸平穩，應有計劃地作 2 ～ 3 個療程。飲食療法：在第一療程仍按內科原要求，在血糖正常後可逐步放鬆，但仍應注意適當減少每餐食量，堅持少食多餐調養。

治脊方案一，以正骨推拿為主治法，以四步手法糾正椎間關節錯位和治療軟組織損害（鬆解深筋膜和韌帶黏連、肌痙攣等病變，促使脊柱生物力學失衡康復），重症加腹部按摩和捏脊療法。老年性退變或有脊柱側彎者，加治脊床或牽引床治療；輔治法：選短波（或超短波）治療上腹部對置法（胰、肝區和 $T_6 \sim 10$ 胸椎部），3 次後加水針療法治療椎旁軟組織損變，以促失穩康復；預防復發：床上脊柱保健功和單／雙槓懸吊的自身牽引為主，選 1 ～ 2 項健身運動：慢跑、快步走、爬山、划船、游泳ā ā忌舉重、跳高跳遠、足球、網球等易致胸椎扭挫傷的運動。

治脊方案二：以治脊床作主治法，

每日一次，每次 20 分鐘，20 次為一療程。治脊床選用：(1) 全脊（全程）或局部（上 2/3 程）的正骨推拿；(2) 隔次加用牽引 1 次（按體重選擇牽引力，約 1/2～2/3 體重牽引力），用雙下肢左、右交替牽引程序，10 分鐘 / 次，與推拿同時進行；(3) 全脊熱療；(4) 3～5 次後，若錯位較重處仍未能復位完善，可補充人工正骨手法復位 1～3 次；(5) 復位成功時，加水針治療勞損點，不用葡萄糖液，改用 6ml 胎盤注射液或複合維生素 B 注射液，在患椎椎旁雙側勞損點各注射 2～3 ml，傾、仰式錯位者選變窄的棘突間注射（牽引後使用，半環形注射法），隔日 1 次，每療程 6～8 次；預防復發：每日患者進行 1～2 次單槓懸吊法，在懸吊中作蹬腿或左右擺動；仰臥挺胸法是康復期鍛煉的主要功法，每日練功一次，每練 30～100 下；亦可選用慢步行功、太極拳；或健身操、背向步行等，但不宜跑跳及球類運動。危重患者不適用治脊療法。

(三) 典型病例

例一：雷 ×，男，56 歲。因肩周炎住骨科。住院中 2 型糖尿病復發，出現三多症狀，伴腰背痛，血糖 227 毫克％，尿糖 ++++。以往多次發病經藥物治療亦需一週或數月始能控制，此次發病仍按以往用藥不變，加用治脊療法，檢查發現 T6～9 及 L1～2 有錯位徵，椎旁壓痛明顯，1 次治脊療法後三多症狀迅速好轉，4 次治療後覆查血糖 172 毫克％，尿糖陰性。停治 2 個月後覆查血糖 143 毫克％，尿糖陰性，病人體會療效甚佳。

例二：朱 ××，女，59 歲，某門診部主任。確診為 2 型糖尿病 6 年，長期服用多種降糖藥物（優降糖 2.5 毫克，2～3 次 / 日；降糖靈 25 毫克，2～3 次 / 日及中藥，曾用過一次胰島素治療），尿糖仍在 +～++++ 間波動，血糖均在 140～320 毫克％之間，得知治脊療法有效，要求來門診治療。查體：T6～10 有明顯變形及椎旁軟組織勞損體徵，頸椎先天性畸形，用治脊床，3 次後加水針治療，已往患頸椎病十餘年，故一併用手法治療。每日 1 次，第 4 天尿糖轉陰，其未遵醫囑（患者是醫師），自停降糖藥物（優降糖及降糖靈）第 6 天尿糖再出現 ++，始告知經治醫師，給予說明 2 型糖尿病多年器質性損害後功能康復須有一定的過程，繼如前服藥與治脊同時進行，第 7 天尿糖再轉陰性，第 1 療程 20 次完成後，覆查尿糖陰性，血糖為 103 毫克％，停用藥物治療。因出差未能作第二療程，停止治療半年，病情仍穩定未再復發。

例三：李 ××，女，49 歲，美籍華人。在美國確診為 2 型糖尿病 6 年，併發末梢神經炎 2 年餘，隨丈夫在香港工作期間，多次入住醫院，病情逐漸加重，經友人介紹來我研究所門診治療。空腹血糖 320 毫克％，尿糖 ++++，四肢套式麻木區，雙上肢由手至上臂中 1/3 段，雙下肢由足至大腿中 1/3 段，四肢乏力（需由別人抬其下肢，才能上床），生活自理困難。治脊療法以正骨推拿治療頸、胸、腰椎錯位關節（全脊柱調理），以捏脊療法為強壯手法，加四肢麻木區點穴和拍打法，胸椎患部 T5～10 和上腹部超短波對置法，溫熱量，20 分鐘 / 次。

每日 1 次，20 次為 1 療程。繼用原降糖藥不變，加治脊療法 6 次後，全身症狀改善，空腹尿糖 ++，頭昏、頭痛消失，睡眠改善，四肢麻木程度減輕。第 1 療程 20 次結束，回香港覆查：空腹血糖 164 毫克 %，空腹尿糖 0 ～ ++，其家庭主治醫師同意她繼續來穗治療，先後共完成治脊療法 3 個療程，降糖藥經多次減量至維持量（已停用胰島素），血糖 98 毫克～ 120 毫克 %、尿糖 0，已達正常範圍，四肢麻木感消除，恢復自理能力，高血脂、高血尿酸亦明顯降低，停治前教會其練床上頸腰保健功，自身懸吊法和內養功法。其家庭主治醫師認為：治脊療法作為糖尿病的輔助治療方法，是有療效的。停治後隨訪 3 年，病情穩定，已能料理家務。

二、慢性腎上腺皮質功能減退症

(一) 應用治脊療法的作用機制

慢性腎上腺皮質功能減退症（Addison 病、IAD）分原發性和繼發性兩類。原發性的稱為 Addison 病，是由多種原因引發腎上腺特發性萎縮，通常認為是自身免疫反應損壞雙側腎上腺皮質，部分患者可檢出抗腎上腺抗體。繼發性的病因，結核菌感染為多見、腫瘤和其他疾病的侵害和先天性發育不良等。治脊療法適用於原發性的病因不明者，腎上腺的皮質和髓質中均有豐富的血竇，交感神經節細胞夾於髓質細胞索間。腎上腺皮質分三層，表層球狀帶產生的激素（如醛固酮），調節電解質和水的平衡；中層束狀帶產生的激素（如考的

松），調節糖、蛋白質、脂肪代謝，並能抑制炎症及過敏反應；深層為網狀帶，與髓質相接，分泌性激素，調節性功能。腎上腺髓質主要是嗜鉻細胞，交感神經末梢終止於此，分泌腎上腺素和去甲腎上腺素。腎上腺素使心跳增強、血管收縮、血壓上升，支氣管平滑肌鬆弛、促進糖元分解和新陳代謝等，與交感神經作用相同；去甲腎上腺素有很強的升壓作用。T6 ～ 12 胸髓側角發出的交感神經節前纖維，穿過相關胸椎椎間孔和交感幹神經節後，組成內臟大、小神經，達腹腔神經節和腸系膜上神經節交換神經元，節後纖維隨血管分佈到各內臟。

本症患者女多於男，臨床表現為皮質醇缺乏或醛固酮缺乏的症候羣，呈現腎上腺功能減退的慢性發展過程。臨床觀察，本症患者多為 T9 ～ 11 胸椎間發生椎關節錯位，用治脊療法治療，取得滿意的療效。治脊療法方案，以胸椎正骨推拿糾正錯位胸椎和牽引療法改善脊椎退變為主治法，配以超短波治療胸椎患部，溫熱量，20 分鐘 / 次，捏脊和針灸有助改善全身性症狀；康復期由床上保健功開始練習，隨着全身乏力、心功能及低血壓的改善，加練氣功的慢步行功或簡化太極拳。一般每日 1 次，20 次為 1 療程，需要 2 ～ 3 個療程達到康復療效。

(二) 應用治脊療法的典型病例

黃 ×× ，女，42 歲。全身乏力、易疲勞、日間睡意頻頻，而夜間睡不寧，食欲減退、胃脹不適、噁心作嘔、時有腹痛腹瀉，血壓偏低、頭昏、頭痛等症狀。三年內多次住院，各專科檢

查排除心血管科、神經內科和消化科的器質性疾病，一年前由內分泌科確診為原發性慢性腎上腺皮質功能減退症，曾用激素替代治療，病情初期改善，激素減量又反覆。經按脊椎病因檢查，明確 T9、10、11 椎關節錯位，T10 呈仰位式錯位，請其回憶三年以前有無外傷史，始憶起 6 年前在幹校期間，因從車上卸大米，挫傷背部，經敷跌打藥，軟組織損傷治癒。自此以後，凡遇搬抬重物後，有腰背痛發生，此次發病初期，有腰背痛，經理療後消除，但全身乏力等症狀逐漸加重，1 年後已不能正常上班，每次住院均可改善，但很快又復加重。經治脊療法治療 20 次後，胃腸症狀迅速改善；第二療程加治頸椎多關節錯位後，頭昏、頭痛、失眠好轉，精神體力逐漸改善，教會練床上保健功和單槓式懸吊法；第三療程，全身情況明顯改善，經內分泌科覆查：24h 尿 17 OHCS 和 17 KS 測定均由原來降低值恢復正常。恢復正常工作，隨訪 5 年無復發。

第八節　五官系統病症

一、眼部病症

(一) 治脊療法治療眼部病症的作用機制

　　頸椎病能引起眼部病症，已為國內外部分醫務人員所重視。由於有些眼部病症常與頸椎病分開診斷，而被忽視頸交感神經、椎動脈損害對眼功能的調節作用，致使眼部病症遷延不癒。我們診治頸椎病 1605 例中，有眼部病症者 137 例佔 8.53%。其中男 79 例，女 58 例。年齡 20 歲以下 12 例，21 ～ 40 歲 42 例，41 ～ 60 歲 77 例，61 歲以上 6 例。其眼部病症見表 37。

表 37　1605例頸椎病人中有眼部病症表

病　症	例　數
青光眼	3
複視	3
近視	20
霍納氏徵	3
視力模糊	40
視力疲勞	8
視力下降	21
眼花	20
眼痛	18
眼脹	11
眼乾	1
畏光流淚	3
視物轉動	8
不願睜眼	2
眼瞼下垂	3
眼瞼跳動	2
瞳孔散大	2

　　多數病人可伴有頸椎病某些症狀。頸椎病症狀計有：上肢麻痛 39 例，上肢腫脹 1 例，上肢觸電感 2 例，上肢無力 5 例，手震顫 4 例，持物落地 3 例，頭面麻木 1 例，煩躁不安 1 例，外耳道痛 17 例，耳鳴耳聾 5 例，噁心嘔吐 4 例，走路不穩 2 例，踩棉花感 2 例，下肢無力 3 例，全身發緊 1 例，半身麻痛 1 例，頭昏 52 例，眩暈 22 例，頭痛 41 例，頭脹 2 例，肩痛 24 例，背痛 6 例，多汗 6 例，流涎 1 例，失眠 11 例，嗜睡 1 例，偏癱 1 例，高血壓 4 例，昏厥 11 例。

　　臨床檢查：137 例患者轉頭加力試驗

和頸神經根緊張試驗為陽性。C1 ~ 4 橫突有壓痛。頸椎橫突觸診有偏歪和壓痛，頸椎橫突前方斜角肌多較緊張。我們觀察和分析，C1 ~ 3 和 C6 ~ 7 關節錯位時，對頸上交感節和星狀神經節刺激而引起視力模糊、下降、複視等症狀。莖突畸形、過長且伸向第 1 頸椎橫突的人，因枕環關節錯位，使局部軟組織扭屈緊張影響血循環，易出現眼脹、近視或青光眼（眼壓高）等病症。椎動脈供血不全，也是損害視中樞的原因。

本組 137 例頸椎 X 線照片檢查：頸軸變直 36 例，中斷 24 例，成角 4 例，反張 2 例，過伸 2 例，椎間孔變形 8 例，椎間隙變狹窄 14 例，骨質增生 55 例（因有些病例兼有多種症狀及體徵，故總數超過 137 例）。

頸椎病可引起眼部病症，早在 1925 年 Barr'e 等就有報導。患有頸椎慢性關節炎者，轉動頭部時，可出現頭痛、頸痛、眩暈、眼痛和視力障礙，他認為這是由於頸脊神經根的交感組織部分受刺激的緣故。Jackson 於 1958 年亦報導頸椎病人將近 65% 的病例有一側或兩側頭痛。頭痛常自頸後開始，放射到兩耳、頭頂或雙眼。病人有眼球被拉入頭內去的感覺，常感視力模糊。可有上眼瞼跳動和多淚等症狀。我們收治的 1605 例頸椎病中，有眼部症狀者 137 例，佔 8.5%。這些患者大部分無眼部器質性病變，經按頸椎病治療後，眼部病症獲得滿意療效。本組有 14 例近視眼和 3 例青光眼，按頸椎病的方案治療，取得一定的療效，提供了防治這類屈光不正和青光眼的一些新途徑。

療效標準

治癒：臨床症狀及體徵消失，頸椎錯位已復位，軟組織勞損已基本治癒。顯效：臨床症狀及體徵顯著改善或基本消除，頸椎錯位已基本復位，軟組織勞損體徵有改善。改善：臨床症狀改善，頸椎錯位及體徵改善。無效：臨床症狀雖有改善，但不鞏固。

治療結果

治癒 27 例，佔 19.7%；顯效 68 例，佔 49.6%；改善 36 例，佔 26.3%；無效 6 例，佔 4.4%。有效率為 95.6%。20 例近視中有 6 例為假近視，全部治癒，餘 14 例為近視眼，其中 6 例治療前已長期戴眼鏡，治療後視力暫時提高，但不鞏固，以無效計。另 8 例雖已配鏡，但平時少戴或不戴，療效較好（見表 38）。

表38　近視眼治療結果

例號	治療前視力		治療後視力		治療結果
	左	右	左	右	
1	0.8	0.8	1.5	1.5	痊癒
2	0.4	0.6	0.7	0.9	改善
3	0.6	0.6	0.9	0.9	改善
4	0.8	0.7	1.2	1.2	顯效
5	0.4	0.4	1.0	0.9	顯效
6	0.2	0.4	1.5	1.5	痊癒
7	0.6	0.1	0.9	0.5	改善
8	0.2	0.2	0.8	0.9	顯效

經眼科檢查確診為青光眼者 3 例，其中 2 例為混合型，1 例慢性單純性青光眼。長期藥物治療眼壓仍難以恢復正常，眼壓在 22 ~ 71mmHg 之間，混合型有角膜後沉着物（K. P.）。經採用正骨推拿糾正枕環關節及頸椎 2 ~ 3 小關節錯位；在莖突與橫突間作旋磁或貼消炎

膏；堅持作頸保健功，1～5天後眼壓均恢復正常，停用匹羅卡品後療效基本鞏固。

椎動、靜脈是穿行於各頸椎的橫突孔內，椎動脈供應腦幹和枕葉視中樞的血循環。頸上交感神經節發出的節後纖維分佈於眼部和頸動脈叢，調節眼循環和瞳孔擴大肌、眼瞼肌。本組病例均有上位頸椎錯位，大部分病例有頭昏等椎動脈損害症狀，部分病人有植物神經功能紊亂症狀。頸上交感神經節是位於頸椎 1～3 橫突的前方，當上位頸椎錯位後，橫突亦隨之偏移，即可牽扯、刺激頸上交感神經節，故能引起眼部或五官各部的症狀。三叉神經脊髓束在頸髓中亦可因枕環關節錯位而受到刺激，引起眼周神經痛或前額痛。椎動脈供血不全是視中樞或腦神經損害的主要原因。頸動脈叢的損害可導致眼循環障礙而造成視網膜病損。我們從臨床所見，在頸上段關節錯位則引起眼部病症。有關頸椎病引起眼部病症的發病機制仍須進一步探討。

(二) 治療方法

本組病例均根據頸椎病的類型及定位診斷作依據，按分期綜合治療，包括正骨推拿（或加牽引）以治療頸椎錯位，紅光或其他理療以治療軟組織無菌性炎症；急性期過後，加用水針治療肌肉勞損，用頸保健枕以改善或恢復脊柱的穩定性，後期鍛煉頸保健功，並應持之以恆，以增強頸肌肌力，以預防復發。

正骨推拿的手法選擇是取得療效的關鍵。應根據觸診及 X 線片確定錯位的關節，錯位方向和形式的不同，分別用搖正、搬正或推正法。對椎體滑脫、椎間盤突出或椎間盤變性合併鈎椎關節錯位者，多採用牽引下搖正法。頭、肩部及背部推拿，能疏通經絡，舒筋活血，促進器官功能恢復。採用正骨手法與局部推拿相結合，可提高療效。

軟組織勞損是頸椎病的發病基礎，採用水針療法，部位不選在痛點和穴位，而是選在勞損點上，即在頸椎病變有關的肌肉附着點上有摩擦音之處。藥物的應用，選擇以增強組織營養之藥物，如 10% 葡萄糖液加複方維生素 B 液（或 30% 胎盤組織液），每點每次注射混合液 6 毫升，隔日 1 次，一般每點 2～3 次即可。

綜合療法的作用，主要是正骨推拿糾正頸椎關節錯位，解除神經、血管受壓或刺激而取得療效。但是如只注意復位，而忽視軟組織變性是頸椎失穩的病理基礎，療效則難以鞏固。我們體會，水針治療軟組織勞損是一種使頸椎復位後得以鞏固的有效措施。關節錯位必然會損害其周圍軟組織，引起炎症反應，適當選用理療或藥物治療，有助於消腫止痛，加速症狀消除，亦有助於關節功能的恢復。對眼部有先天性缺陷者（閉角型青光眼），治脊療法有效，但不能控制復發。

(三) 典型病例

例一：張 × ，女，18 歲。遠視力下降至左眼 0.2，右眼 0.4 二年。中學期間視力尚正常，高中畢業後練小提琴不到半年開始視力下降，配鏡後視力仍繼續下降，經眼科檢查，確診為近視眼。按頸椎損害檢查，觸診 C2、3 橫突偏左，

C₆、₇ 橫突偏右。椎旁壓痛,軟組織有摩擦音,治脊療法用正骨推拿糾正錯位頸椎,改用頸保健枕,恢復期加水針治療勞損點。患者住處較遠,每星期治療一次,共 20 次。4 次後視力開始改善,頭脹頸酸軟感消失(開始練頸保健功,每日二次);10 次治療後視力左 0.6,右 0.9;20 次療程結束,雙眼視力恢復至 1.5,堅持練小提琴成為小提琴手,隨訪 8 年視力正常,未再戴眼鏡。

例二:龍 ×,女,38 歲。雙側混合型青光眼,右眼先發病,一年後左眼亦發病,眼科檢查為閉角型、前房淺。患者有家族史,發作時眼壓 50 ～ 71mmHg,併發虹膜睫狀體炎,右角膜後可見多個灰白色 K. P.,視力曾下降至右眼 0.08,左眼 0.1,劇烈頭痛,眼脹痛,噁心,角膜輕度霧狀濁。用 1% 匹羅卡品等眼藥,眼壓可降至正常值,但發作頻繁,經二次住院治療均未能取得明顯效果,會診專家多主張行手術療法。患者青光眼發病前一年曾患頸椎病,青光眼每次發作時亦有頸部脹痛感,尤以莖突部壓痛明顯。經我組按頸椎病檢查,發現其莖突畸形與第 1 頸椎橫突接近,觀察青光眼每次發作除與一般引起青光眼發作的其他誘因外,頸椎失穩錯位時亦為誘發的原因之一,故按頸椎綜合徵預防措施,堅持練頸保健功,用頸保健枕及練眼球操(八個動作)。每次青光眼發作時用 1 ～ 5 次 1% 匹羅卡品眼藥水滴眼及仰臥休息,及時自我頸椎復位,均可迅速恢復正常,隨訪 20 年,近幾年每年雖仍有多次復發(與低頭工作過度疲勞有關),但雙眼視力恢復保持遠視力在左眼

0.6,右眼 0.4,配老花鏡可矯正到 1.0,未出現視野改變及視力繼續下降現象。

二、過敏性鼻炎

過敏性鼻炎又稱變態反應性鼻炎、血管舒縮性鼻炎、神經反射性鼻炎或假性鼻炎等,是一種多發、常見的鼻病。一般認為病因有變應性(過敏性)體質、吸入或服食了變應原物質或粉塵、氣體等刺激或精神情緒因素等,發病機制未明,學說甚多。

(一)治脊療法治療過敏性鼻炎的作用機制

過敏性鼻炎的症狀易變,主要是遇到某些刺激因素,症狀突然發生,鼻癢、打噴嚏、大量流涕或鼻塞,病程長或重症患者可出現嗅覺障礙或伴頭痛、流淚、畏光、眼脹不適、耳鳴、聽力減退、咽喉癢痛或聲嘶,或併發偏頭痛、哮喘、蕁麻疹等疾病。體徵可見鼻黏膜蒼白、水腫、分泌物多,用血管收縮劑,黏膜水腫可迅速消退,咽及眼部黏膜多充血。發作停止,鼻黏膜可恢復完全正常狀態。

從解剖生理學認識,鼻部血管舒縮功能由植物神經支配,通常採用交感神經興奮劑(麻黃素或腎上腺素)或用副交感神經抑制劑(阿托品類藥物)作為局部用藥。然而實際治療效果不理想(有暫時療效,不能根治)。副交感神經來自面神經分支岩淺大神經;交感神經來自頸內動脈上的交感神經叢之岩深神經,兩者合成翼管神經至蝶腭神經節,節後分為鼻後上神經分佈於中鼻甲以上鼻腔外側後部、後篩竇、蝶竇;鼻頂及鼻中隔;

腭神經穿翼腭管分佈於中鼻道、下鼻甲及下鼻道。頸上交感神經節是頸部最大的交感神經節，長約 15 ～ 55 毫米，上極達顱底，由深筋膜附麗於 C_1 ～ 4（C_2、3 為主）橫突前方，與橫突間僅隔有頸長肌及筋膜。頸內動脈叢起於頸上節的上端，是頸上節的最大分支，隨動脈走行而同時分佈於各器官。迷走神經頭部分支與頸上交感節有交通支，位於頸上節與頸靜脈神經節之間。另一交通支與 C_1、2 神經襻發生一小支至結狀神經節，再經血管的神經包括傳入神經和傳出神經；傳出神經有血管收縮和舒張纖維，收縮纖維屬交感神經，舒張纖維包括交感神經和副交感神經；傳入纖維是腦、脊神經節發出的纖維，混合於腦、脊神經或植物神經的分支中，隨之到達血管。

當上位頸椎（C_1 ～ 4）由於急性損傷或慢性勞損發生橫突前錯位或側擺式錯位時，極易推、拉牽張或因深筋膜的緊張而壓迫傷及頸上交感節或顱底（莖乳孔）的軟組織，引起交感神經纖維或副交感神經纖維的刺激或壓迫而出現物理刺激性的神經興奮或抑制，使所支配的器官機能發生障礙。若這種物理性刺激未能及時消除，關節錯位的創傷將引起創傷性炎症而成為無菌性炎症水腫，此時神經受繼發性炎症影響將持續較長時間的功能失調。不少上位頸椎失穩患者併發過敏性病症，尤以過敏性鼻炎多見。當其頸椎失穩治癒後，過敏性鼻炎亦隨之而癒。此類患者常於低頭或仰頭工作時出現流涕、打噴嚏症狀而誘發，由於體位改變使神經受刺激或解除刺激，故症狀可突然發生亦能突然中止。若神經

纖維受頸椎錯位壓迫時間較久，其支配的器官成為"去神經敏感性"而過敏反應加重，只要解除神經受骨性壓迫的頸椎錯位，神經功能將可漸次恢復正常而使過敏現象自癒。

（二）治療方法

與治療頸椎病方案同，但水針可選用胎盤組織液或維丁膠性鈣，可有助於脫敏治療。

（三）典型病例

馮 ×× ，男，46 歲。患血管神經性頭痛住神經內科。患者 20 年前開始經常出現突然噴嚏頻頻、大量流涕或鼻塞，近 6 年加重，出現右側頭痛、右耳鳴、聽力減退，偶有吞咽困難、咽喉刺痛及右眼視力模糊等症狀，經耳鼻喉科檢查，排除器質性疾病而確診為過敏性鼻炎。按脊椎病因檢查，觸診環椎左偏，C_2、3、4 向右側擺側彎，C_3 橫突右前移位，局部腫脹壓痛明顯，患者有俯臥不良習慣，頸椎 X 線片示，上位頸椎符合小關節錯位改變：C_1 張口位，環齒間距左寬右窄，側位示頸軸上段變直，C_3、4 後緣聯線中斷，C_3 前移位，C_2、3 雙突徵，C_5、6 頸椎後緣輕度骨質增生。我們認為主要是 C_3、4 關節錯位先發病（20 年前），繼而因頸椎力學改變而發展為 C_1 ～ 4 多關節錯位，其致病原因是俯臥不良睡姿所致，故按頸椎病作正骨推拿糾正 C_1 ～ 4 關節錯位，紅光照射壓痛的椎小關節，5 次後加水針治療勞損點，強調其必須糾正不良睡姿及用頸保健枕。經 10 次治療，頭痛、耳鳴、視力模糊消失，過敏性鼻炎發作明顯減少成為偶發（以往每天發作 1 ～ 5 次甚至長期鼻塞）。繼續加強

頸保健功的鍛煉，C3 前移位得到糾正，C3、4 右側腫脹消除，壓痛消失。共治療 20 次，頭、頸痛、吞咽困難及鼻炎均痊癒，耳鳴消失後聽力恢復正常。治癒出院，隨訪 1 年未再復發。

此外，由於頸椎關節錯位還可發生失語、失聽、咽喉異感等五官科多種疑難病症。我們體會到，凡眼、耳、鼻、喉等頭面部病症，如排除器質性病因或病因一時難以確定的，應注意從脊椎病因進行三步定位診斷，發現有脊椎病體徵者，可試行按脊椎病作治脊療法，以便進一步探討此類功能紊亂為主的疾病與脊椎病的關係。例如患者周 ××，女，42 歲，某醫學院藥理教研室副主任。5 年前因頸部血管瘤手術曾損傷右側喉返神經，後逐漸恢復。此次發病因在郊外作業午睡醒來突然失語（聲帶麻痺），經用藥物治療無效，按脊椎病因檢查發現為 C3 ~ 4 側擺式錯位，只作側搬法及仰頭搖正法復位後，立即恢復正常發音，可見頸椎力學與頸部神經血管關係密切。我們認為患者因頸部手術而致使其頸椎失穩，在郊外作業疲勞的情況下，午睡時睡枕不合生理要求，疲勞睡熟時頸肌鬆弛而致 C1、4 椎體側屈過度而錯位，使曾受過傷的喉返神經受到牽張壓迫而機能降低而致失語。目前還觀察到椎動脈型頸椎病者，常併內耳眩暈（美尼耳氏綜合徵），這是由於內耳動脈及小腦均由椎動脈分支而來。故藥物治療無效的內耳眩暈病，亦應重視頸椎綜合徵的因果關係。神經性耳鳴及炮震性耳聾，我們亦觀察到與頸椎錯位有關的病例，應引起注意。

結語

治脊療法是以脊椎病因理論作指導，已可診治各種病症 73 種，本章重點介紹以脊椎病因學所探討的 35 種病症，臨床療效比傳統診治方法有所提高，為一些臨床慢性病、疑難病及老年病開闢了一條新的診治途徑。我們希望能在此基礎上，作為拋磚引玉加以介紹，深信在研究脊椎病因學中還有許多值得探討的課題，願與同道們共同研究，互相促進，共同提高。這裏介紹的病症，只是對病因學的補充，而並非否定前輩們經研究明確了的病因。我們認為疾病的發生和發展常由多種因素所造成，而脊椎病因之所以被人們忽視，是由於分科過細，各科疾病的病因研究，在神經系統中偏重於高級中樞的研究，如已認識到植物神經功能紊亂對疾病的致病作用，但只認為是高級中樞的功能紊亂，對脊椎病因的認識未加以重視，故不少病因學上只提及與植物神經功能紊亂有關，而植物神經功能為甚麼紊亂，則缺乏再深入一步的研究。另一種原因在於對脊椎小關節錯位的認識還不統一，故須深入研究，尤其是臨床診斷的標準及治脊療法的適應證，還應加以充實提高。因此，脊椎病因治療學目前還處於初級階段，尚待繼續發掘，研究提高。但我們深信是一門有發展前途的學科。

（龍層花）

附　錄

頸保健功及腰背保健功

　　為了貫徹預防為主的方針，我們在醫療實踐中編製了這套頸保健功及腰背保健功。頸保健功共分十四步，腰保健功共分十步。簡便易練，不需任何體育器械。經過對許多病例的觀察，證明它效果優良。

　　脊椎病的預防以及治癒後防止復發，要考慮很多方面的因素，但堅持鍛煉做保健功，將會取得很好的療效，關鍵是能持之以恆。此外，練功的時候，最好選擇在早晨或中午睡醒後。將枕頭平整好，即可按順序來做。連續做保健功三個月後，可改為隔日。

一、頸保健功圖解

（一）乾洗臉（仰臥）

1. 擦正面十次。

2. 擦側面十次。

3. 擦耳後十次。

　　將臉擦熱效果較好。如有頭昏頭脹，可加擦頭頂部。圖中箭頭表示運動和用力方向（以下各圖同）。

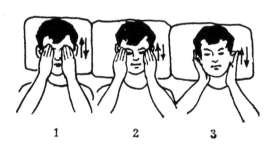

（二）前頸功（仰臥，頭轉向對側）

1. 擦前頸，左右各十次。

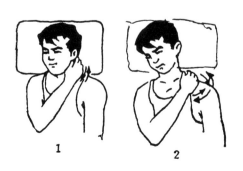

2. 拿肩井穴，左右各十次。肩井穴又名
膊井穴，位於肩上，在大椎（第 7 頸
椎與第 1 胸椎棘突之間）與肩峰連線
的中點處。

（三）後頸功（側臥）

1. 擦後頸十次。

2. 拿後頸，上下移動抓拿十次至二十次，
可在痛處多拿。拿時頸肌要放鬆。

3. 點穴：風池、天柱、新設和天鼎，重
複三次用拇指在穴位上按摩、點壓，
有輕度酸痛即可。做完後翻身另側再
做。

　　①風池穴：位於項後枕骨下兩側凹
陷處。

　　②天柱穴：位於風池穴下一橫指。

　　③新設穴：在天柱下一橫指。

　　④天鼎穴：位於頸外側，胸鎖乳突
肌後緣處。

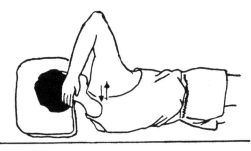

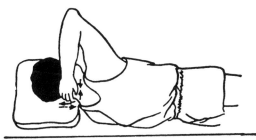

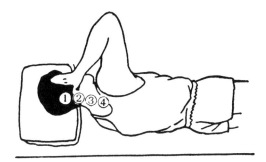

（四）側臥抬頭

　　左右各做五次。做時用左手中指或
右手拇指點按頸部痛處（左側臥時，如
圖。若右側臥時，則用右手中指或左手
拇指點按），將頭抬起離枕，等頭放回枕
後，手指放鬆。如果頸無痛處，亦可不
按。做完後翻身另側再做。

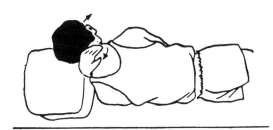

（五）仰頭搖正法（仰臥）

　　如圖。做時左手托枕部，右手反掌
托下頜，頭向右側轉並呈上仰位；頸部
放鬆，右手向右上方稍用衝擊力，閃動
兩下即可。然後同樣方法在左側做此動
作（右手托枕部，左手反掌托下頜）。

　　做此動作，關節復位時可有彈響聲，
無痛感，但如果沒有響聲時不必強求，
以免發生損傷。

　　頭痛、頭昏和失眠的人，除睡醒後

做此動作外，每天可以多做幾次。坐位、蹲位均可。

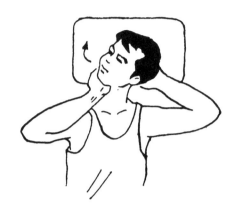

（六）引身舒脊（仰臥，屈膝）

雙手重疊抱住頸部，頭穩定在枕上（或不用枕頭），頸背部肌肉放鬆，盡力屈膝，抬高臀部，雙膝用力將身體向下牽拉，左、右膝交替用力牽拉也可以。反覆牽拉四至五次，要求達到頸胸椎部有被牽拉感。

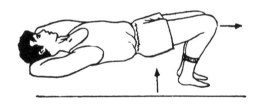

（七）按胸抬頭（仰臥，深呼吸）

平臥時全身要放鬆，深吸氣；抬頭時，按胸呼氣。共十次。

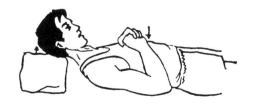

（八）仰臥挺胸（仰臥，深呼吸）

雙手重疊保護頸部，兩肘平置枕（床）上，以臀部和枕部作支點，將頸、胸、腰部抬起作挺胸動作（離床即可，不必過高），動作宜慢，做二十至三十次。挺胸時深吸氣，平臥時呼氣。

這個動作對脊椎失穩者比較重要，能促進失穩的脊椎恢復正常，熟悉後可多練。

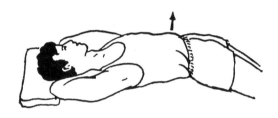

（九）仰臥衝拳（雙手握拳）

左右交替，慢而有力，柔中有剛。衝出時如推重物，肩要離床。左右各十至二十次。睡醒後雙手麻木的病人可先做此法。

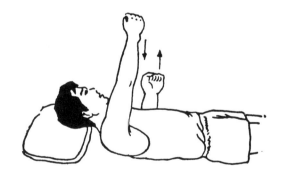

298

（十）仰臥定腿

　　雙足並攏，蹬直，足跟離床 20 厘米
處定住，疲勞時放下，呼吸幾次後再練，
共三次。

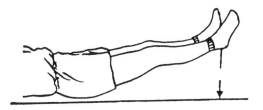

（十一）仰臥起坐

　　首先由臥位用腹力坐起，雙手叉腰，
左右轉動上體三次，然後鬆肩，兩肩慢
慢抬高，接着用力放下、放鬆，重複三
至五次。

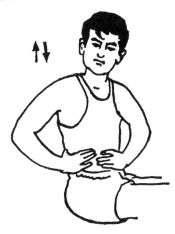

（十二）深呼吸（立位）

　　呼吸時作舉手運動（舉手時吸氣，
放下手時呼氣），動作要緩慢，呼吸要
慢而深（每分鐘二至四次最好）。做十至
二十次。有胸背痛者，此法改用單手上
舉，左、右手各做十次。

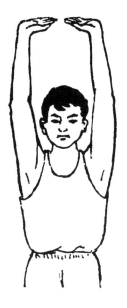

（十三）打肩拍背（立位，兩腳分開，平
　　　　肩寬）

　　右手打左肩，頭向右轉，同時用左
手手背拍背；然後調過來用左手打右肩，
頭向左轉，同時用右手手背拍背。左右
重複各做二十次。

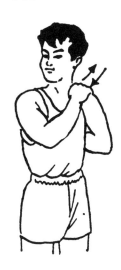

(十四) **搖櫓** (立位，弓箭步)

　　兩眼正視前方。右腿稍向後蹬，左腿向前跨半步成弓箭步，推掌伸出，抓拳後拉，重複十次；然後左、右變換姿勢，重複動作十次。

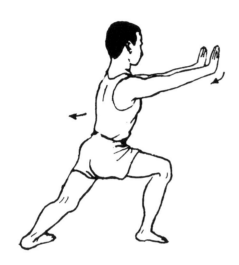

二、腰背保健功圖解

(一) 彈撥背筋 (側臥)

1. 用同側手中指 (或 2、3、4 指) 按於脊椎旁開二橫指處，將皮推向脊椎中線至指尖觸及椎骨時，將指尖微屈深按彈撥背筋。(先作左側，然後翻身做右側，下同)。

2. 由上胸背部向下逐節彈撥至腰骶部。(3 ～ 5 次)

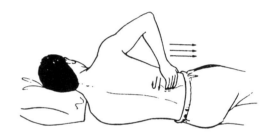

(二) 側臥轉體

　　準備：下方腿伸直，上方腿屈曲，上方手叉腰，下方手按上方膝部，下體向前傾臥。

1. 上體隨上方臂向前慢擺。

2. 上體隨上方臂快速有力向後擺動至肘部觸及床為止。(3 ～ 5 次)

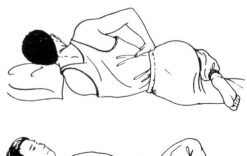

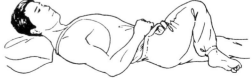

（三）點穴

1. 下方手中指點上胸背穴：① 風門；② 肺俞；③ 厥陰俞。（1 ～ 3 次）

2. 上方手拇指點下胸背穴：④ 肝俞；⑤ 膽俞；⑥ 脾俞；⑦ 胃俞；⑧ 腎俞；⑨ 小腸俞。（1 ～ 3 次）

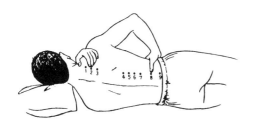

（四）側臥抬腿

　　下肢伸直，下方手屈曲平衡上體，上方手叉腰，將上方腿慢慢抬高達 30cm，再慢慢放下。（10 次）

　　以上四項完成後翻身，進行另一側練功。

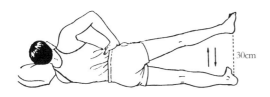

（五）仰臥揉腹（仰臥）

　　雙下肢屈曲，雙手重疊放於臍上，兩手同時作圓周用力。（30 ～ 50 圈）

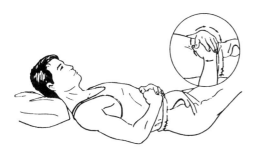

（六）飛燕式（俯臥）

　　四肢伸直，以腹部為支點，上下體同時用力抬起，形如飛燕，定式片刻，重複 3 ～ 5 次。（俯臥時深吸氣，飛燕時呼氣）

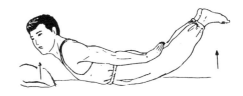

（七）仰臥抱膝（仰臥）

　　雙腿屈曲，雙手抱住雙膝，向腹部收壓，使臀部翹起，然後放鬆。重複 3 ～ 5 下。（放鬆時深吸氣，抱緊時呼氣）

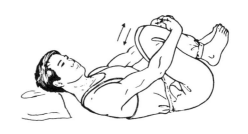

（八）旋髖蹬腿（仰臥）

1. 右髖外旋同時屈髖屈膝。

2. 用力將右下肢蹬直還原。左右側重複上述動作，左右交替各 5 次。

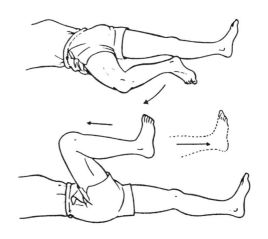

（九）① 引伸

　　雙手指背叉向上引伸用力（作伸懶腰動作）5 次。

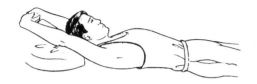

② 仰臥起坐

（十）旋肩

　　雙手叉腰，將兩肩同時作下、前、上、後的旋轉運動各 5 次，再作反方向（後、上、前、下）旋肩五次。

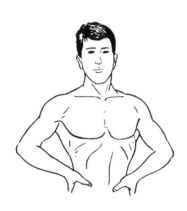

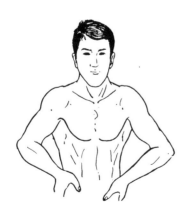